クイズを解くだけで、「やせスイッチ」オン！

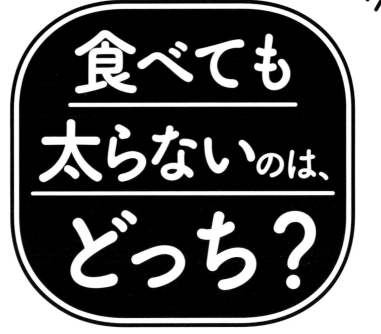

食べても太らないのは、どっち？

管理栄養士
菊池真由子

三笠書房

「選び方」ひとつで、
ラクにやせられる――。

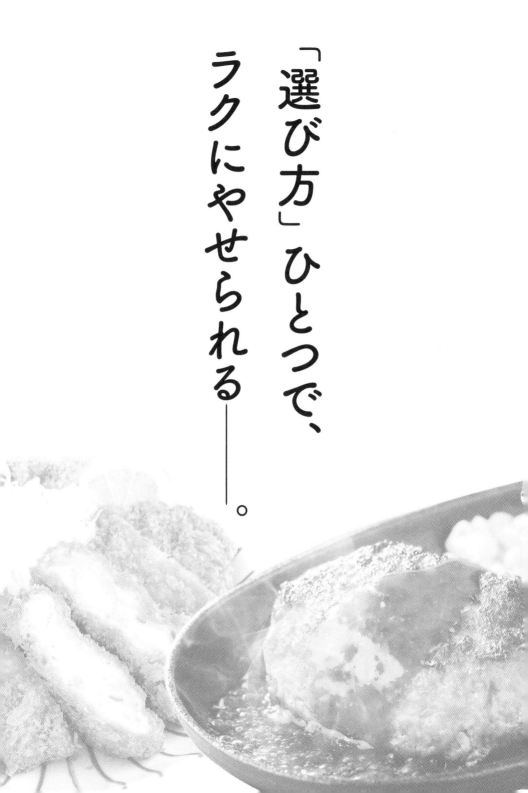

はじめに

「太らない食べ方」は、これが正解！
クイズを解くだけでやせる、楽しい本！

『食べても太らないのは、どっち？』――。

このタイトルが示す通り、本書は「食べても太らないのはどっちかを選ぶクイズ本」です。

でも、ただのクイズ本ではありません。「**クイズを解くだけで、正しいダイエット知識が身につき、いつのまにかやせる**」夢のような本です。

私はこれまで1万人以上の方たちのダイエットをサポートし、成功へと導いてきました。その経験上、断言できるのは「しっかり食べなければ、ダイエットは成功しない」ということ。「**おいしく食べて、楽しくやせる**」、これが基本スタンスです。

もっとも、「おいしく食べる」を推奨してはいますが、ただやみくもに食べればいいわけではありません。１つだけ意識していただきたいポイントがあります。

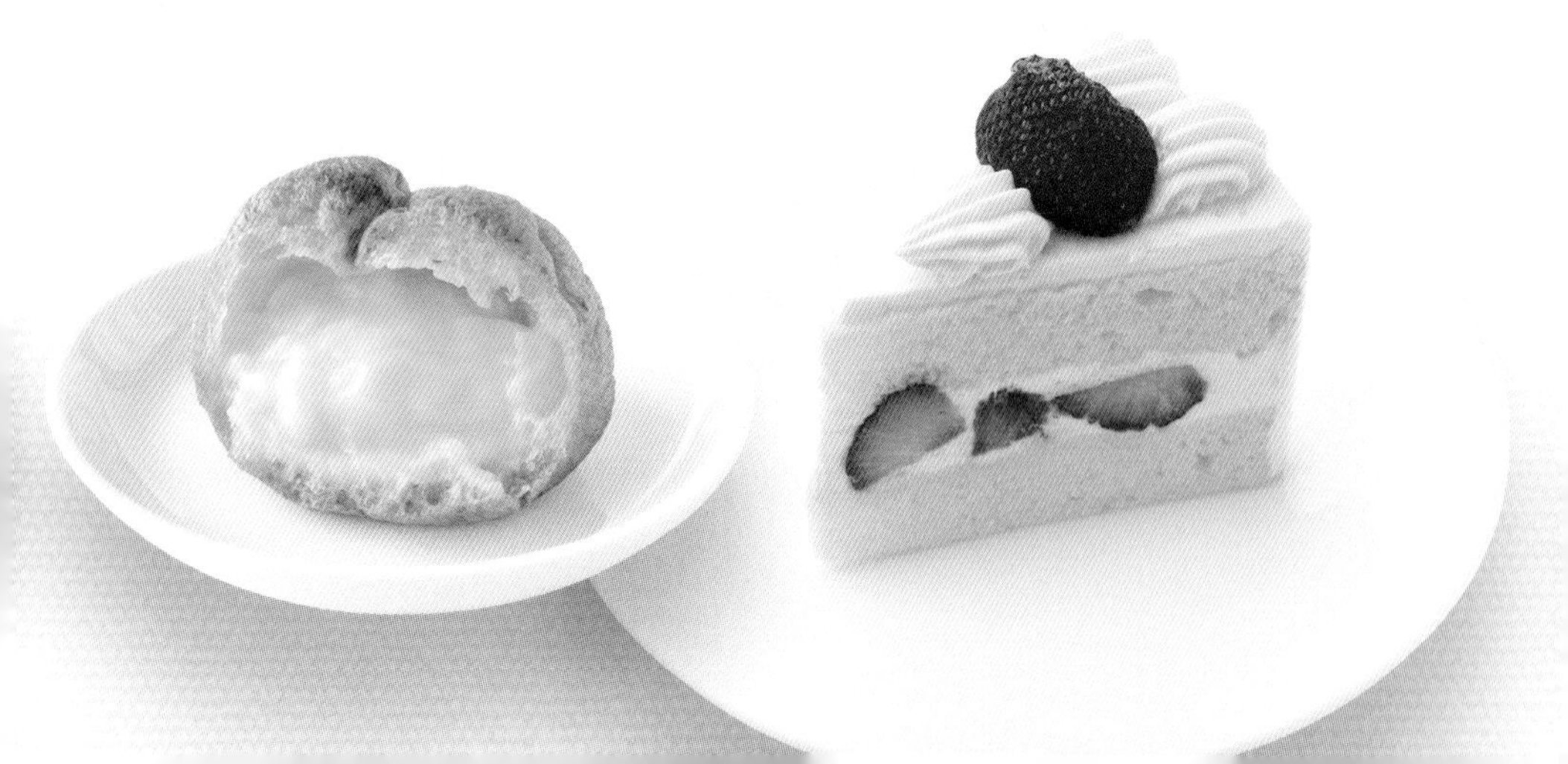

それは、「**食べても太らないものをきちんと選ぶ**」ということ。

なぜ、そんな当たり前のことを強調するかというと、意外に簡単ではないからです。「ヘルシーだと思ったら、じつは高カロリーだった」「こってりだと思ったら、予想外に健康的だった」……。こうした思い込みや勘違いは、誰にでもよくあることです。

そこで本書では、**みんなが大好きな定番メニューを136品厳選**。「オムライスorチャーハン」「唐揚げorフライドポテト」「ハンバーグ定食orチキンカツ定食」「酢豚or青椒肉絲」「ベイクドチーズケーキorモンブラン」「ビールorカシスオレンジ」……といったように、クイズで徹底比較しました。

どれも思わず迷ってしまいそうなものばかりなので、**クイズを解くうちに、自然と**「**太らない食べ物の選び方**」**が身につく仕掛け**です。さらに、「食べても太らないコツ」「やせるポイント」がわかりやすくまとめられています。

食事メニュー選びに迷ったときは、ぜひ、ガイドブックとして使ってみてください。

理想の体を手に入れるのは、案外、簡単なのかもしれませんよ。

菊池真由子

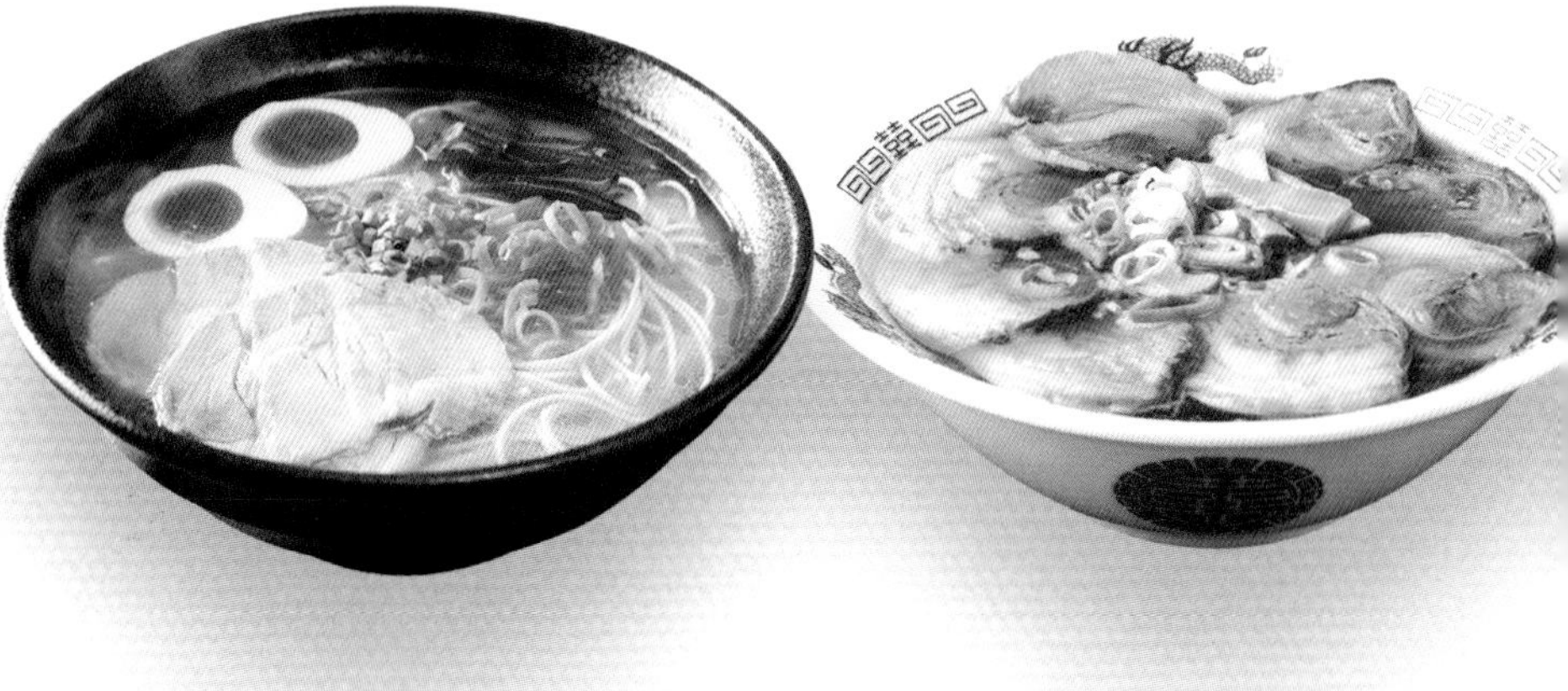

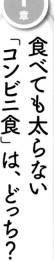

2章 食べても太らない「スイーツ」は、どっち？

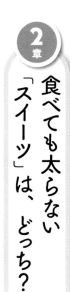

3章 食べても太らない「主食」は、どっち？

4章 食べても太らない「おかず」は、どっち？

5章 食べても太らない「外食メニュー」は、どっち？

6章
飲んでも太らない「ドリンク」は、どっち？

まずは、身近で便利な「コンビニ」の人気メニューを選んでみました。基本的に、食べてはいけないものはありません。

ただ、「コンビニ食」は品ぞろえが豊富なため、どれにしようか迷ってしまうこともあります。そんな人のために、「食べても太らない選び方」を紹介します。

ランチや残業で遅くなったときなど、「コンビニ食」を上手に利用すると、ダイエットの心強い味方になります！

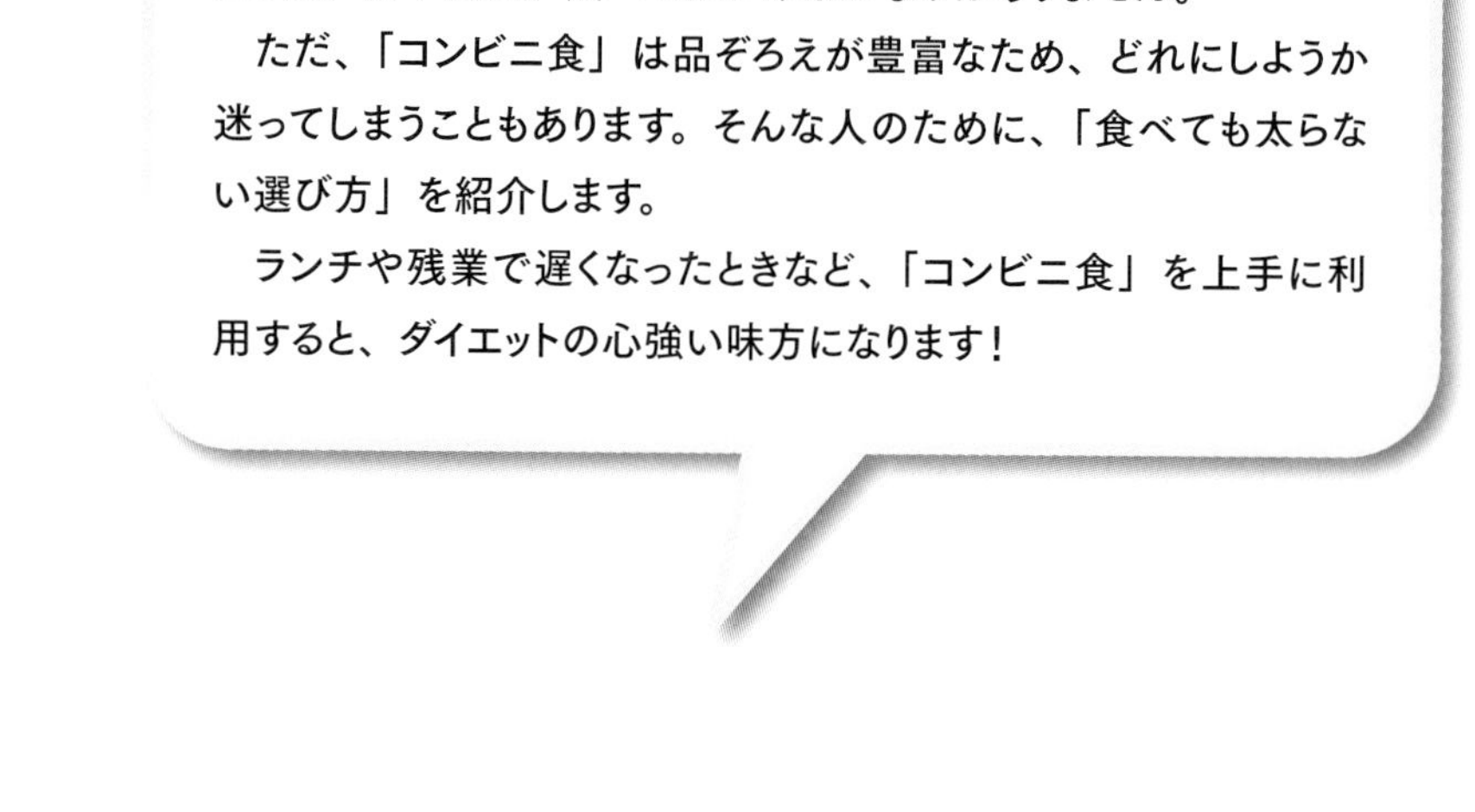

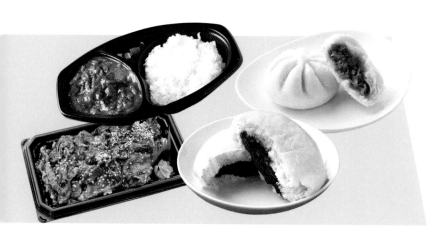

1章

食べても太らない「コンビニ食」は、どっち？

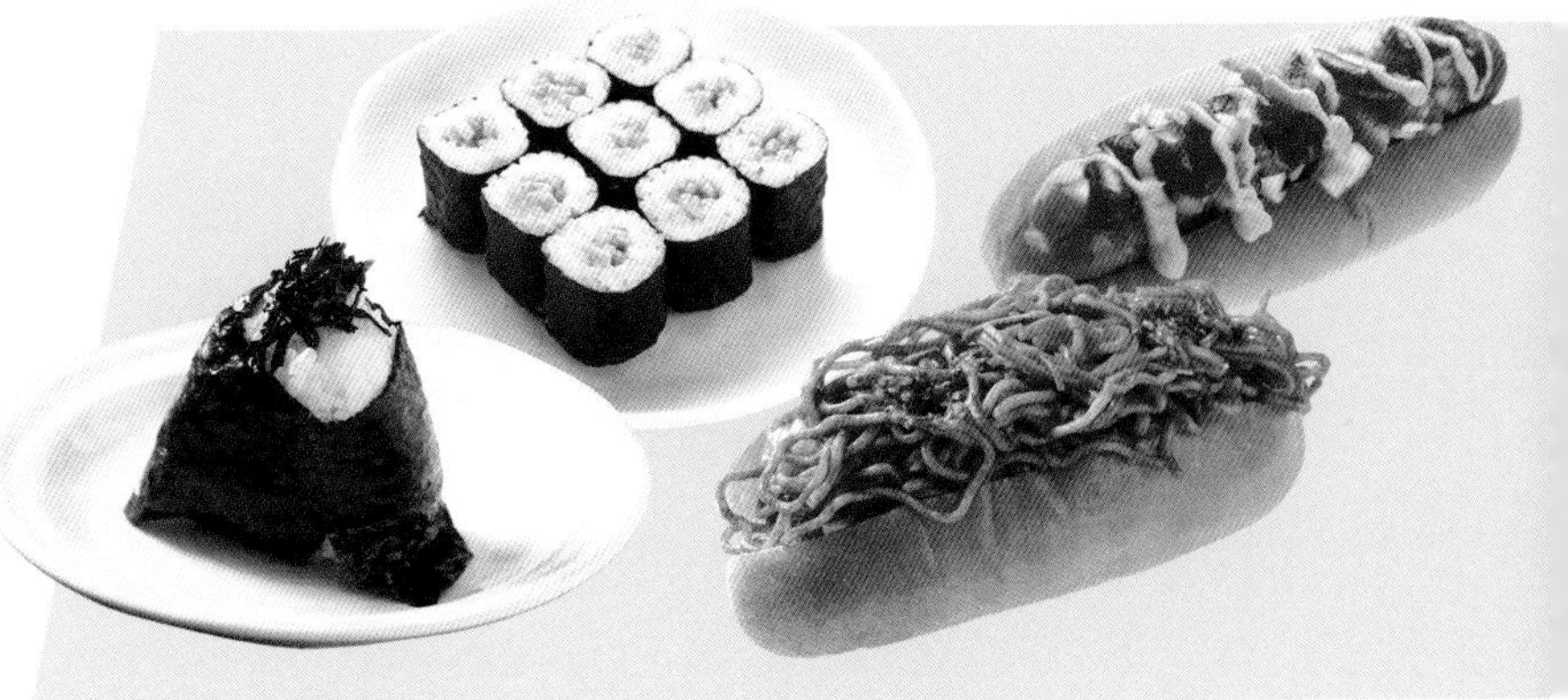

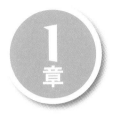

定番おにぎり対決は「やせる栄養素」の差で、こっち!

鮭には、若返り効果が強力な
アスタキサンチンがたっぷり!

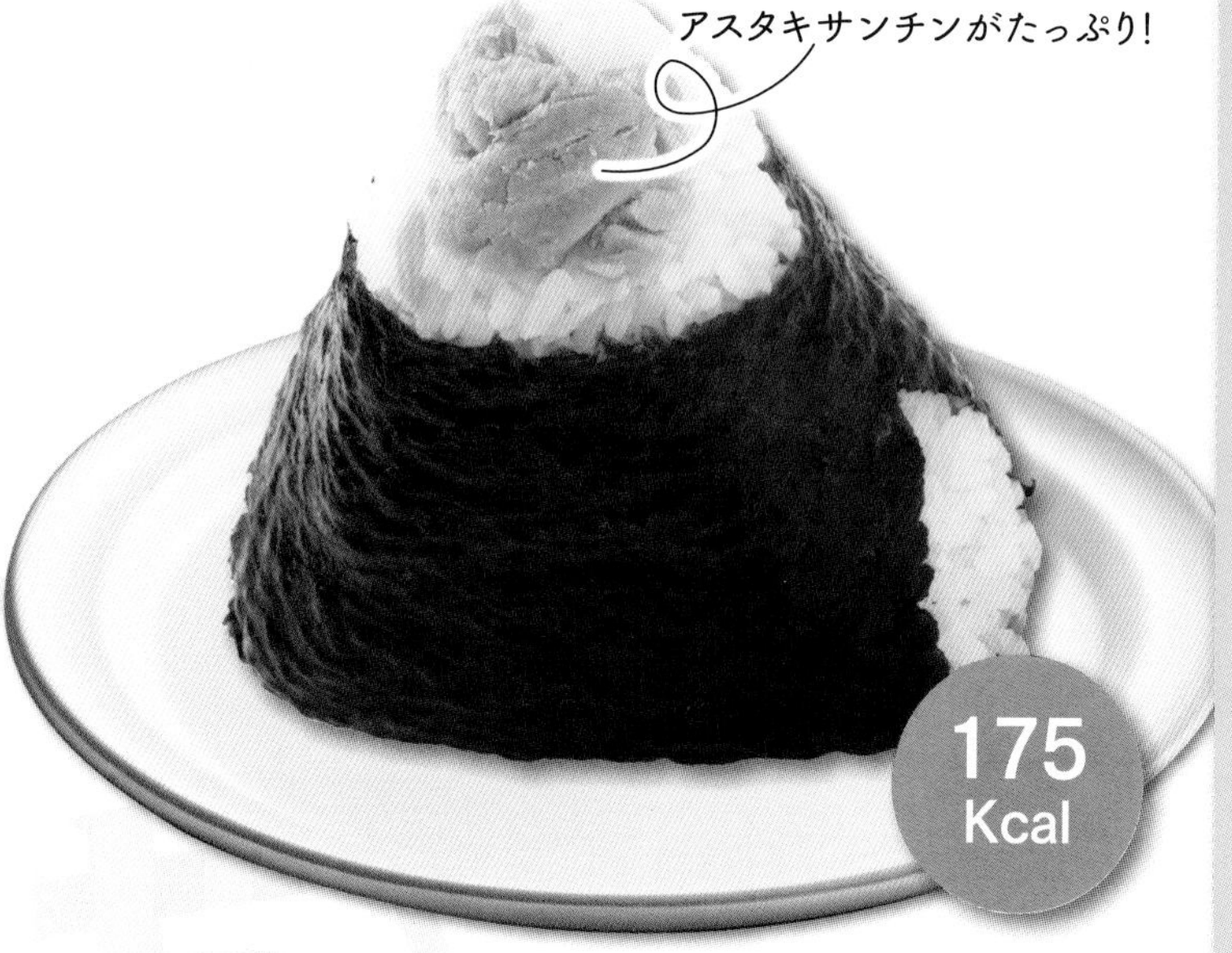

おにぎり鮭

どちらもコンビニでは大人気の商品。梅はさっぱりヘルシー、鮭はうま味と塩気が特長です。

じつはこの2つ、カロリーはほぼ同じ。

では、どこで差がつくのかというと「たんぱく質」の量です。

たんぱく質は「**やせる栄養素**」の筆頭です。食後のカロリーを体温として発散させる作用があります。鮭には、このたんぱく質が豊富なのです。

また、鮭には、**たんぱく質を代謝するビタミンB_6も多い**ため、たんぱく質を体内で効率よく使うことができるのです。

一方、梅は、**疲労回復に役立つクエン酸**は多いものの、たんぱく質はほとんどありません。

食べても太らないのは「鮭おにぎり」なのです。

どっち？

すっぱい味のクエン酸で、
疲労回復！

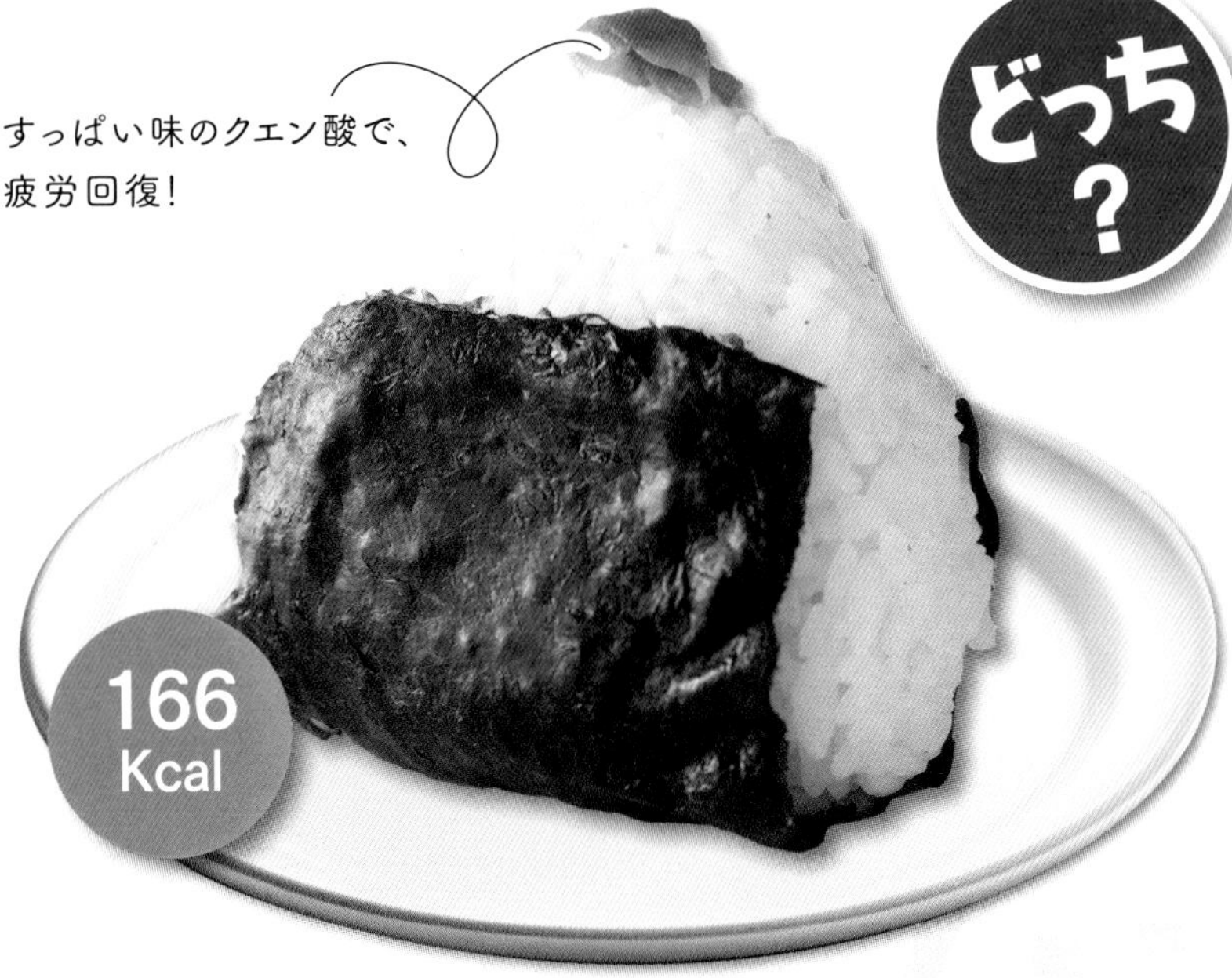

166 Kcal

おにぎり梅

太らないコツ

鮭おにぎりを選ぶ際は、鮭の分量が多い**「特選」「手巻き」「プレミアム」**などの商品を選ぶと、「やせ効果」がアップします。

鮭のほぐし身をごはん全体に混ぜてあるものでもいいのですが、鮭の分量が少なめなのは避けましょう。鮭のほか、いくらなどが混じっているタイプでも構いません。

正解：鮭

「海の野菜」「畑のお肉」太らないのは、どっち？

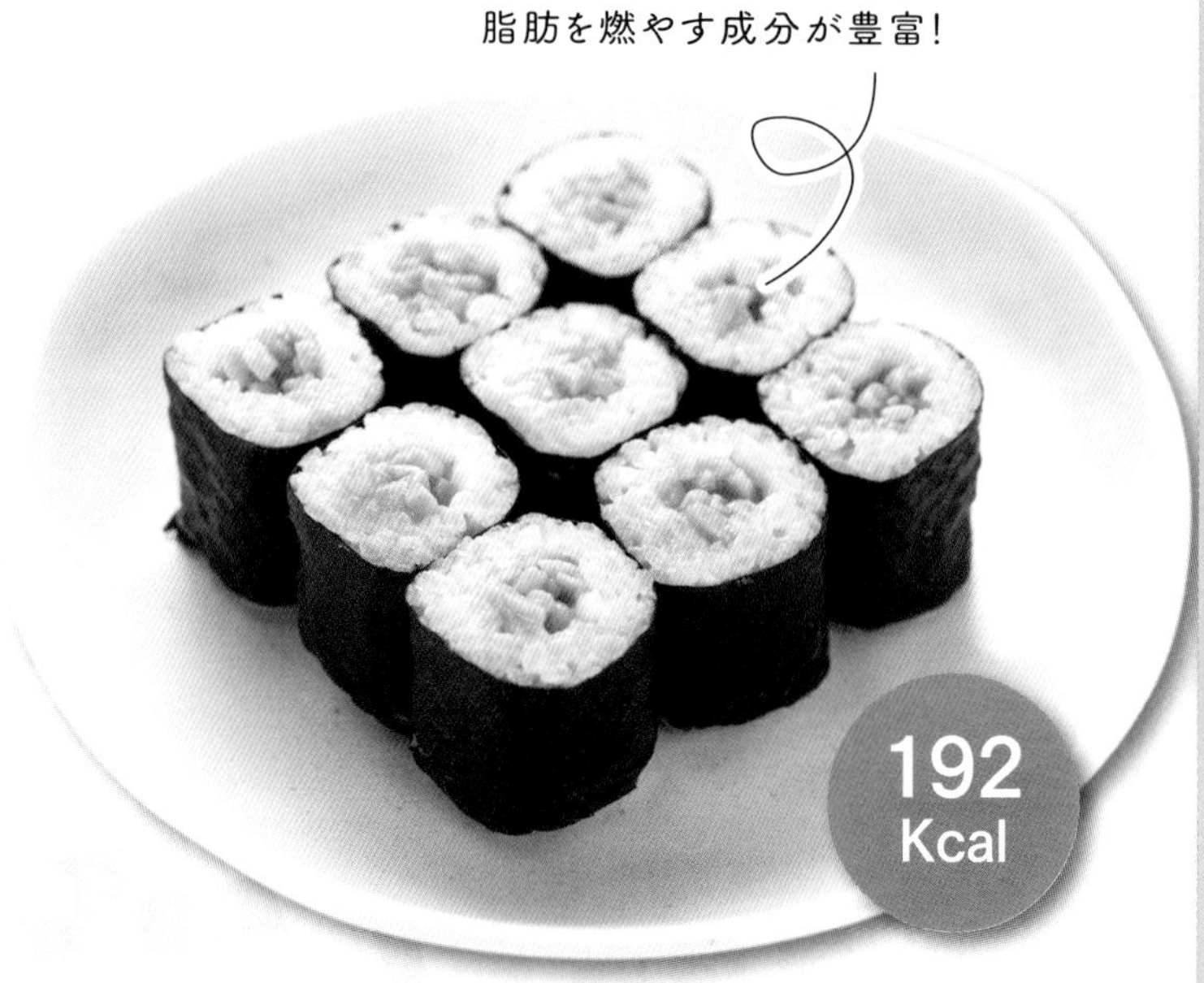
脂肪を燃やす成分が豊富！
192
Kcal

納豆巻き

昆布は「**海の野菜**」の異名を持つほど食物繊維が豊富。不足しがちな海藻類の補給源にぴったり。

一方、納豆は「**畑のお肉**」と言われる大豆食品。食物繊維はもちろん、たんぱく質も豊富です。

気になるカロリーですが、どちらも大差はありません。ただ、「太りにくさ」という点では、納豆巻きに軍配が上がります。その理由は、やせる栄養素のたんぱく質、食物繊維ともに、昆布よりも豊富だから。

しかも、**納豆のたんぱく質は「植物性」**のため、余計な脂肪がつきにくいのも特長。さらに、納豆には脂肪の燃焼を助けるビタミンB_2も豊富です。

昆布おにぎりも納豆巻きも、甲乙つけがたいですが、太らないのは納豆巻きです。

どっち？

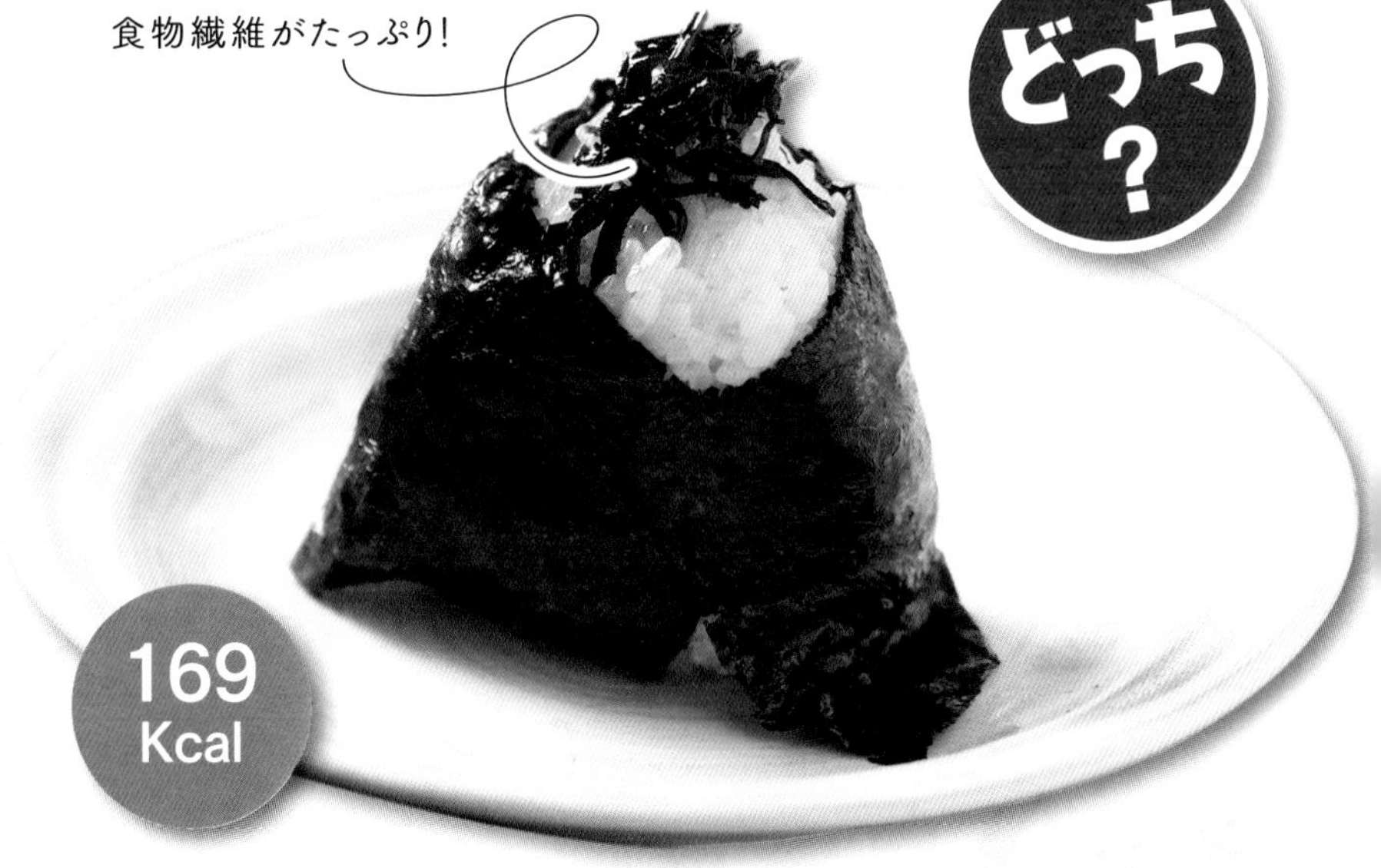
食物繊維がたっぷり!
169 Kcal

おにぎり昆布

太らないコツ

昆布おにぎりも納豆巻きも、一緒に食べるなら、肉類や卵、ツナなど**たんぱく質源が入っているサラダとのコンビ**がおすすめ。

唐揚げなど揚げ物が食べたくなったときの主食として食べるのがコツです。

正解：納豆巻き

おかずパンは「たんぱく質で選ぶ」が正解

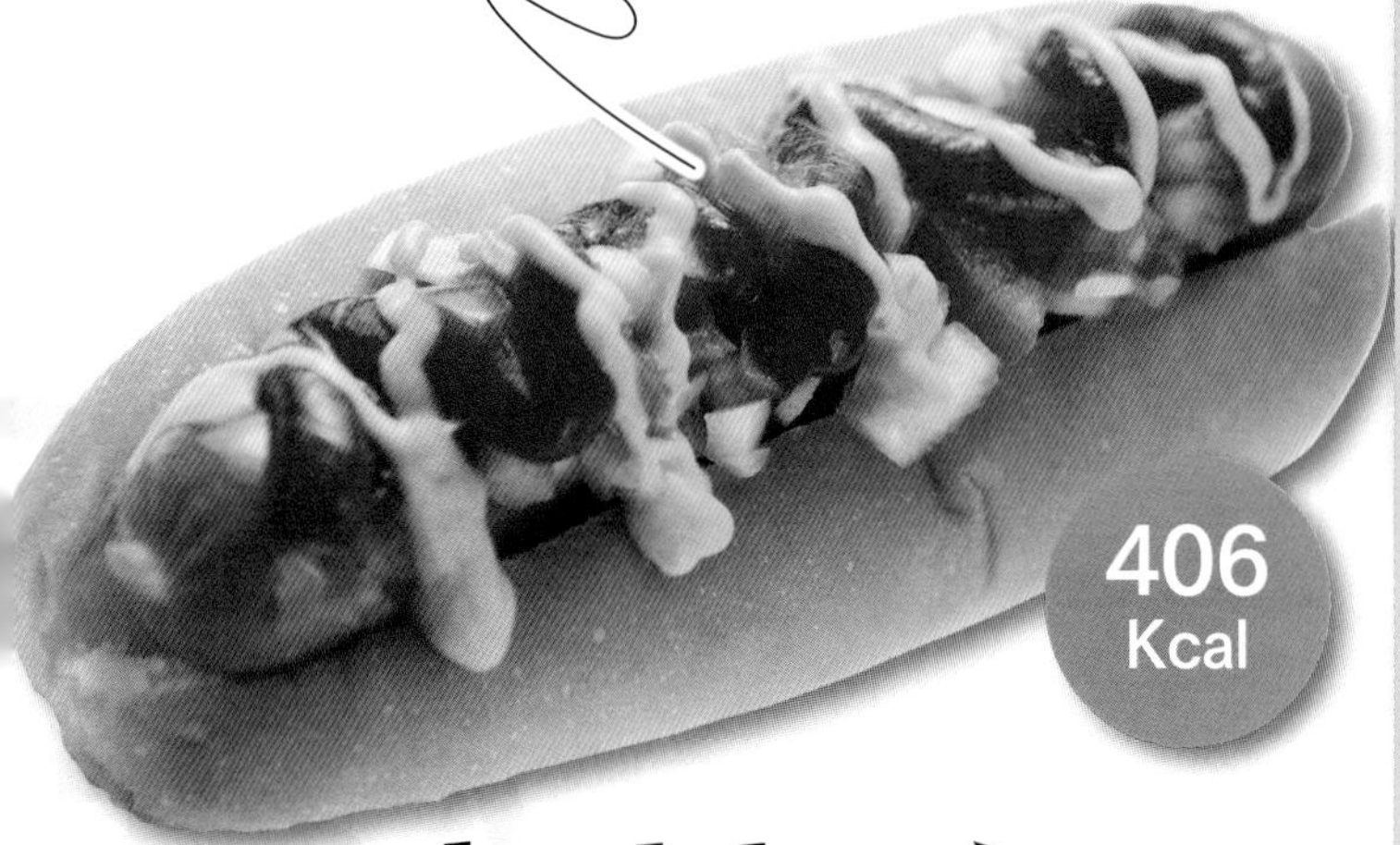
ランチや遅めの夕食におすすめ!
406
Kcal

ホットドック

おかずになるパンとして人気なのがこの2つ。太るかどうかのポイントは、具材の「焼きそば」と「ソーセージ」にあります。

結論から言うと、太りやすいのは焼きそばパン。焼きそばはパンと同じ炭水化物（糖質）のため、**「主食の重ね食べ」**をすることになるのです。

しかも、炭水化物をエネルギー源に使うために必要な栄養素も含まれていないので、単純に太りやすいのです。

一方、ソーセージにはたんぱく質が含まれます。たんぱく質はカロリーを体温として発散させたり、筋肉量を維持する働きをします。

引き締まった体を維持したいなら、ホットドックを選びましょう。

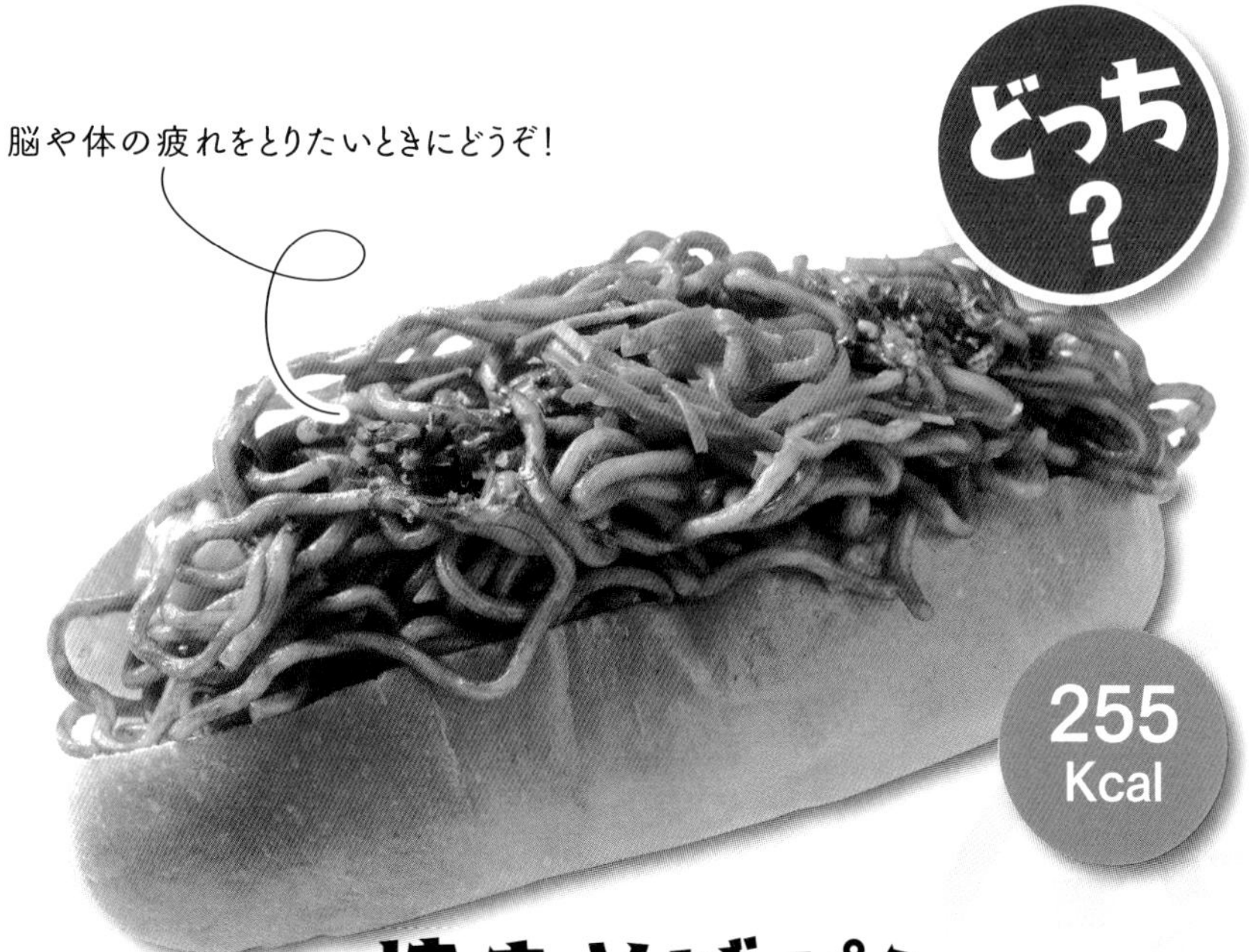
脳や体の疲れをとりたいときにどうぞ!
どっち?
255
Kcal

焼きそばパン

太らないコツ

焼きそばパンは、たんぱく質が含まれないことが最大の欠点。ですから一緒に、たんぱく質源になる**ゆで卵**や**サラダチキン**、**豆腐バー**などを食べましょう。

また、一緒にサラダを食べるのもおすすめ。

手軽に済ませたいなら、野菜汁100%の野菜ジュースを利用するのもいいですね。

正解:ホットドック

「おいしさの秘密は……」——お肉の上手な選び方

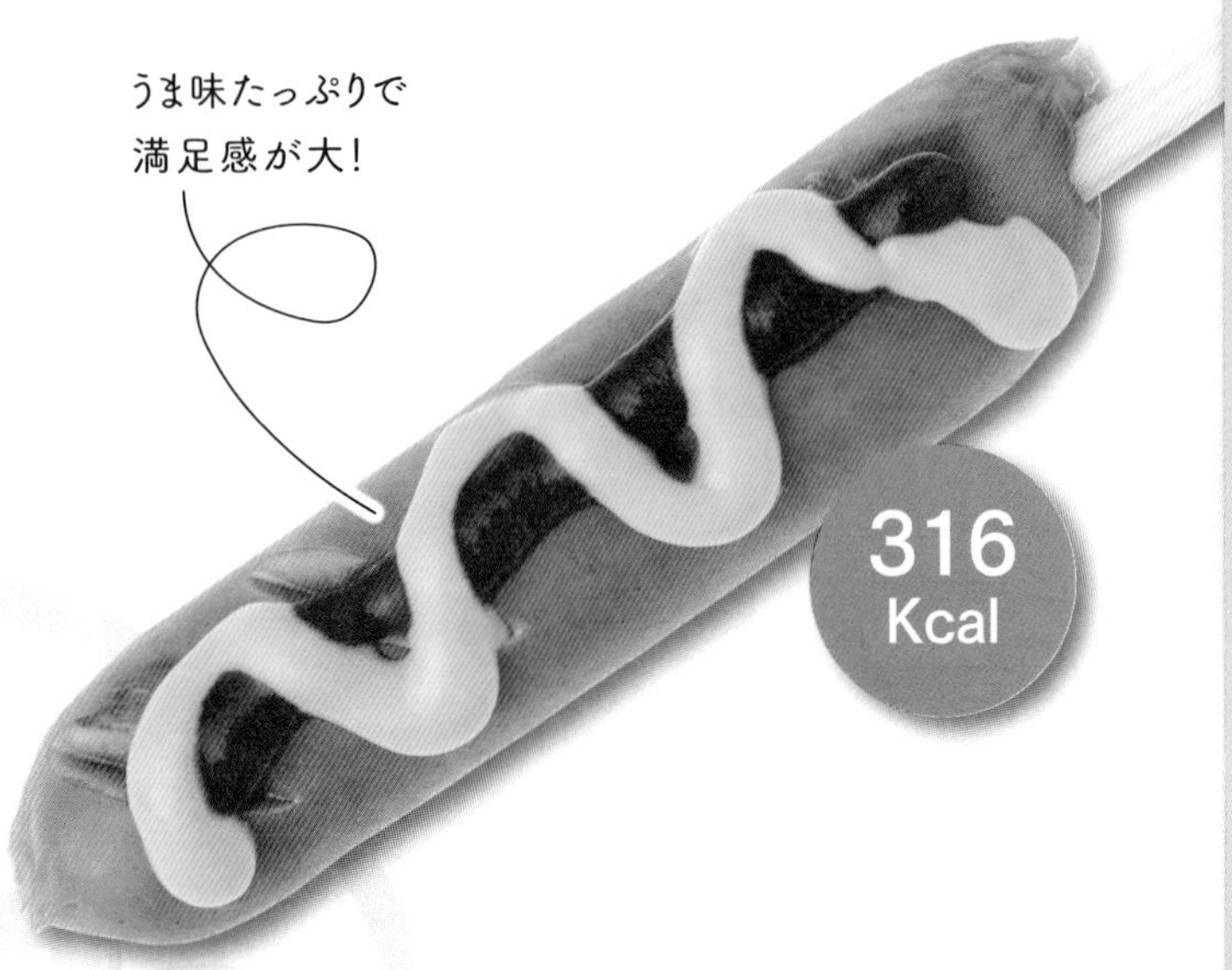
うま味たっぷりで
満足感が大！
316
Kcal

フランクフルト

どちらも「やせる栄養素」たんぱく質がしっかり入っています。ただ脂肪の量はかなり違います。サラダチキンの原材料は、脂肪の少ない鶏のむね肉です。ハーブやコショウ、スモークなど様々な味が楽しめます。

味つけが変わっても、どれも似たようなカロリー、脂肪の量なので、サラダチキンは**好きな味を選んで大丈夫**です。

一方、フランクフルトのおいしさの秘密は、脂肪にあります。フランクフルトの原材料は、脂肪が多いひき肉。**ひき肉の脂肪は、「コレステロールのかたまり」**なのです。

メタボが気になる人は、フランクフルトより、脂肪の少ないサラダチキンがおすすめです。

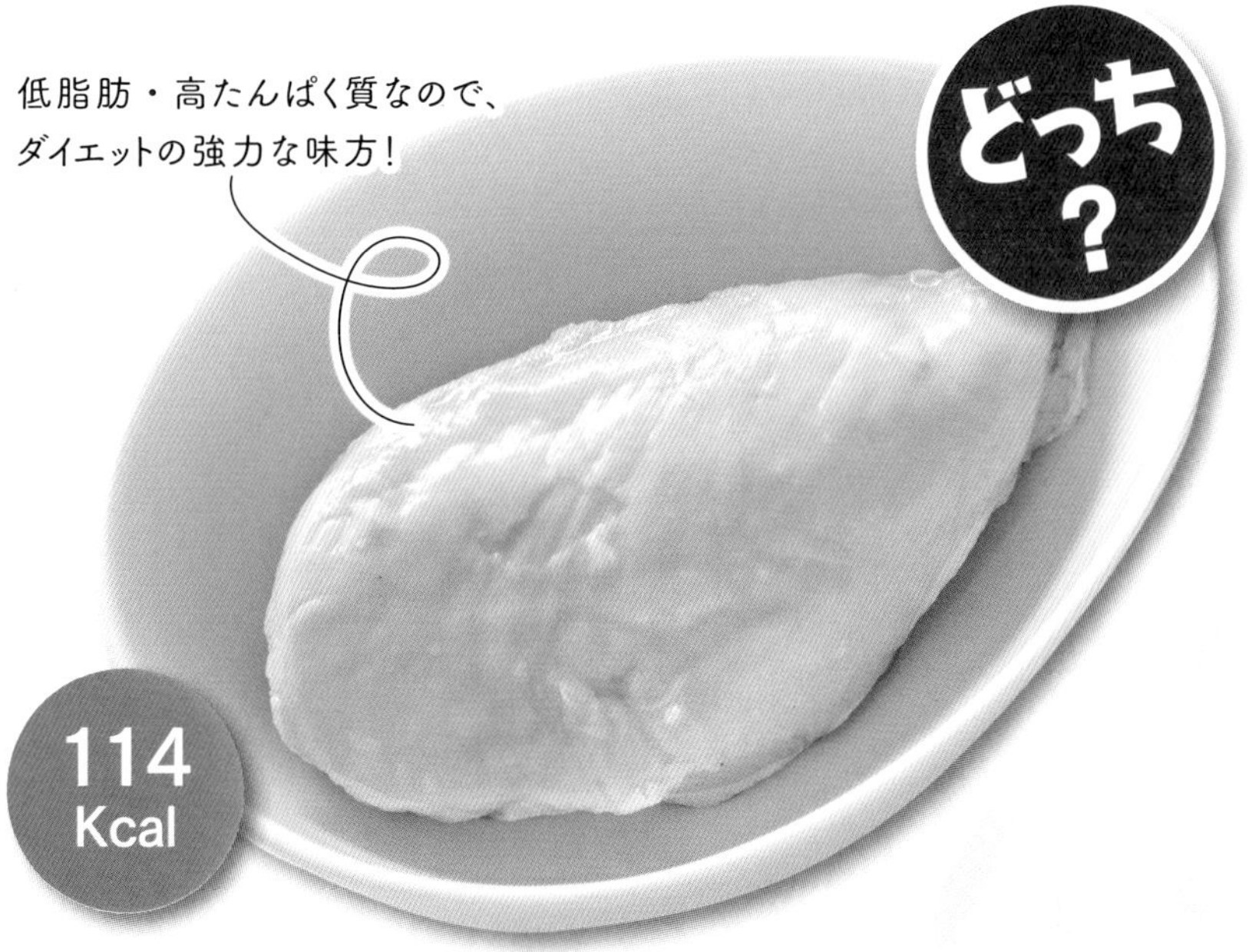
低脂肪・高たんぱく質なので、
ダイエットの強力な味方!
どっち?
114
Kcal

サラダチキン

太らないコツ

フランクフルトを食べたからすぐ太る、ということはありません。でも、フランクフルトばかり食べていると、太ります。
「いつもフランクフルト」ではなく、**たまにはサラダチキンや豆腐バーの日も取り混ぜる**と、脂肪の摂りすぎを防ぐことができます。

正解：サラダチキン

コンビニ弁当は「揚げ物の数」が決め手

おかずの種類が多いものを選ぶと、
太りにくさアップ！

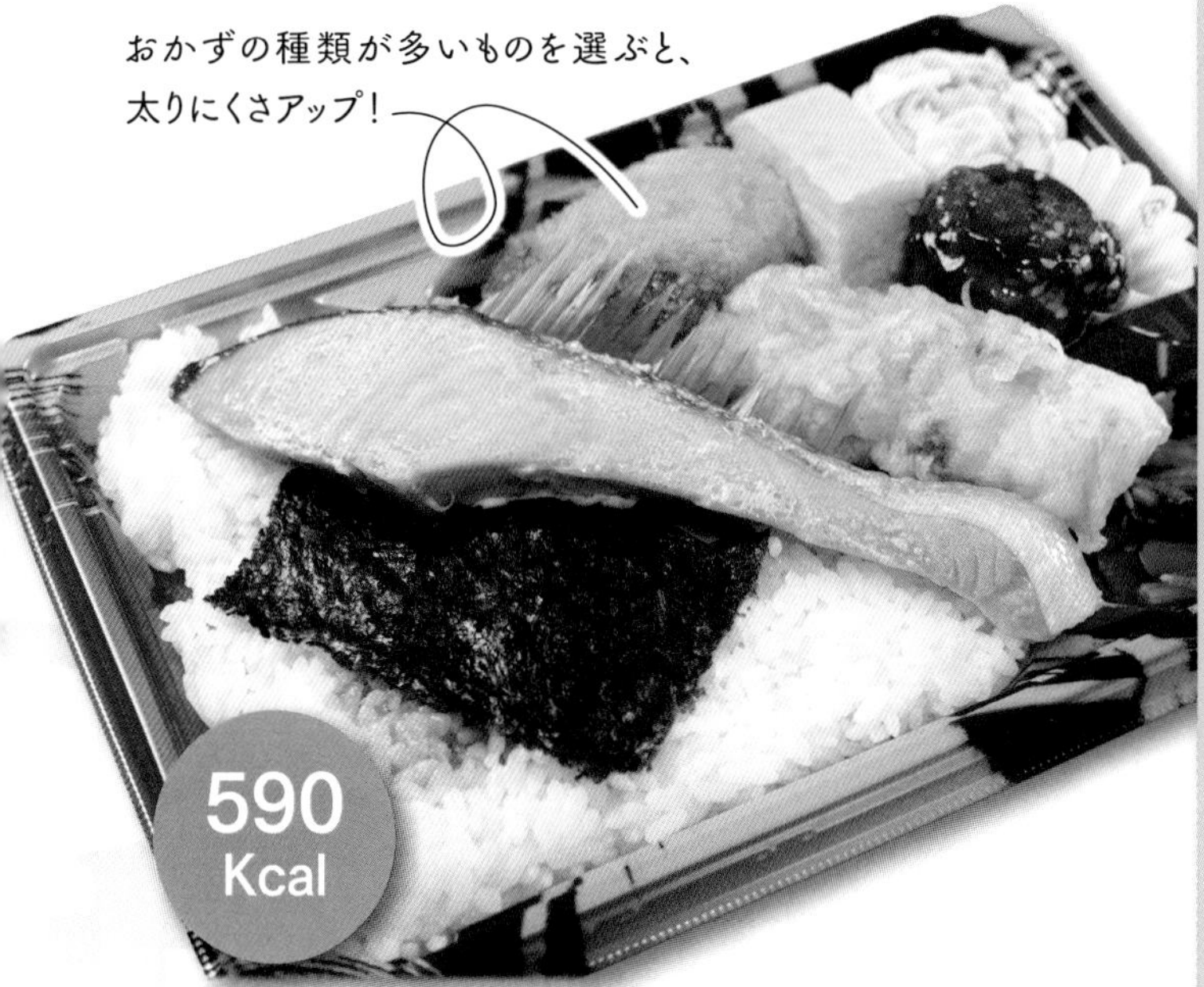

焼き鮭弁当

のり弁当は、大判なのりのほか、ちくわ天や白身魚の揚げ物やコロッケなどが入っていてボリュームがあるお弁当です。

焼き鮭弁当は焼いた鮭のほか、幕の内風になっていたり、ちくわ天などと一緒になったものがあります。つまり、似たようなおかずが入っているのですが、**大きな違いは「揚げ物の数と量」**。

これを比べると、のり弁当のほうが圧倒的に多いです。一見、ヘルシーイメージのあるお弁当ですが、じつは脂肪が多いお弁当なのです。

一方、焼き鮭弁当は、鮭を焼いて調理してあるので、揚げ物より脂肪が抑えられています。一緒に入っているおかずには、野菜も入っています。ですから、太りにくいのは焼き鮭弁当です。

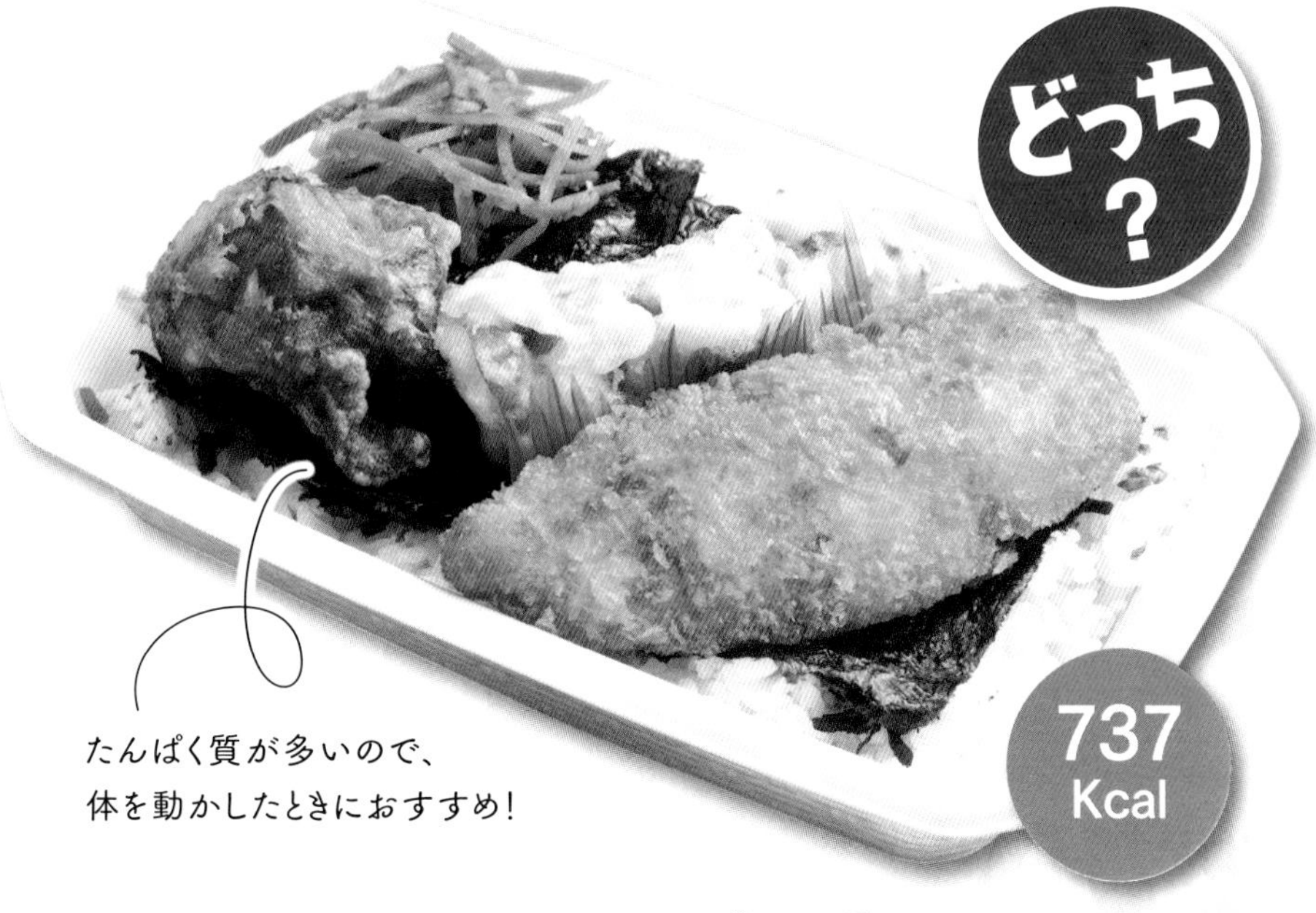

たんぱく質が多いので、
体を動かしたときにおすすめ！

のり弁当

※写真はイメージです。

太らないコツ

お弁当を買うときは、**前回、前々回に買ったのとは違う種類を選ぶ**のがコツです。

お弁当の種類を変えると、使っている食品や調理方法が変わるので、自然と栄養のバランスが取りやすくなります。

正解：焼き鮭弁当

こってり味でも、じつは意外にヘルシー？

レストランのカレーはごはんが多すぎ。
コンビニサイズがちょうどいい！

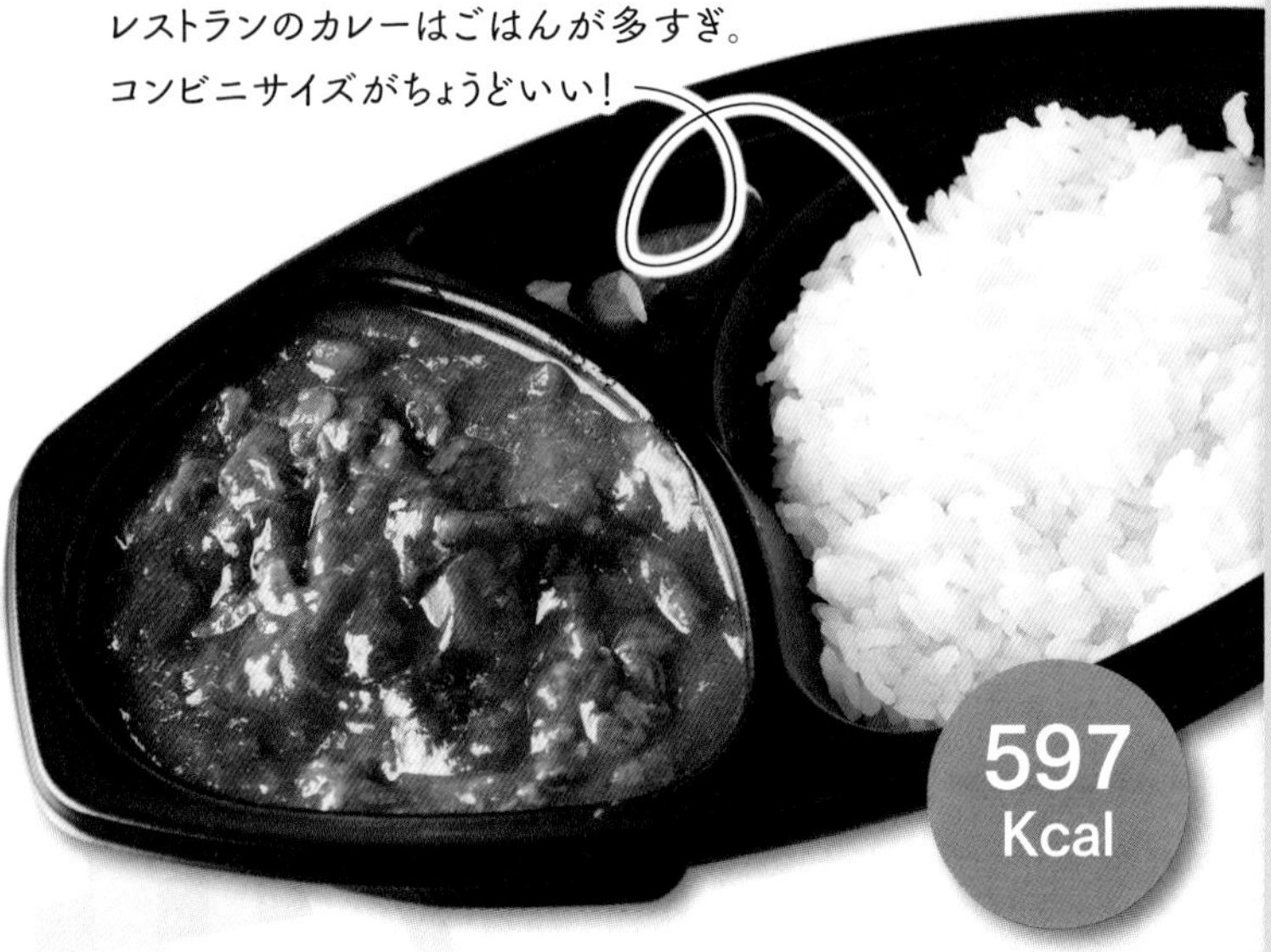

ビーフカレー

どちらも牛肉がたっぷりのお弁当です。

焼き肉弁当はカルビを使っています。**カルビはハングル語で「バラ肉」**の意味。つまり、脂の多い部分の肉をたくさん使っているのです。

ビーフカレーもバラ肉を使っているので、脂肪は多めです。といっても、カルビ弁当ほどの量ではありません。

また、見た目ではわかりにくいのですが、カレーには野菜もたっぷり入っています。煮込んであるので野菜感はありませんが、ルーに溶けて見えなくなっているだけで、実際は食物繊維を摂ることができます。

ビーフカレーのほうが、**脂肪が少なく食物繊維が多い**ので、太りにくいお弁当なのです。

牛肉には新陳代謝を活発にする亜鉛が豊富。

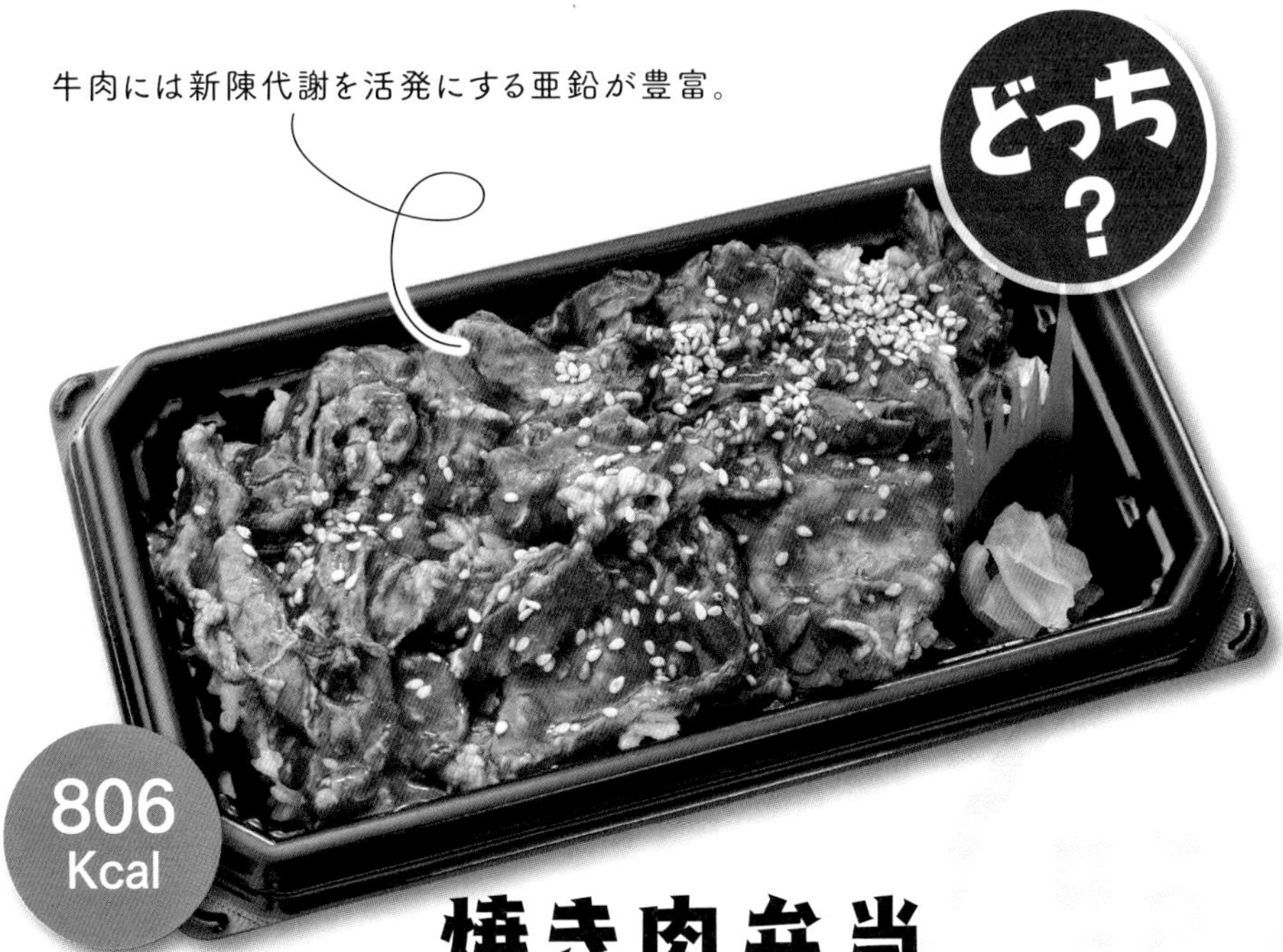

焼き肉弁当

太らないコツ

カルビ弁当はお肉をがっつり食べたいときに食べたいですよね。ただ、お肉とごはんに偏りすぎなので、**野菜サラダやワカメスープをセットにする**のがコツです。

ワカメスープはカロリーが低く、スープでお腹を満たしてくれます。ワカメから食物繊維が摂れるのもおすすめのポイントです。

正解：ビーフカレー

「カロリーが低いからやせる」わけではない!?

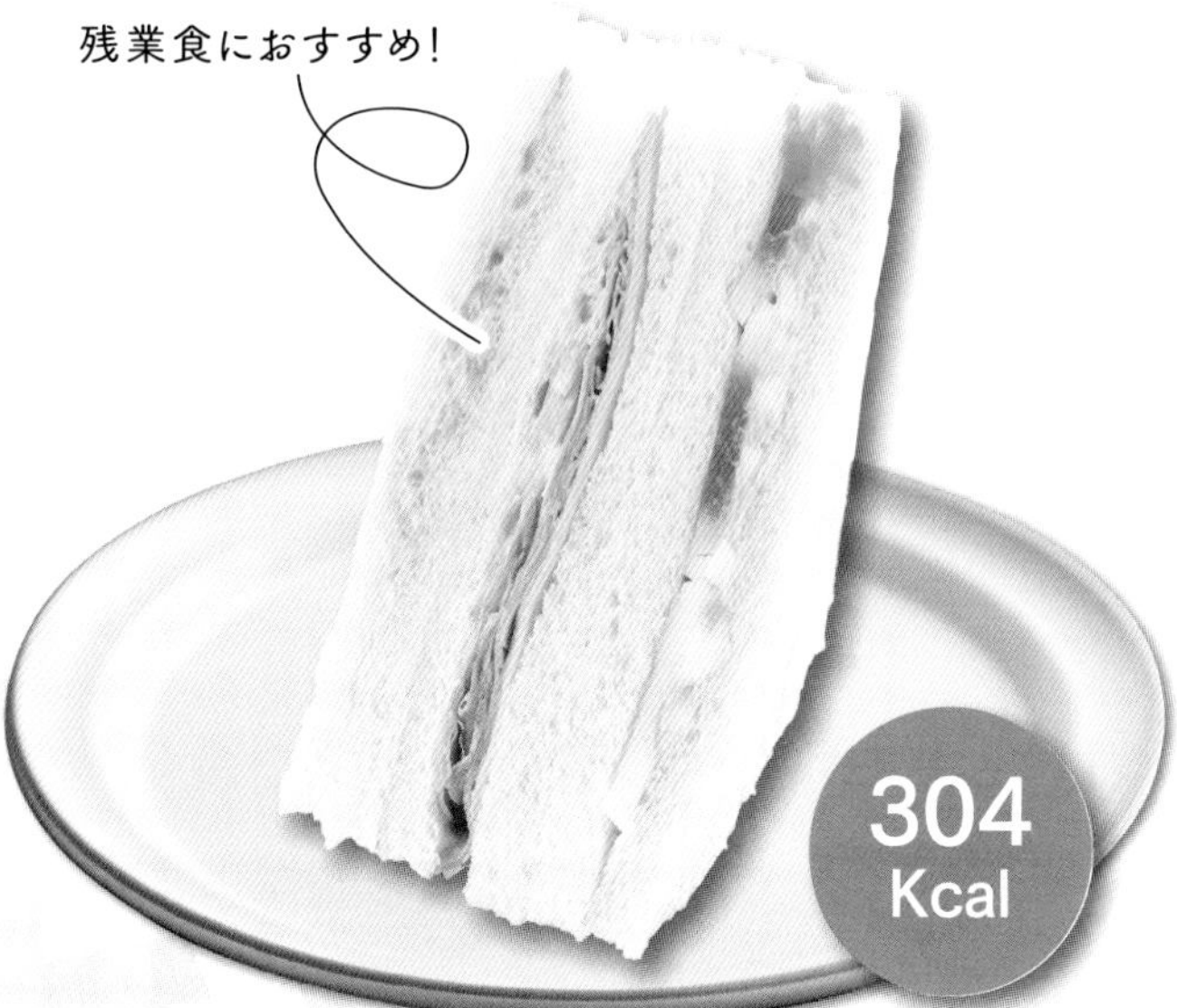
残業食におすすめ!
304
Kcal

ミックスサンド

時間がない、食べる場所の確保が難しいとき、活躍する食べ物といえばこれです。

この2つを比べると、カロリーが低いのも、太りやすいのも、じつはカップラーメンなのです。

その理由は、カップラーメンは麺ばかりで、おかずになる具がほぼないから。お湯で戻るネギや卵などが入っていますが、量が少なすぎるうえに、食品としての栄養成分が破壊されています。

カップラーメンは、「**炭水化物（糖質）のかたまり**」なのです。

その点、ミックスサンドは、パンの炭水化物のほかに、ハムやチーズ、卵、カツなどたんぱく質源、レタスやトマトなどの野菜も入っています。

時短で栄養を整えるのに向いている食べ物です。

スープは３分の1ぐらい残すのがコツ。

どっち？

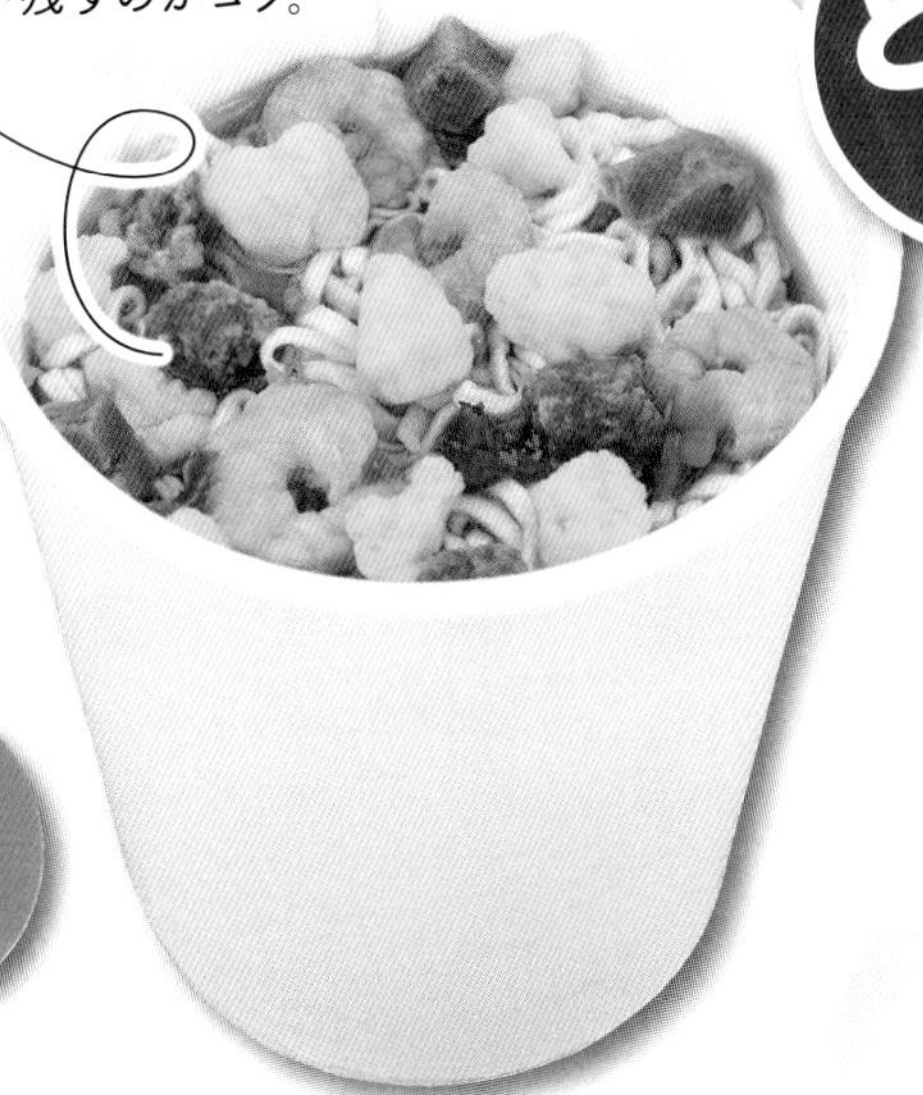

351 Kcal

カップラーメン

太らないコツ

「炭水化物（糖質）のかたまり」という点では、インスタント焼きそばも同じです。

　食べるときは、サラダチキンや豆腐バー、ヨーグルト、野菜ジュース、トマトジュースなどを追加すると、手軽に栄養バランスが取れて太りにくくなります。

　ラーメンを食べるなら、**店頭で温めてくれるタイプがおすすめ**です。

正解：ミックスサンド

ほかほか中華まん ――「太らない具材」は、どっち？

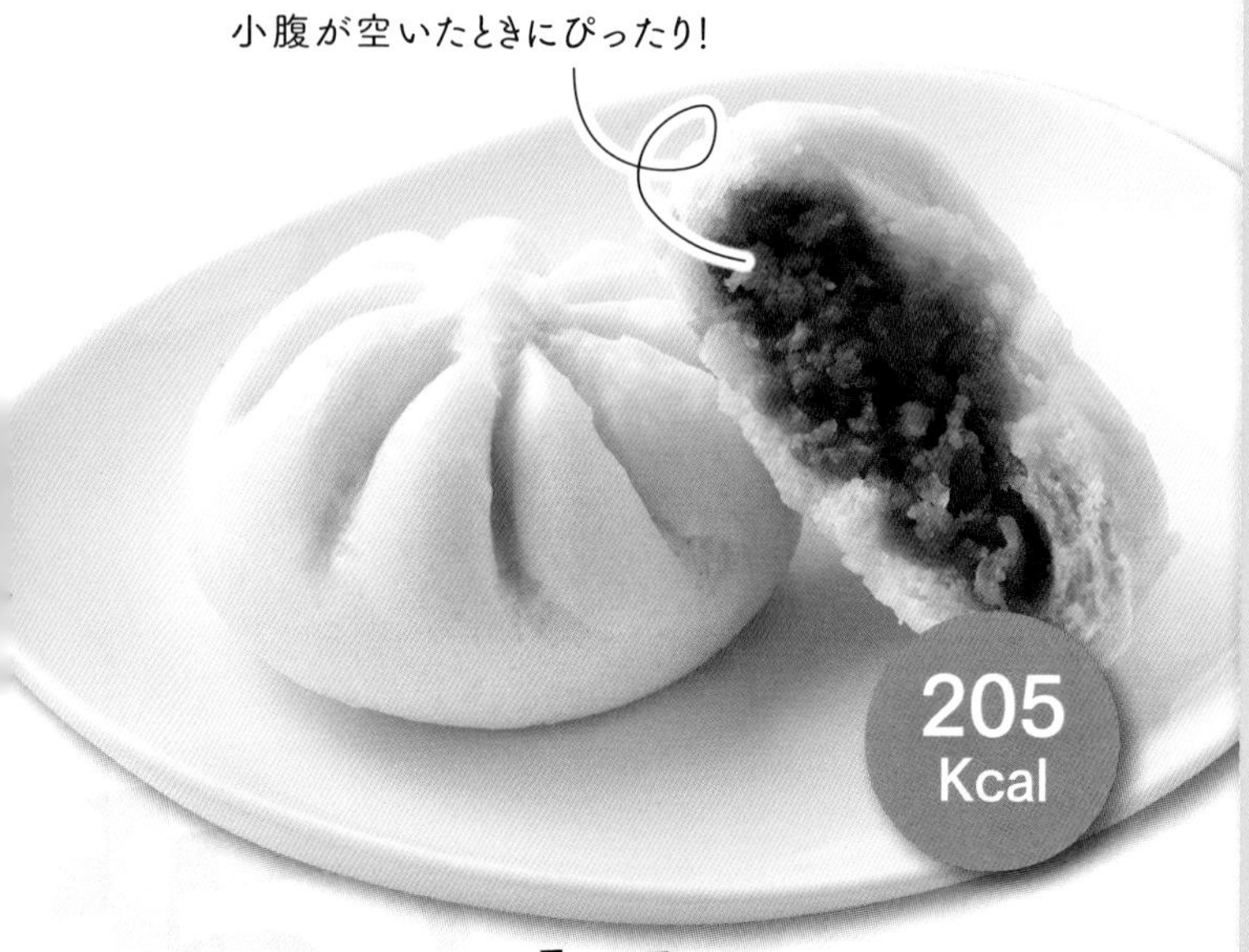
小腹が空いたときにぴったり!
205
Kcal

肉まん

寒い冬は、ほかほかの中華まんの出番。

定番と言えば、肉まん、あんまんですが、「太らないのはどっち？」となると迷いますね。

肉まんは肉と脂肪のカロリーが高そうだし、あんまんは甘いものだから太りそうな気がします。

じつは、この**2つのカロリーはほぼ同じ**。でも、中身の栄養成分の構成はまったく違います。

あんまんは白い皮とあんこが炭水化物で、**糖質に偏っています**。夕食以降の遅い時間に食べると体に脂肪として蓄積されやすくなります。

肉まんは、具材が肉ですから、たんぱく質と脂肪が含まれています。

この違いから、中華まんを選ぶなら、肉まんがおすすめです。

どっち?

しっかり甘いのに、
スイーツ類よりカロリーが低いのはお得!

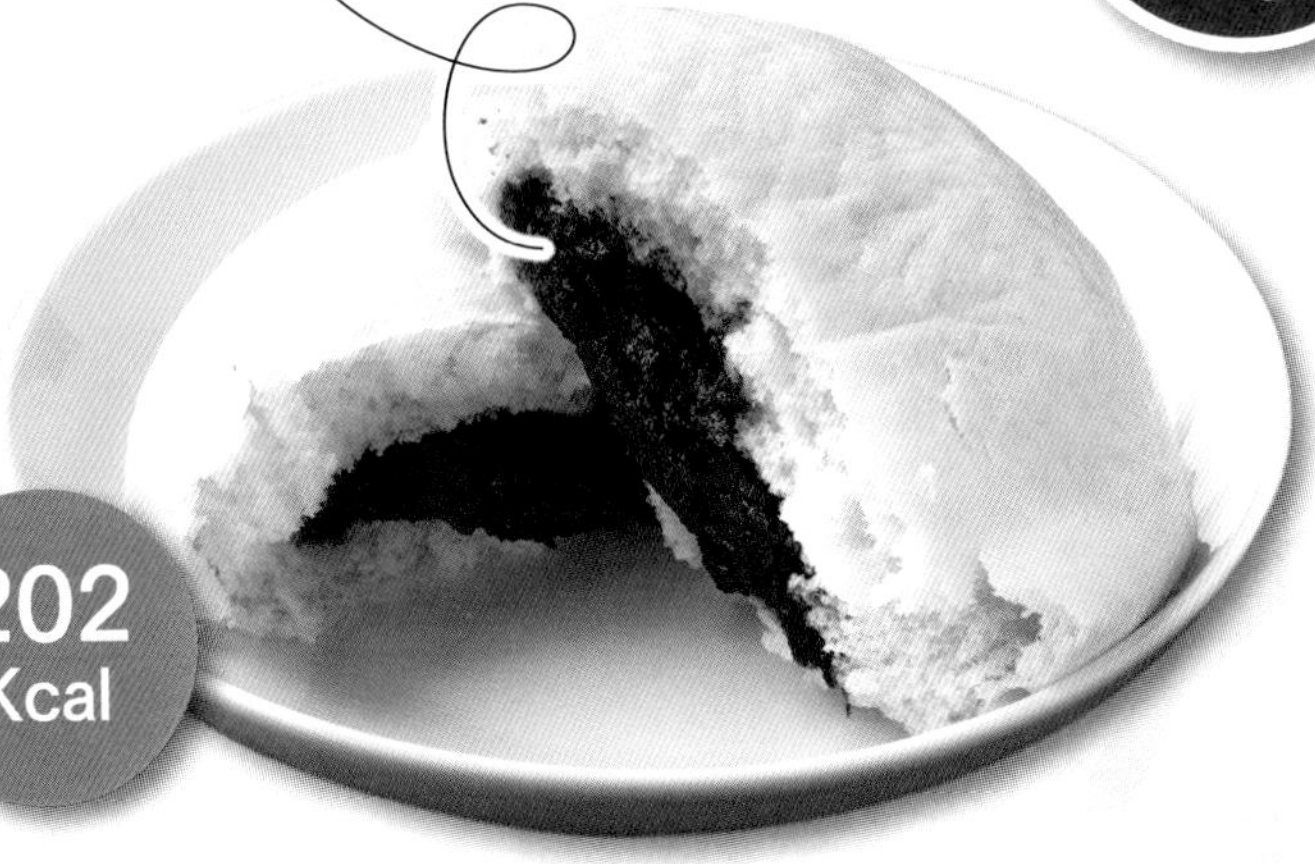

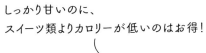

202 Kcal

あんまん

太らないコツ

じつは、あんまんの食物繊維の量は、枝豆1人前ぐらい入っています。これは「粒あん」ならではのことで、小豆を裏ごししているこしあんにはない良さです。**選ぶなら「粒あんタイプ」**がおすすめです。

食べる時間帯は、午後2時から午後4時ぐらいまでにしましょう。体内時計の働きで、脂肪の合成が抑えられます。

正解：肉まん

食べ始めたら止まらない「レジ横の人気者」！

ポテチより、脂肪が少なめ。

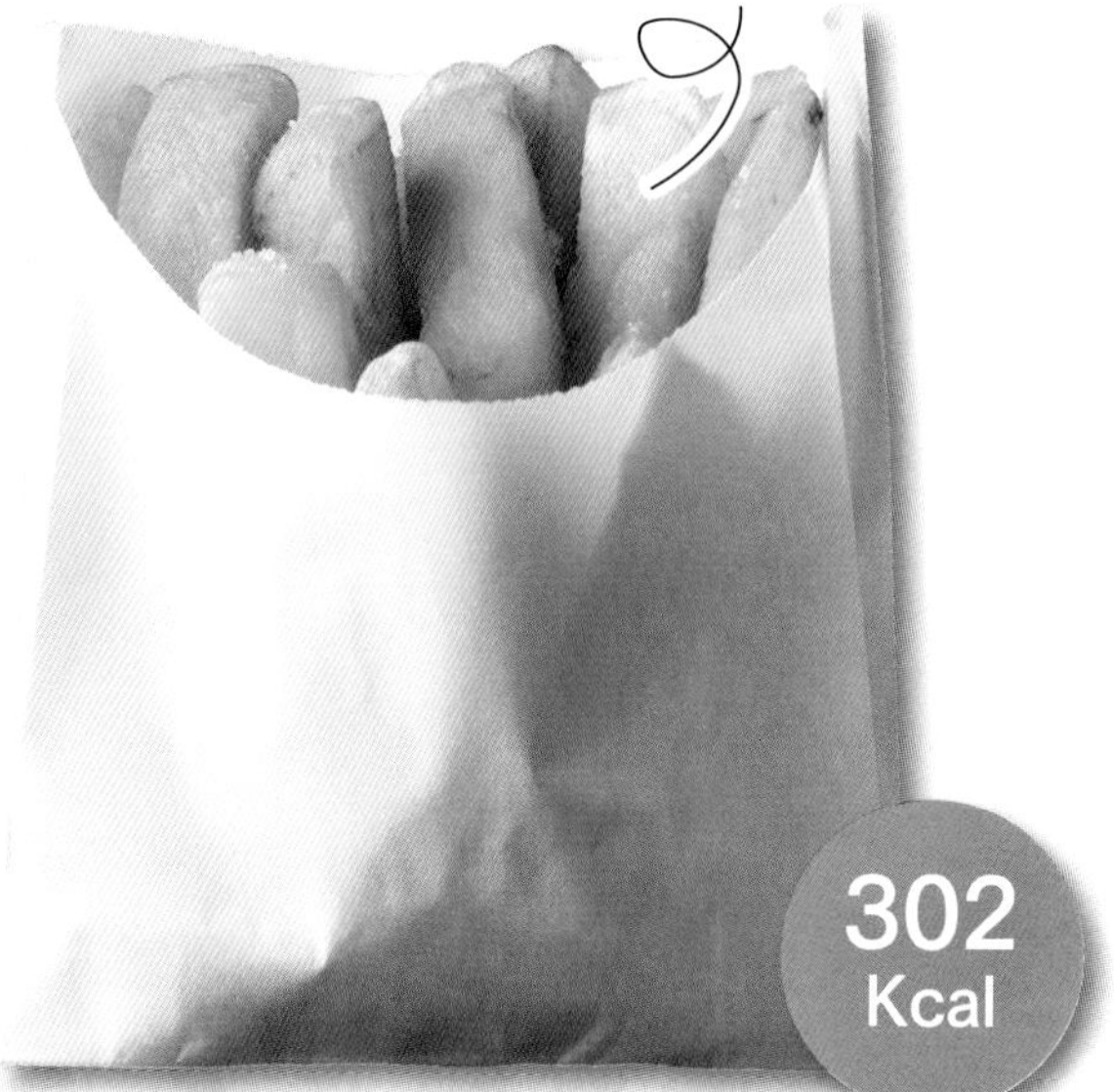

フライドポテト

どちらも揚げ物で脂肪が多めですが、決定的に違うのは糖質とたんぱく質の量です。

唐揚げはメイン材料が鶏肉なので、たんぱく質が豊富。フライドポテトは**じゃがいもオンリーなので、糖質がほとんど**です。

では、揚げ油の脂肪と組み合わさったとき、圧倒的に太るのはどっちでしょうか？

答えは、糖質中心のフライドポテトです。たんぱく質は食べたカロリーを発散してくれます。また鶏肉には新陳代謝を活発にするビタミンB群が豊富です。ビタミンB群は、たんぱく質を体の栄養にして、**脂肪の燃焼**も助けてくれるのです。

コンビニのレジ横で買うなら唐揚げです。

どっち？

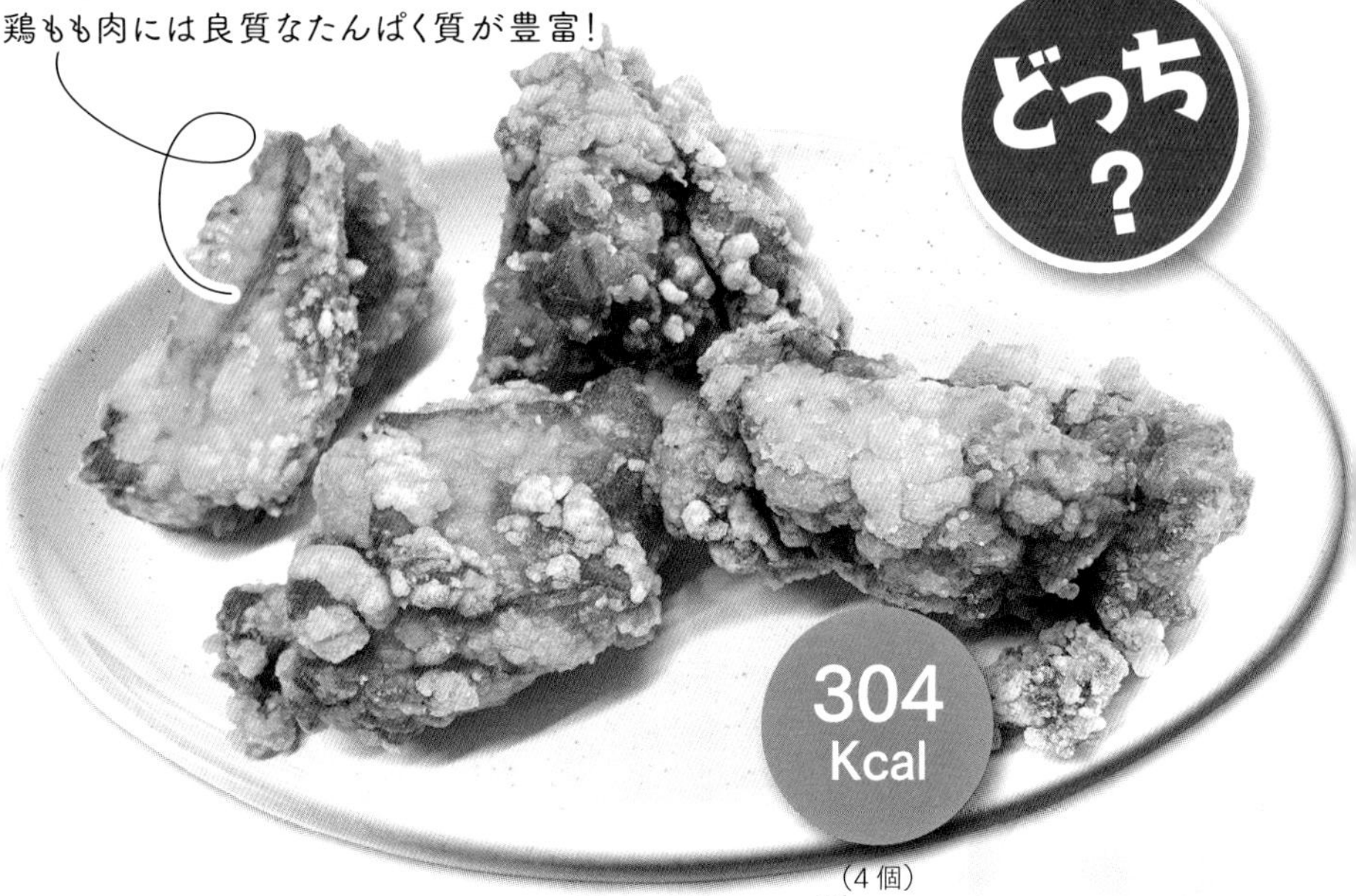
鶏もも肉には良質なたんぱく質が豊富！
304
Kcal

（4個）

唐揚げ

太らないコツ

　この2つは、味つけによって太りやすさが少し変わってきます。

　しょうゆ、ニンニク風味などはいいのですが、マヨネーズ明太など、マヨネーズ味は危険。マヨネーズは消化吸収のいい脂肪がたっぷり入っているからです。

　選ぶならプレーンな味つけがおすすめです。

正解：唐揚げ

「低カロリーでお腹にやさしい」健康スープ

最初に食べ始めると、食べすぎを防ぐ効果が!

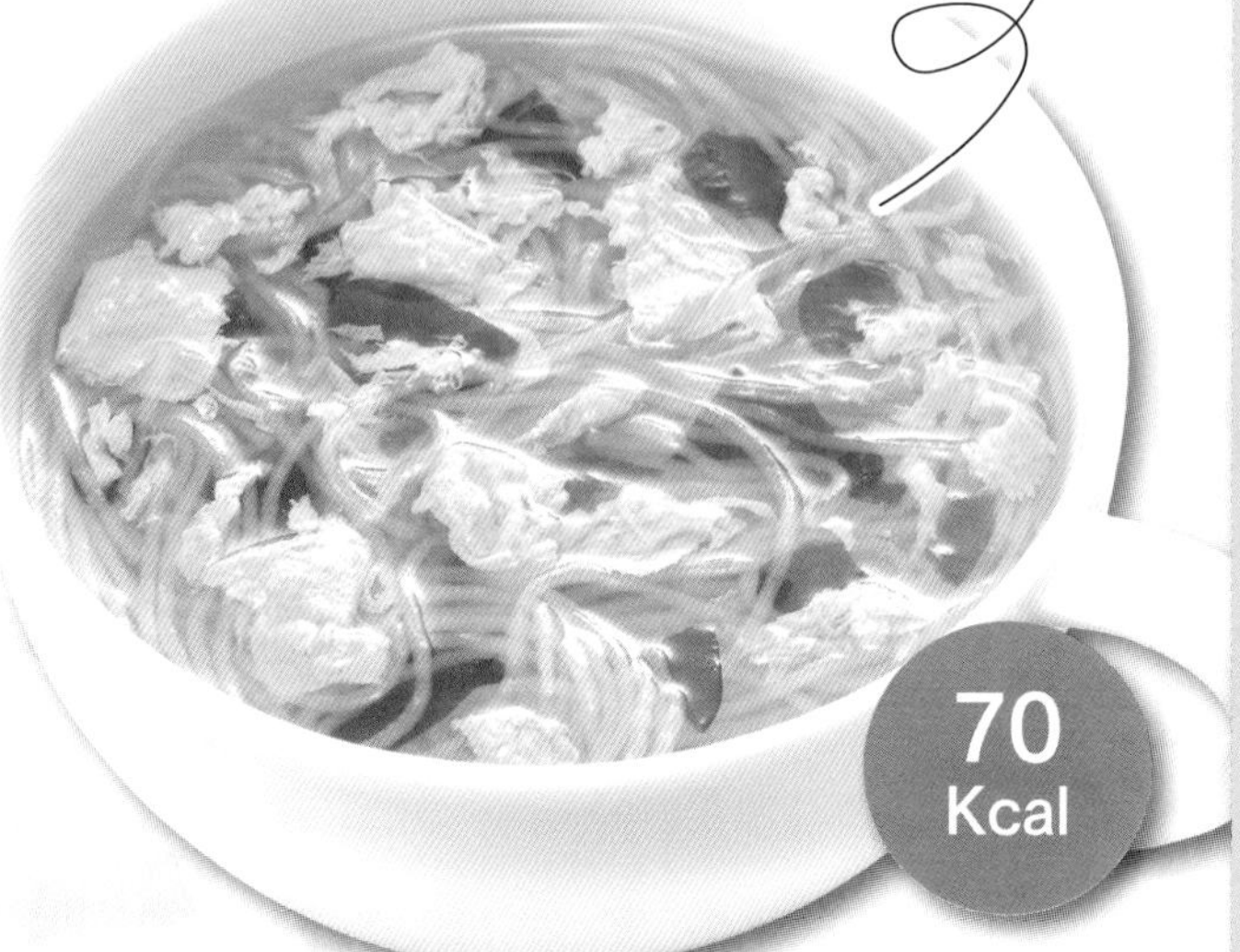

春雨スープ

ワカメスープと春雨スープは低カロリーでお腹が満たされる優れもの。どちらもお弁当や丼などと相性がいいのもポイントが高いです。

どちらもいいのですが、強いて選ぶとすればワカメスープです。

ワカメには**脂肪を燃焼させるフコキサンチン**が豊富。フコキサンチンは体にある脂肪細胞の脂肪を体温として発散してくれます。特に**お腹周りの脂肪が気になる人におすすめ**です。

また、ワカメには食物繊維も豊富。糖質の吸収をゆるやかにしてくれるため、食事の満足感が長持ちします。さらに腸を整えて、余計なコレステロールを外に出してくれるので、メタボが気になる人にはぴったりです。

揚げ物中心や野菜の少ないお弁当と
相性バツグン!

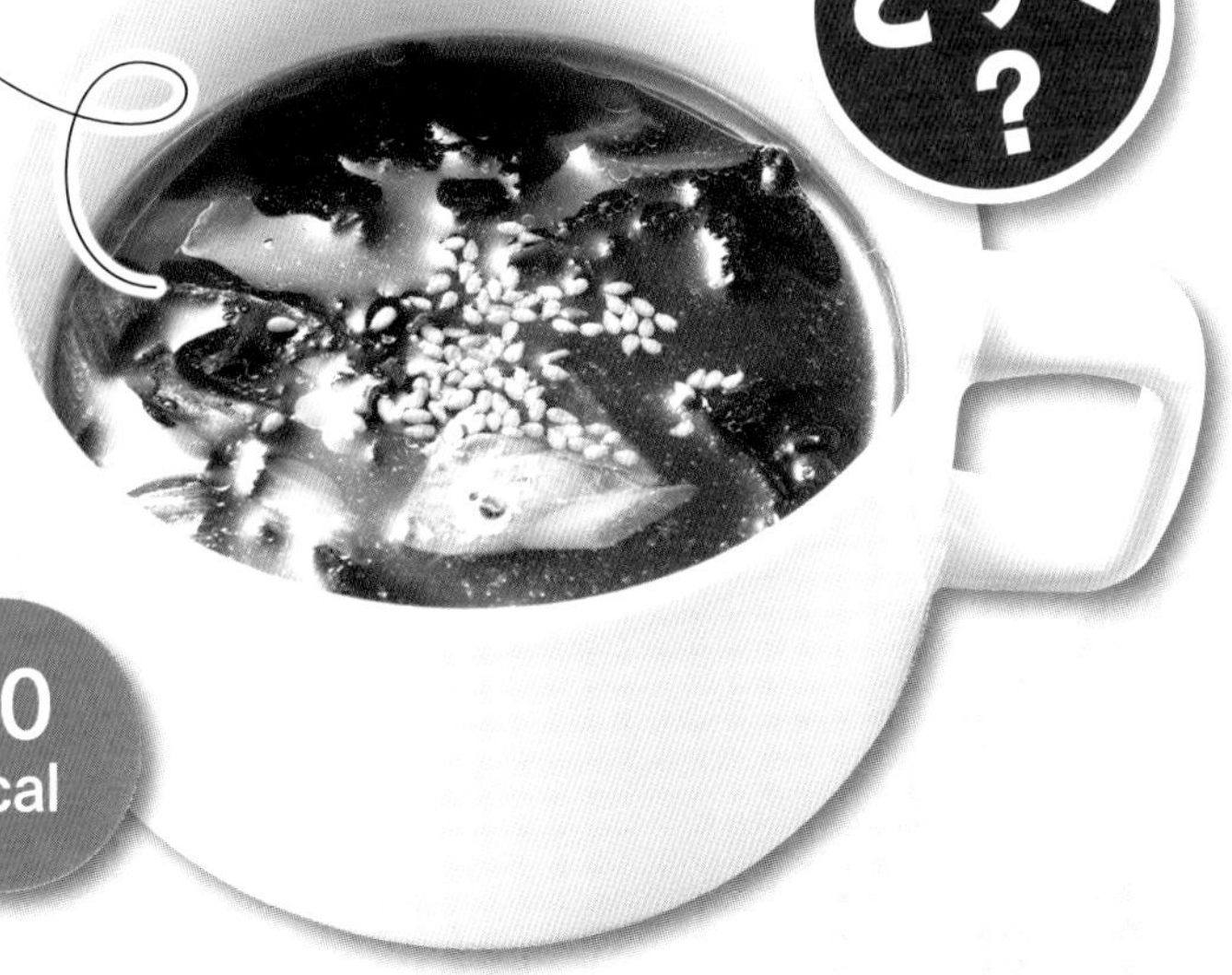

どっち?

20 Kcal

ワカメスープ

太らないコツ

同じワカメでも、ワカメのお味噌汁は塩分が多く、ムダな食欲がわいてしまいます。ワカメを摂るなら、**量が多いスープタイプ**を選びましょう。

夕食や深夜の食事のときは、ワカメスープや春雨スープを食事の始めに飲むと、食べすぎを防げます。最初に水分でお腹をふくらませておけば、少なめの量でも満足できます。

正解：ワカメスープ

コンビニスイーツを選ぶなら、これが正解！

味はバツグンなのに、
サイズが小さいのでカロリー控えめ。

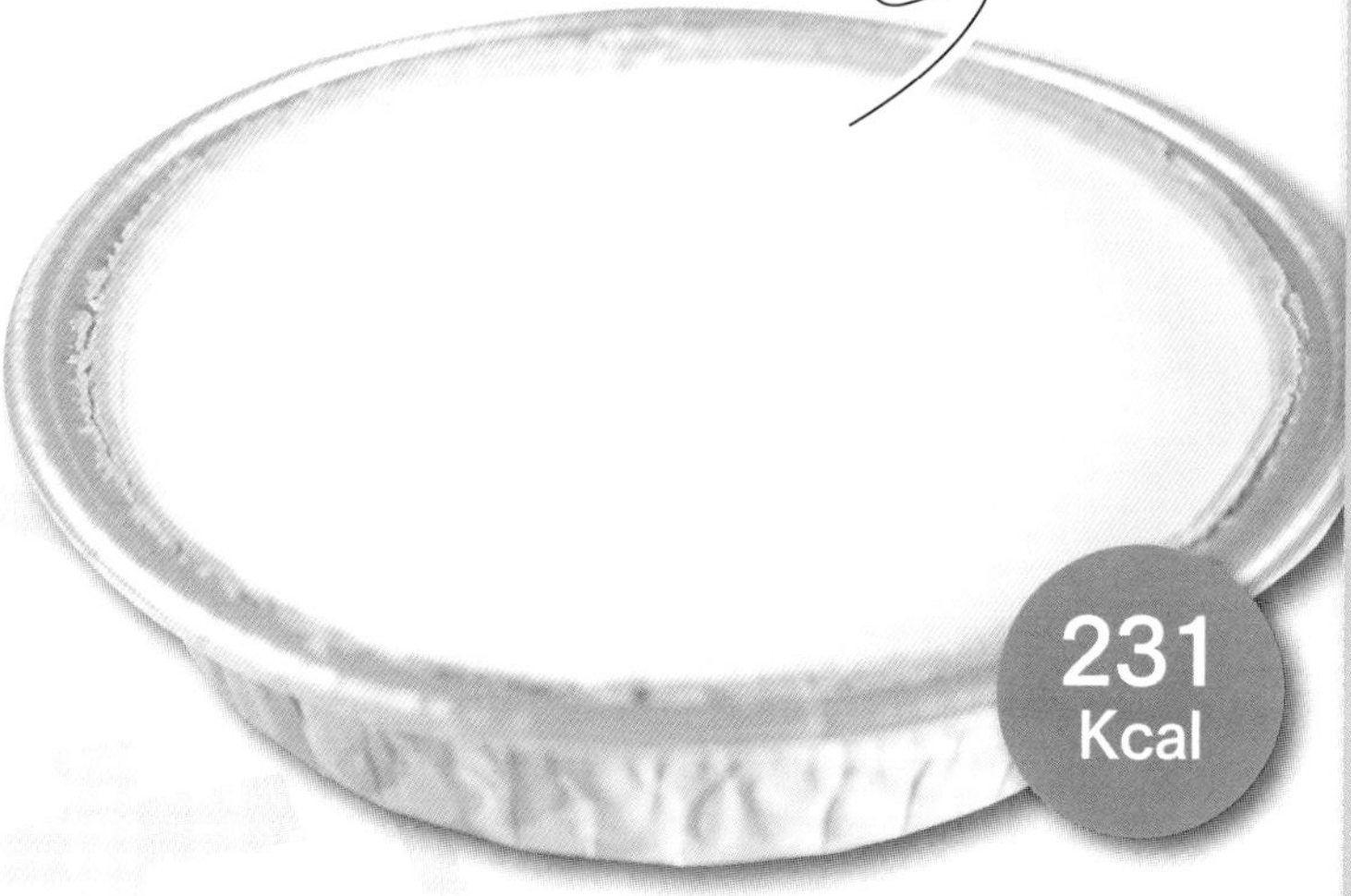

レアチーズケーキ

エクレアは、シュークリームを棒状にしてチョコレートをコーティングしたものです。チョコレートが加わった分だけ、エクレアはシュークリームより太りやすくなります。

レアチーズケーキはチーズの乳脂肪が多いので、「スフレタイプ」より太りやすいです。

そう考えると、この2つは「どっちもどっち」という印象があります。

ただ、糖質と脂質の量を比較すると、エクレアのほうがやや多めです。1個あたりの分量に差があるからです。コンビニのレアチーズケーキは**サイズが小さめにつくられている**のです。

コンビニで選ぶなら、**量が少なくても1個の満足感が大きい**レアチーズケーキがおすすめです。

どっち？

ミニエクレアを 2 個にすると、
カロリーをセーブできる！

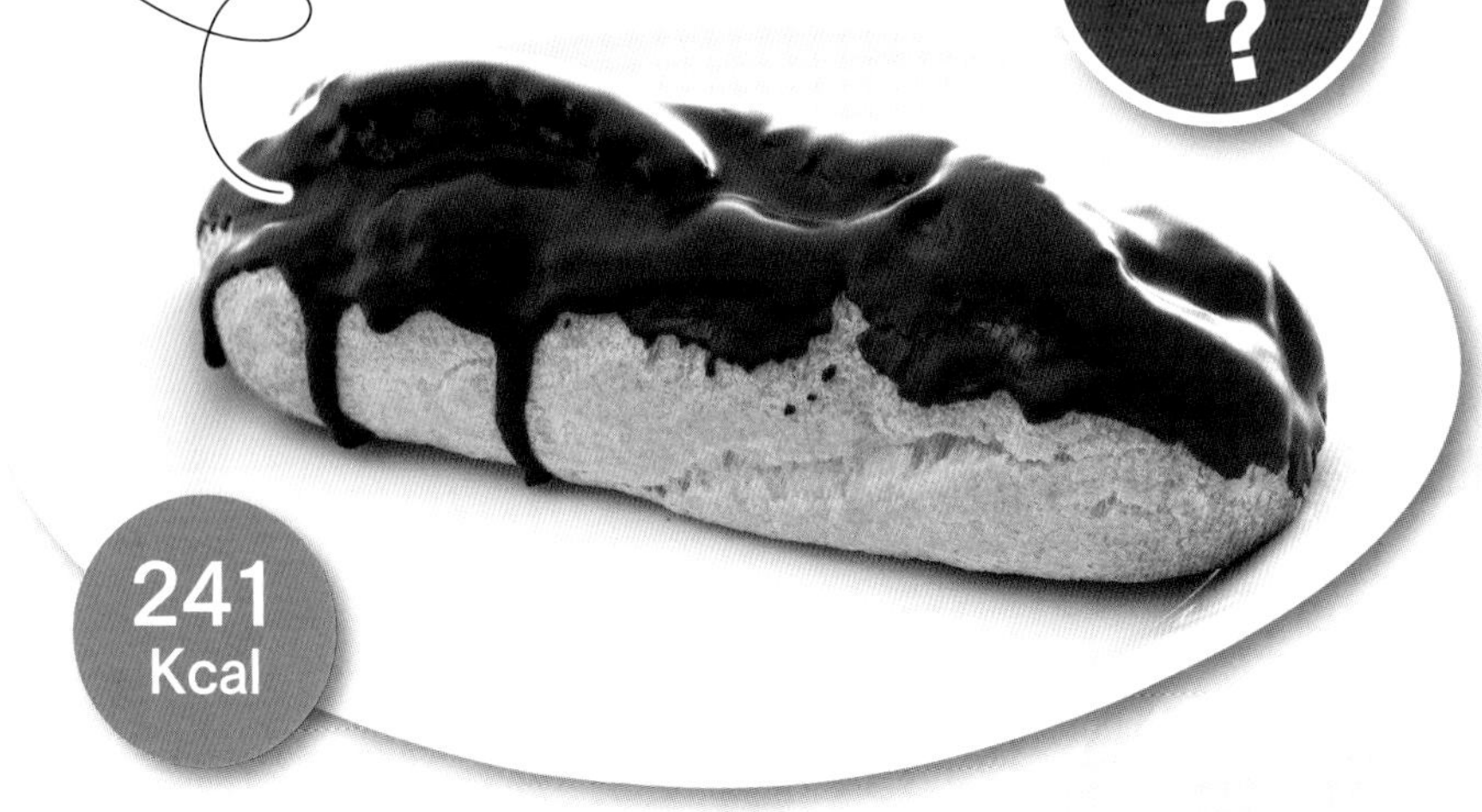

エクレア

太らないコツ

エクレアを食べたら、次の日はカロリーの低い「ゼリー系」のおやつにすると、**食べすぎを帳消しにする**ことができます。

レアチーズケーキを選んだとしても、大きさや厚みによっては、エクレアより太りやすくなる場合があります。カロリーは表示されているので、チェックしてみてください。

正解：レアチーズケーキ

「やせたいけど、スイーツも食べたい！」

　そんなみなさんのご要望にお応えするために、「太らないスイーツの選び方」を紹介します。

　スイーツは種類が多いので、選び方によって、太りやすさが格段に変わってしまうのです。

　回数や量を調節したり、太りにくいスイーツを上手に選ぶなど、得する知識が満載です。スイーツを満喫したいときの参考にしてくださいね。

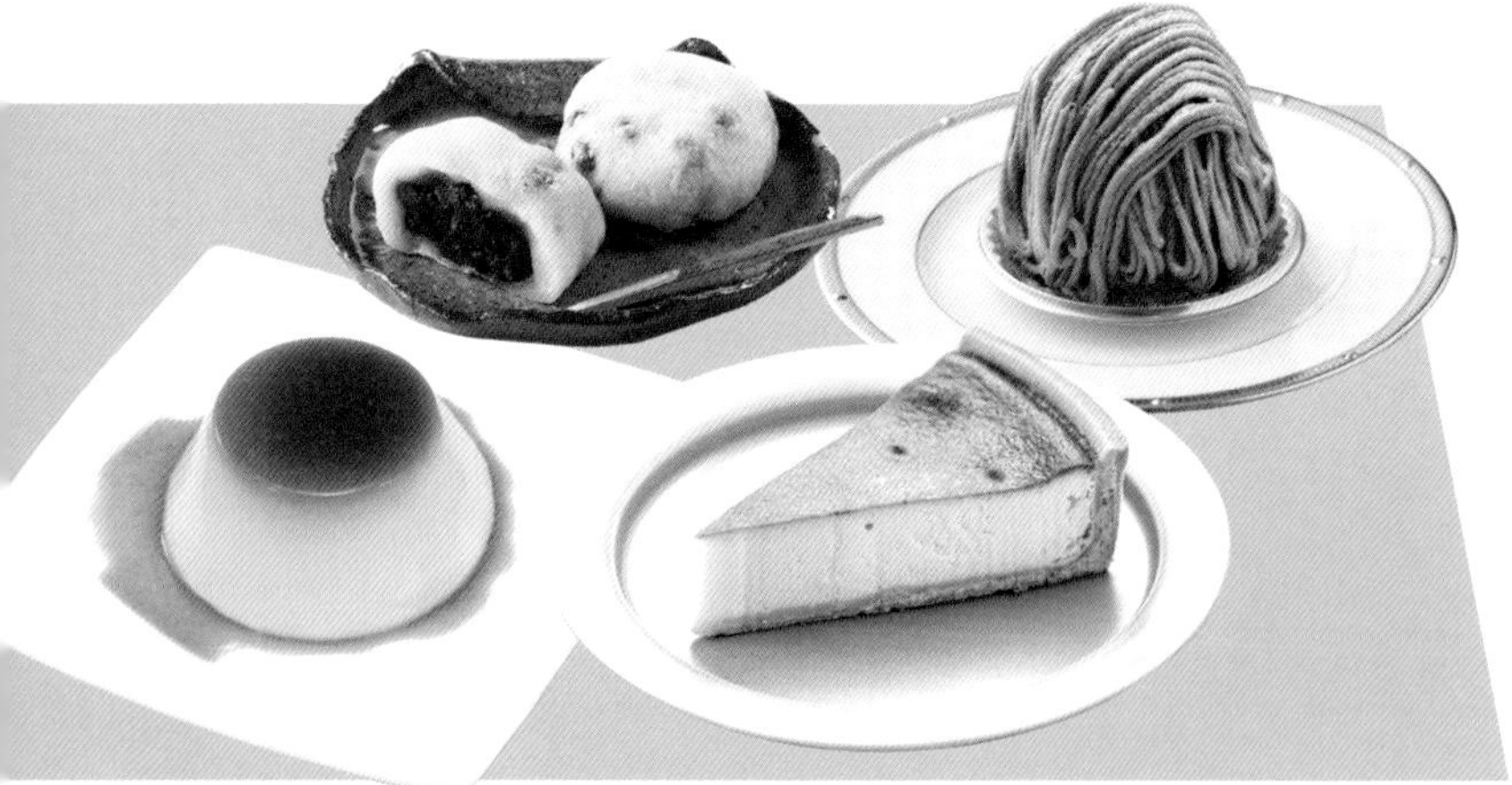

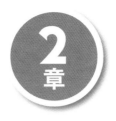

2章

食べても太らない「スイーツ」は、どっち?

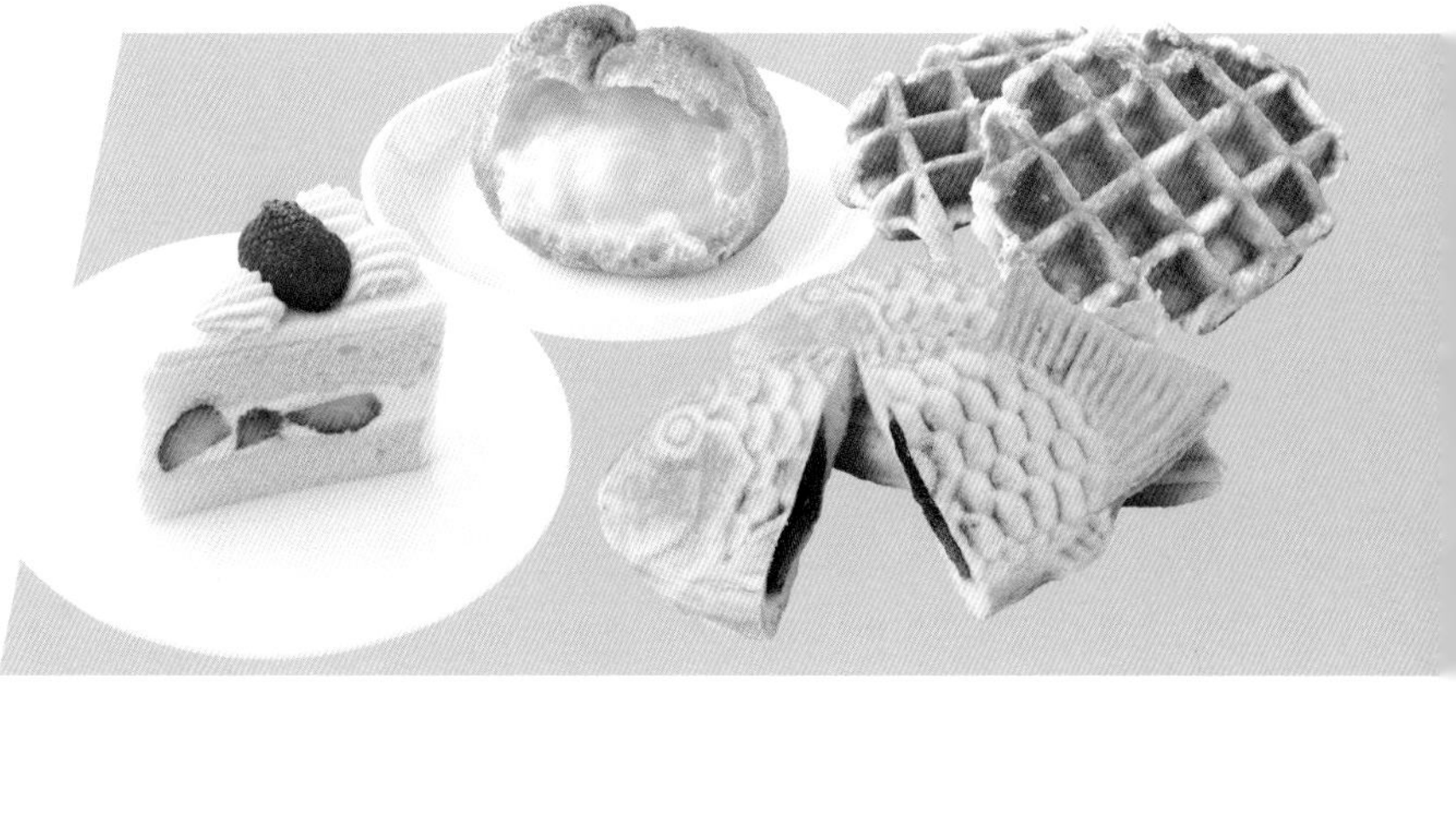

じつは「カロリーハーフ」の王道スイーツ！

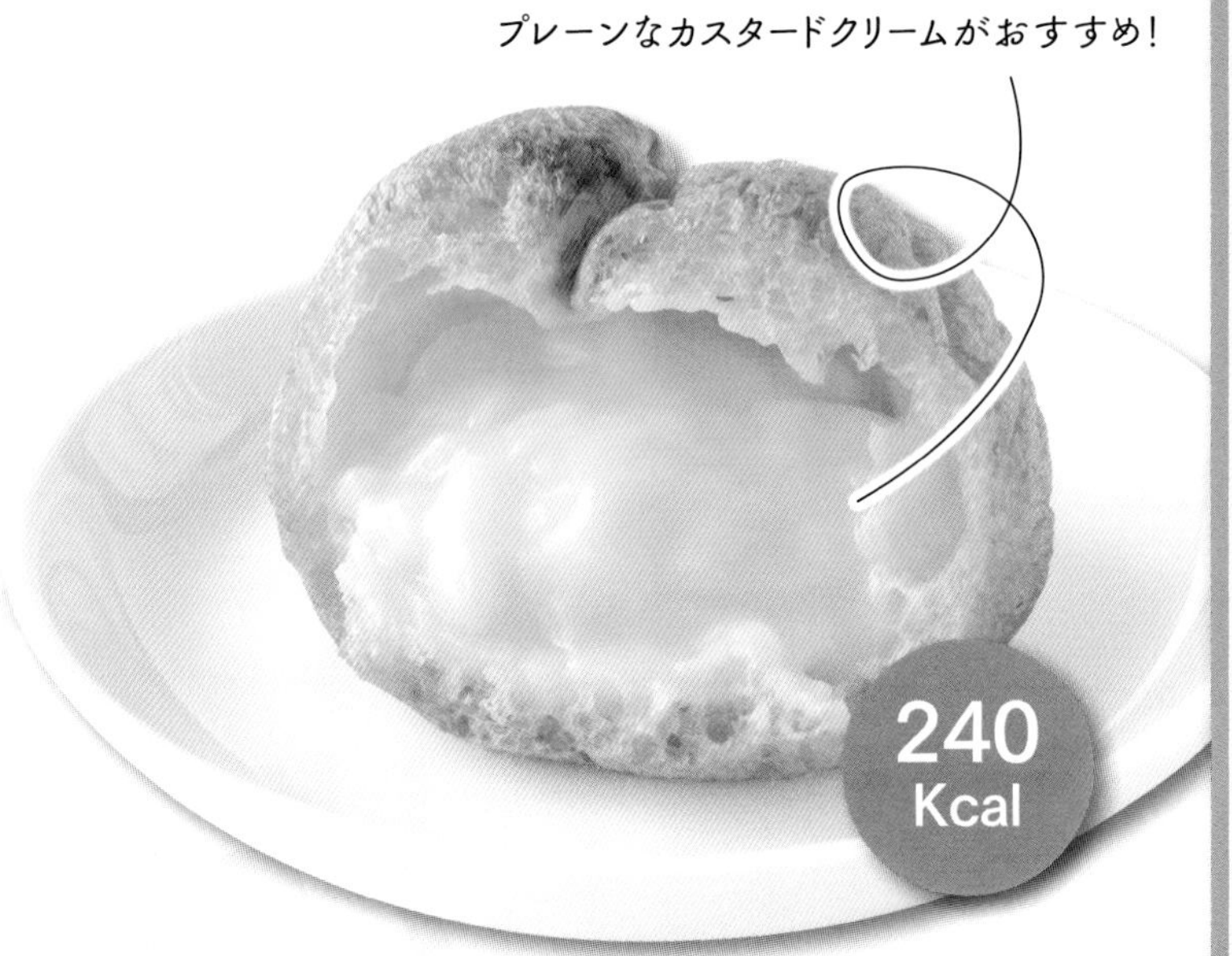
プレーンなカスタードクリームがおすすめ!
240
Kcal

シュークリーム

どちらも人気のスイーツですが、圧倒的に太らないのはシュークリームです。

ショートケーキは４４６キロカロリーですが、シュークリームは２４０キロカロリー。なんと、**ショートケーキの約半分**しかありません。

その秘密は、ショートケーキの**スポンジケーキ**にあります。スポンジケーキは、砂糖をたっぷりと使います。しかも高級品になると、さらに甘いシロップをしみこませてあるのです。

シュークリームには砂糖がたっぷりのスポンジケーキがない分、カロリーがグッと減っているわけです。

どちらも甘くておいしいスイーツ。カロリーが低いものを選ぶのにこしたことはありません。

どっち?

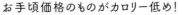

お手頃価格のものがカロリー低め!

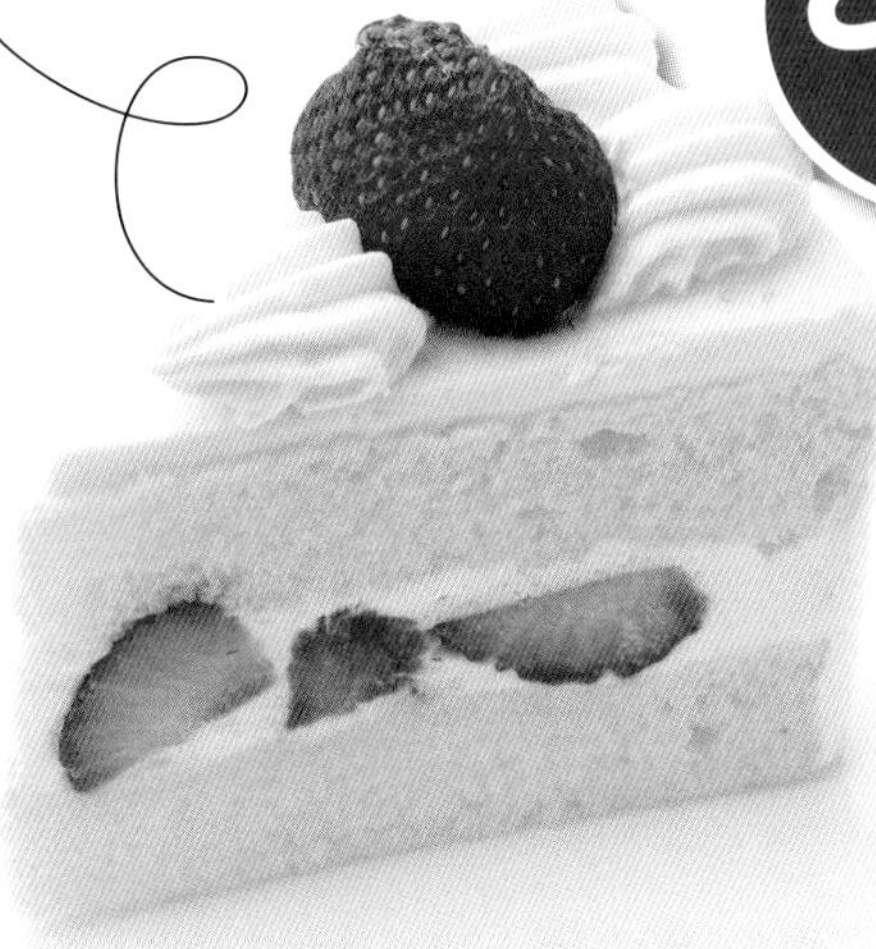

446 Kcal

ショートケーキ

太らないコツ

シュークリームは、**一口サイズの「プチシュー」を選ぶ**のがおすすめ。食べる数を調節することができるので、ダイエットを意識したときにもピッタリです。

もし、ショートケーキを選ぶなら、**価格の安いもの**がいいです。シロップや生クリームの量が少なくて、カロリーが抑えられます。

正解：シュークリーム

ケーキは「重量感」で選べば、間違いない!?

たまのごほうびに満喫しよう!

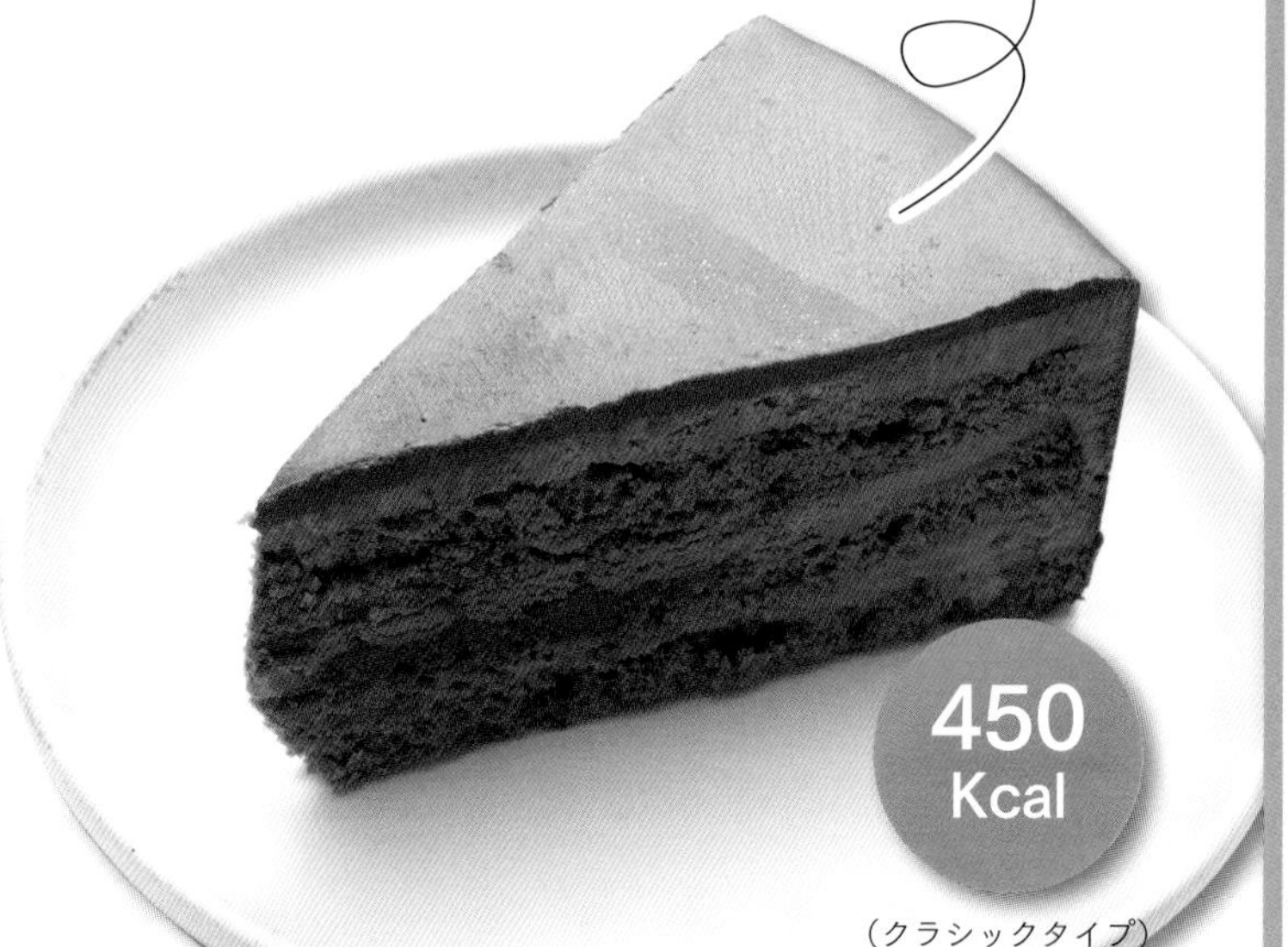

(クラシックタイプ)

チョコレートケーキ

口当たりも重量感もまったく違うスイーツ。

スフレチーズケーキは「ふんわり」で、チョコレートケーキは「ずっしり」。

その違いは「**スフレ**」にあります。

スフレがふんわりしているのは、**空気がたくさん入っている**から。実際、チョコレートケーキと重さを比べると、口当たり同様に軽いです。

スフレチーズケーキは、ケーキと一緒に空気を食べているようなもの。それだけカロリーや糖質、脂肪を抑えることができます。

チョコレートケーキはチョコレートと生クリームをたっぷり使っているので、脂肪も糖分も多めです。

どっちかを選ぶなら、スフレチーズケーキです。

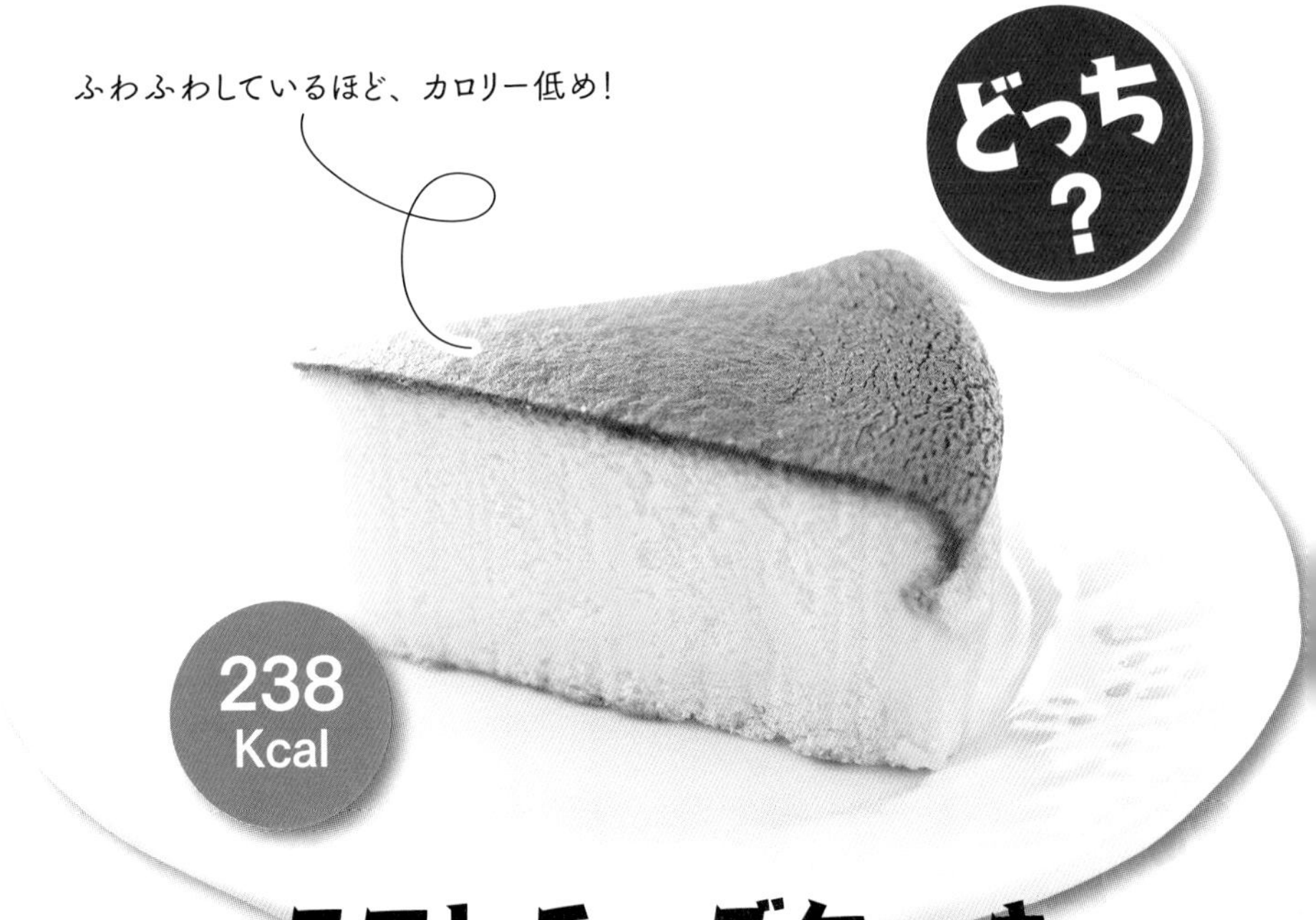
ふわふわしているほど、カロリー低め!
どっち?
238
Kcal

スフレチーズケーキ

太らないコツ

チーズケーキはいくつか種類がありますが、**食べても太らないのは「スフレ」タイプ。**

レアチーズは生クリームが多く、ベイクドチーズケーキはチーズの分量が多めです。

この2つを食べたら、翌日のおやつは見送って調整をしましょう。

正解:スフレチーズケーキ

「太るケーキの王様」と言われることも……

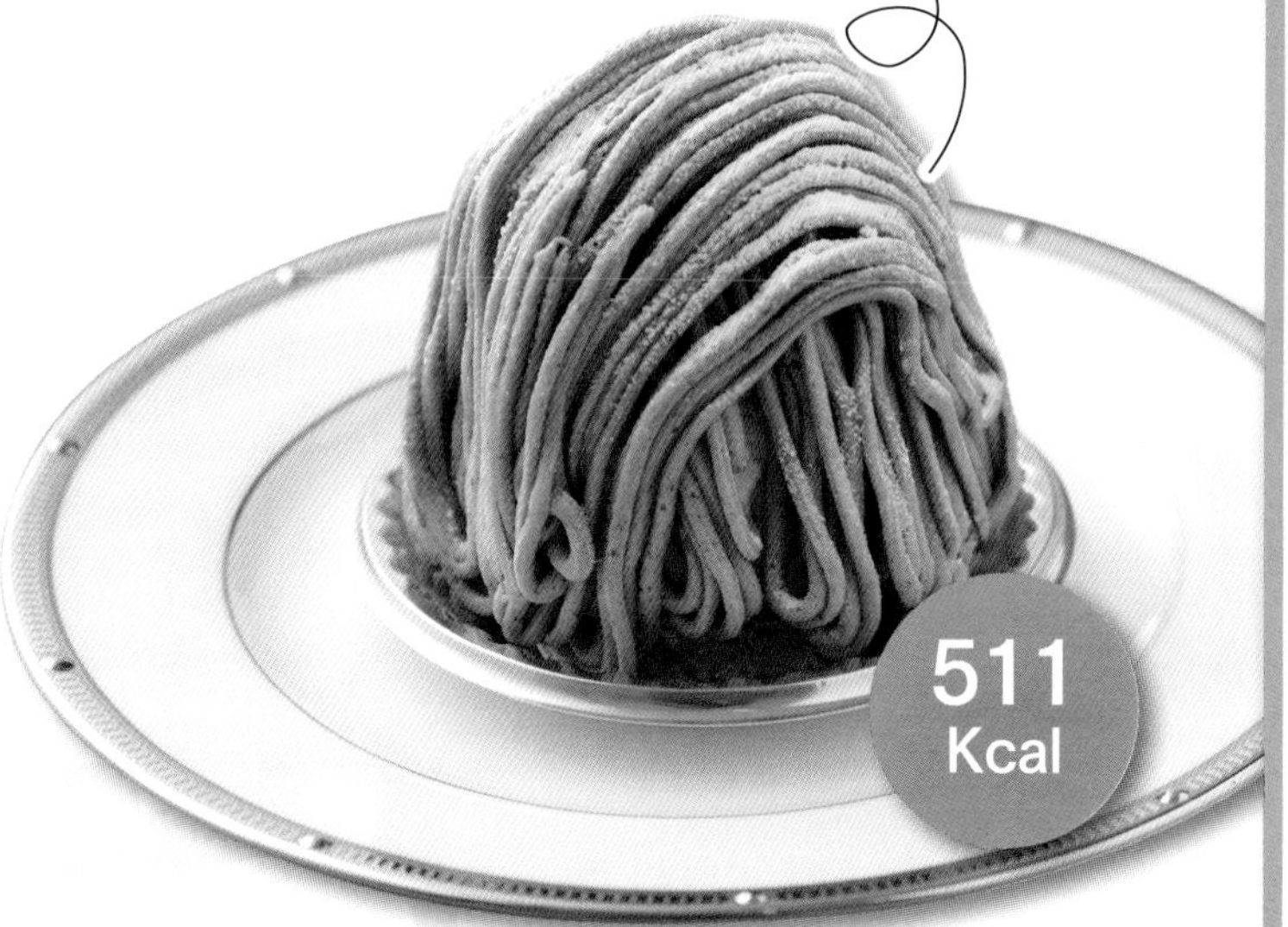
モンブランは、フランス語で
「白い山」の意味。
511
Kcal

モンブラン

モンブランは「**太るケーキの王様**」です。なぜならモンブランクリームは、栗のペーストにバターや生クリーム、そして、砂糖をたっぷり混ぜた高カロリーなものだからです。

もちろん、チーズケーキのチーズにも乳脂肪がたっぷり含まれていますが、脂肪の質が違います。チーズの乳脂肪には、短鎖脂肪酸、中鎖脂肪酸という「**体にいい脂肪**」が含まれているのです。これらは体内で燃焼されやすく、体脂肪になりにくい特徴があります。

ですから、同じ脂肪でも、チーズケーキの乳脂肪はまったく別物と言えるのです。

モンブランは、栗が乗っていないものか、タルトタイプを選ぶと余分な糖分をカットできます。

小さく、軽いタイプを選ぶと、
カロリーをセーブできる！

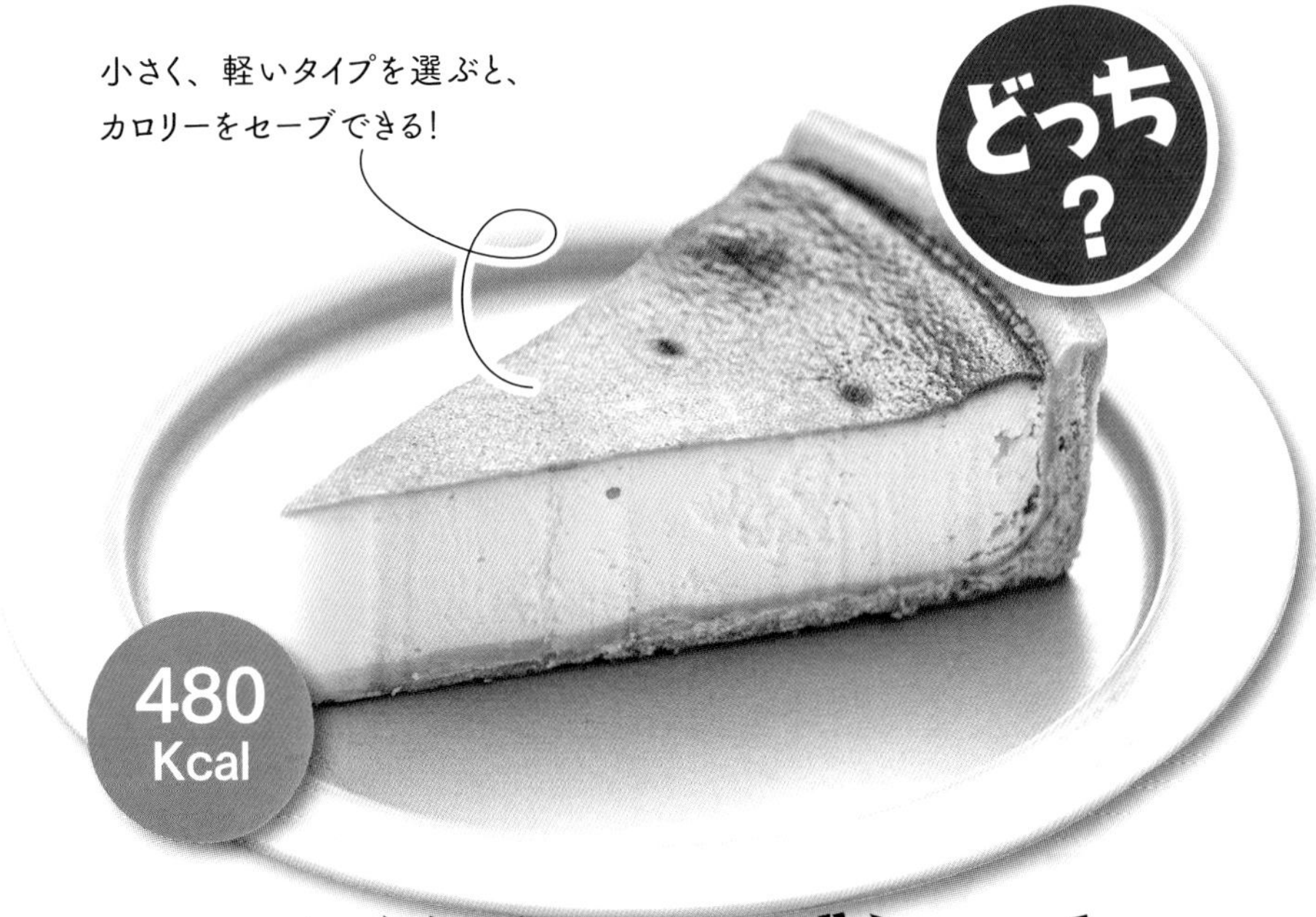

ベイクドチーズケーキ

太らないコツ

モンブランを選ぶときのコツは、**モンブランクリームが細くてふんわりしているタイプ**を選ぶこと。バターの配合比率が比較的低いため、脂肪量を減らすことができます。

チーズケーキのチーズの効果は「食べればやせる」のではなく「食べても太りにくい」こと。くれぐれも、食べすぎにはご用心！

正解：ベイクドチーズケーキ

「ダイエット中の救世主」と言えば、これ！

とろーりタイプはカロリーがアップしますが、
それでも低カロリー！

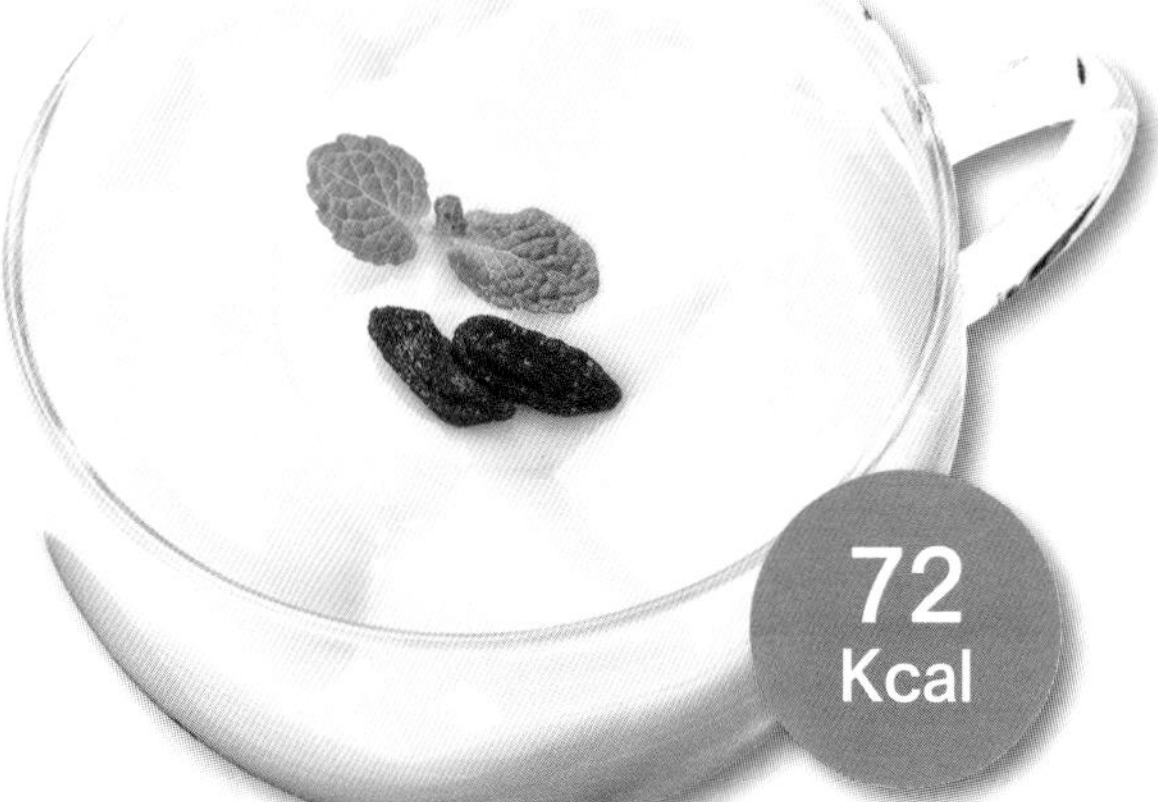

（スーパーのもの）

杏仁豆腐

プリンと杏仁豆腐は、どちらもスイーツ類の中では「**太りにくい代表選手**」。カップ入りでサイズも似たようなもので、カロリーも低めです。

いわば究極の対決ですが、突き詰めて比較してみると、杏仁豆腐のほうがダイエットに貢献してくれます。その理由は、杏仁豆腐のほうが1個あたりの分量が多く、満足感が高いからです。

スーパーで販売されている商品を比較するとカロリーの差が少ないですが、コンビニの商品の場合、その差は大きくなります。コンビニのプリンは、**脂肪分の多い**「**濃厚タイプ**」**が多い**からです。

ダイエット中は甘いものを我慢しがちですよね。でも、ストレスはかえって太るもとです。

ダイエット中の救世主は杏仁豆腐で決まりです。

どっち?

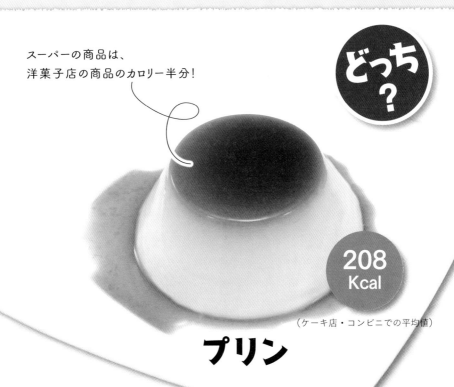

スーパーの商品は、
洋菓子店の商品のカロリー半分!

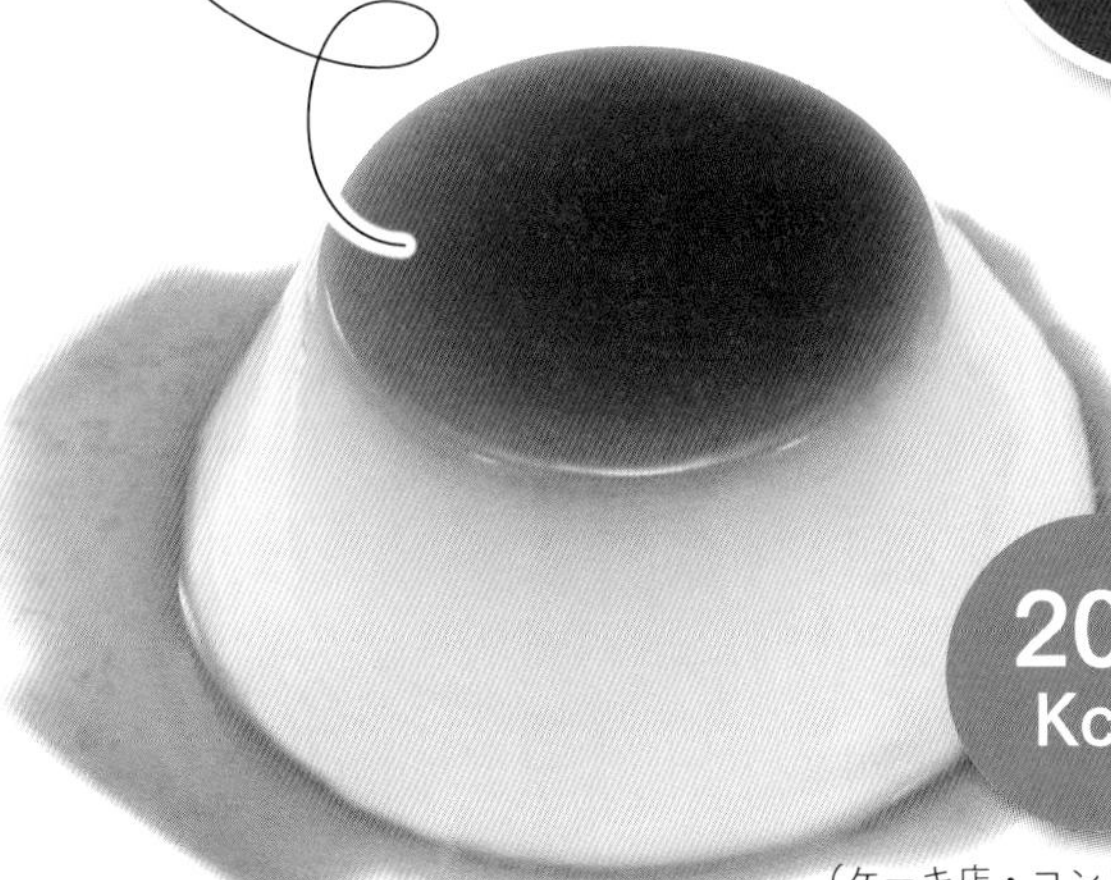

208
Kcal

（ケーキ店・コンビニでの平均値）

プリン

太らないコツ

プリンはサイズが小さめなものと大きめのものがあります。選ぶなら、「**1パックに3個**」程度がパックになっているサイズがおすすめです。

プリンアラモードになっているものは、生クリームやフルーツがプラスされるので、ご褒美デザートとして食べるのが良いですね。

正解：杏仁豆腐

甘さ控えめでも、じつは「砂糖たっぷり」!?

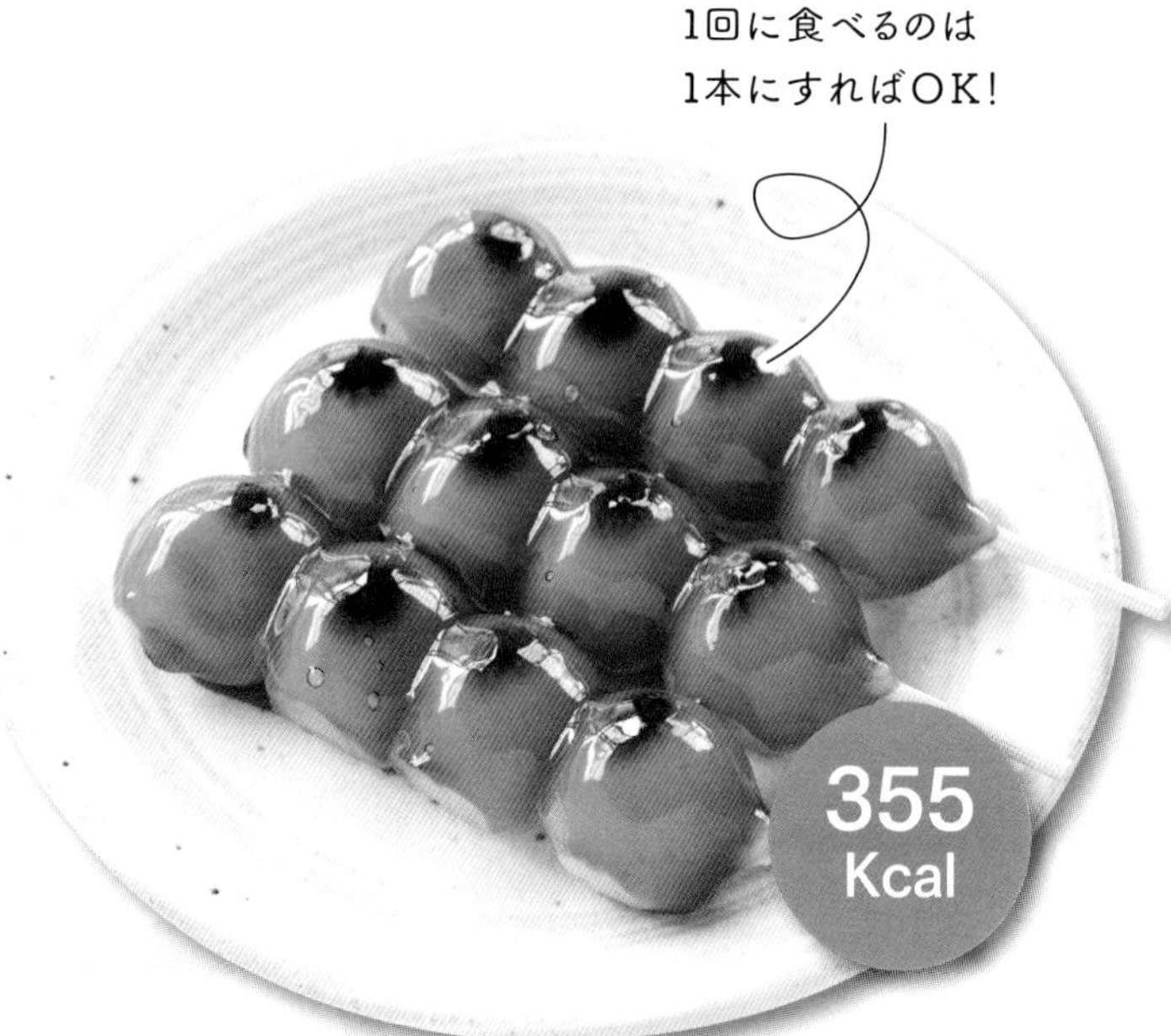
1回に食べるのは
1本にすればOK!
355
Kcal

みたらし団子

どちらもつるんとした食感で人気のメニュー。似たような雰囲気を持っているので、迷ってしまいますよね。

でも、圧倒的に太るのは「みたらし団子」です。わらび餅は、わらび餅に甘いきな粉をかけただけですが、みたらし団子は甘辛い「たれ」をたっぷり絡ませています。この**「たれ」がくせもの**なのです。

「あまり甘くないから大丈夫」と考えるのは危険です。しょうゆの辛さを砂糖でマイルドにしているだけだからです。**実際は、砂糖がたっぷり**使われています。

味の濃さが食欲を増して、ついつい食べすぎてしまうのも罠ですね。

黒みつなしのきな粉オンリーが
おすすめ!

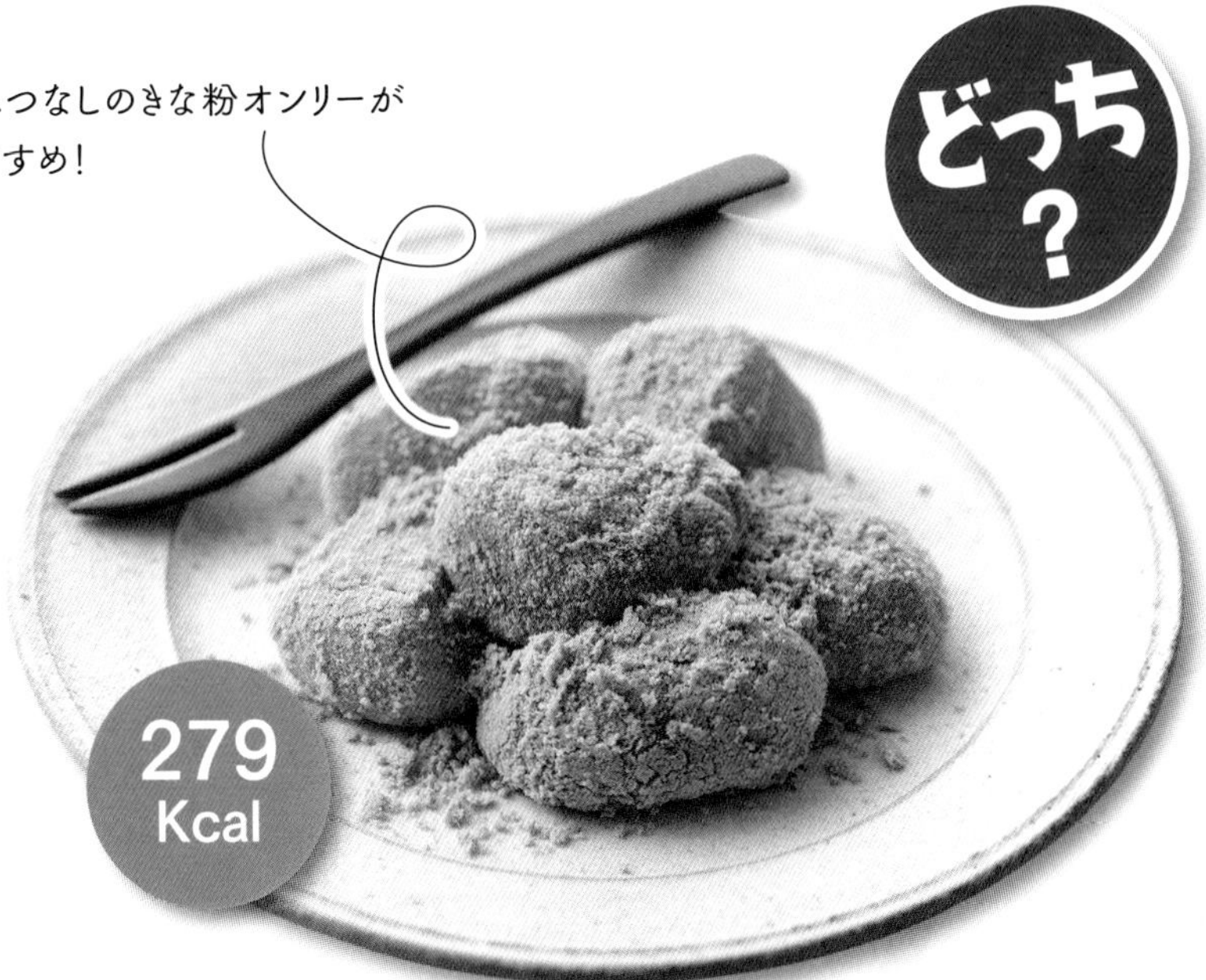

わらび餅

太らないコツ

みたらし団子は1パック（1人前）に3本ぐらい入っています。食べるときのコツは、「**一度に1串だけ**」と決めて、あとは翌日に取り置くことです。

甘辛い味が口に残っていると、ついおかわりがほしくなります。そこで、緑茶やほうじ茶を飲んでお口の中をリセットすると、食べすぎを防ぐことができます。

正解：わらび餅

「甘味処の定番」は、食物繊維が豊富なこっちが正解!

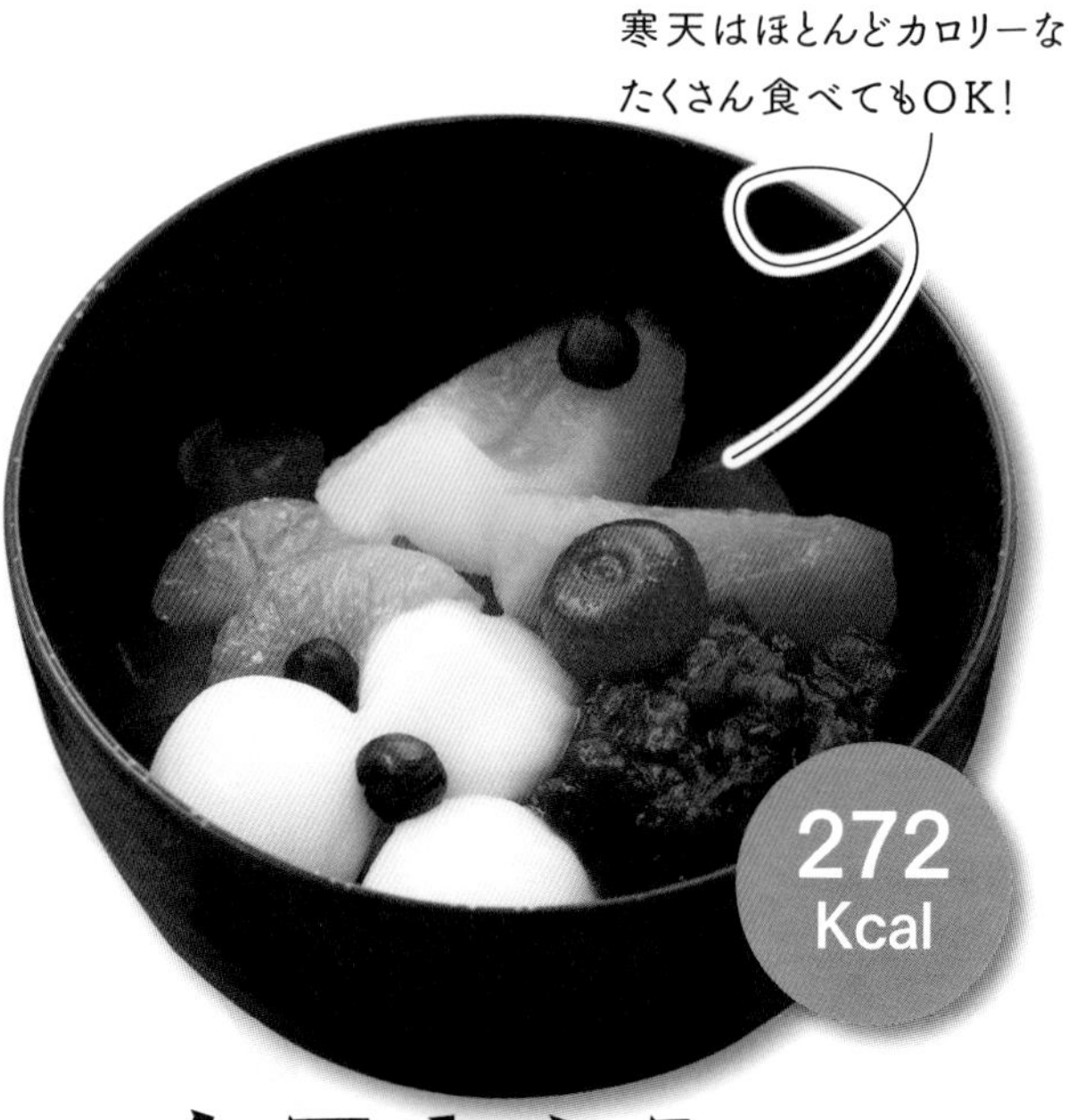
寒天はほとんどカロリーなし。
たくさん食べてもOK!
272
Kcal

白玉あんみつ

ぜんざいはあんこを薄めたような汁、お餅が入っただけのプレーンなスイーツ。白玉あんみつは、あんこ、白玉、フルーツと盛りだくさん。

一見、白玉あんみつのほうが太りそうですが、じつは白玉あんみつのほうが太らないのです。

その理由は2つ。1つは、ぜんざいの餅が**糖質の塊で強烈に太る原因**だから。2つめは、あんみつに入っている**「寒天」は、ほとんどカロリーがない**から。量がたっぷりに見えますが、かさ増しをしているだけなのです。

といっても、ぜんざいには、食物繊維が豊富な小豆がたっぷり入っています。スイーツ類の中では**食物繊維がダントツに多い**です。餅の量に注意をすれば、ぜんざいを怖がる必要はありません。

どっち?

粒々がたっぷりのお汁のほうが
やせ効果大!

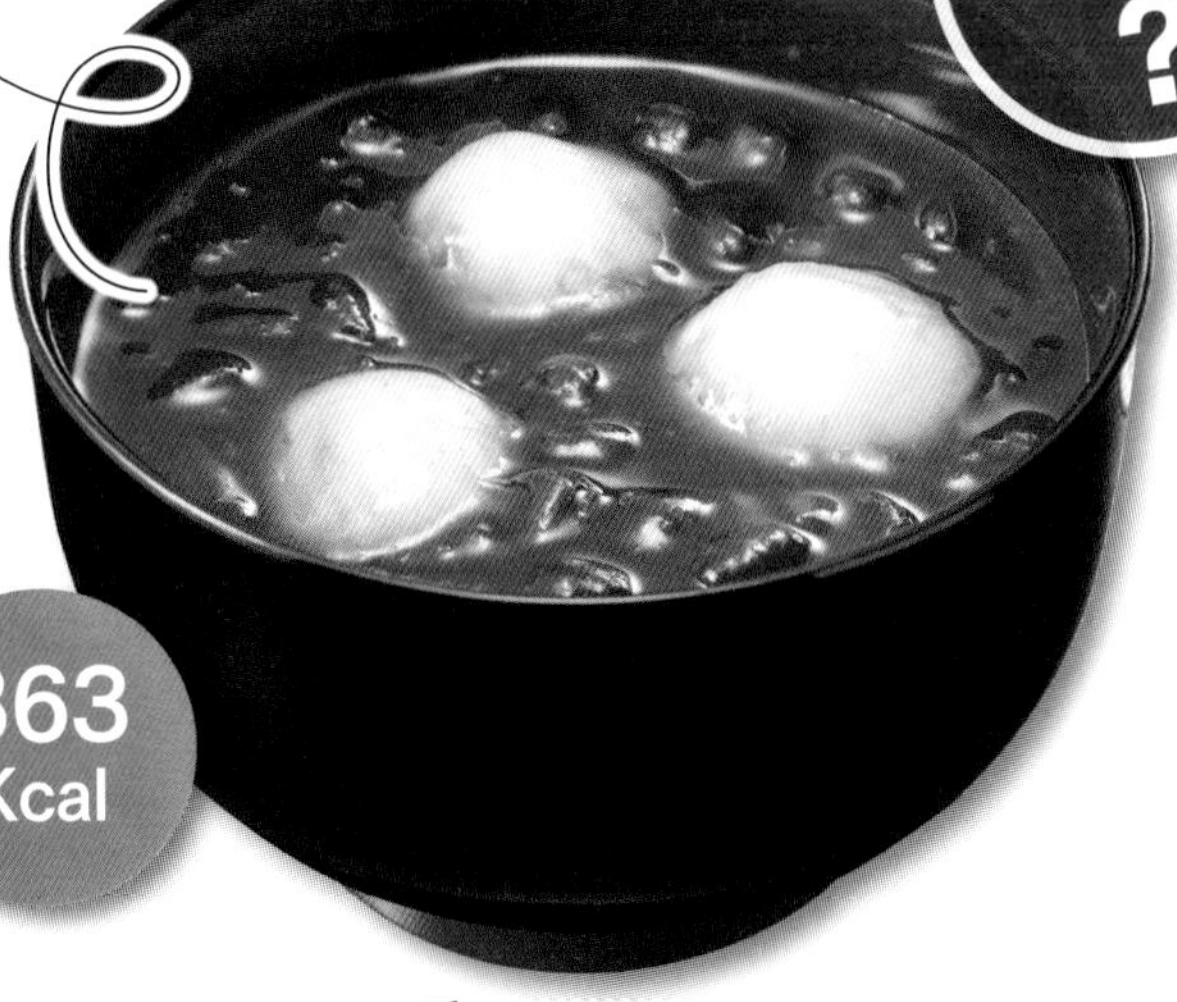

363 Kcal

ぜんざい

太らないコツ

ぜんざいの良さは、なんといっても**食物繊維が多く含まれている**こと。餅だけが太る原因なので、注文するときはあらかじめ餅を半分にしてしまうといいでしょう。

しるこは小豆の粒が消えていて食物繊維が減っているので、食べるならぜんざいがおすすめです。

正解：白玉あんみつ

「大きさ」より「あんこの量」で勝負あり！

塩大福や豆大福でも、
太りやすさは同じ。

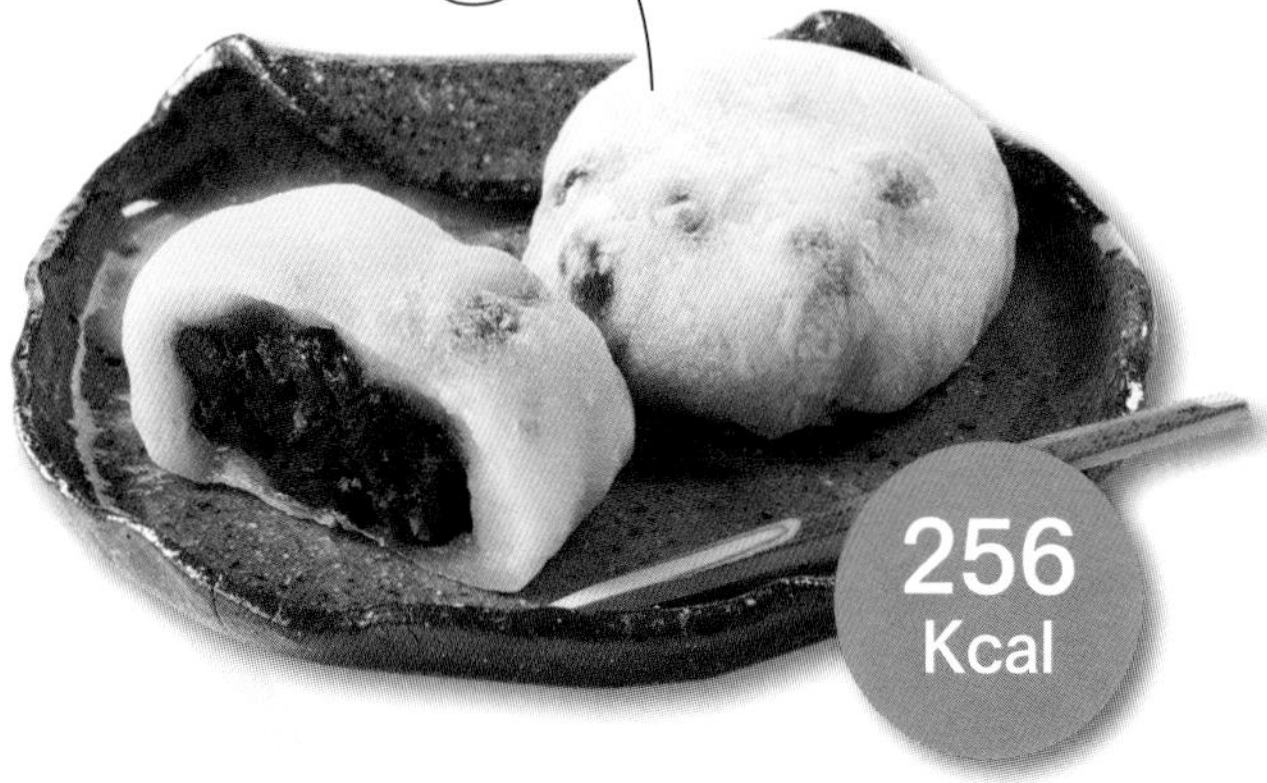

（1個）

大福

　どら焼きと大福は、どちらもあんこの甘さを十分に楽しめるスイーツ。おやつに食べる和菓子としてもピッタリです。

　この2つを比べると、サイズが大きいどら焼きのほうが太りそうですよね。ところが、実際はサイズが小さい大福のほうが太りやすいのです。

決め手は、「あんこの量」です。あんこは**糖質の塊**なので、どうしても太りやすくなります。

　どら焼きは、皮からあんこがはみ出しそうなぐらい挟んでありますから、太りそうに思えます。でも、大福は、しっかりあんこを固めてあるので、かえって量が多くなるのです。

　あんこを味わいたかったら、どら焼きがおすすめです。

どっち？

関西では「三笠（みかさ）」と
という名でおなじみ。

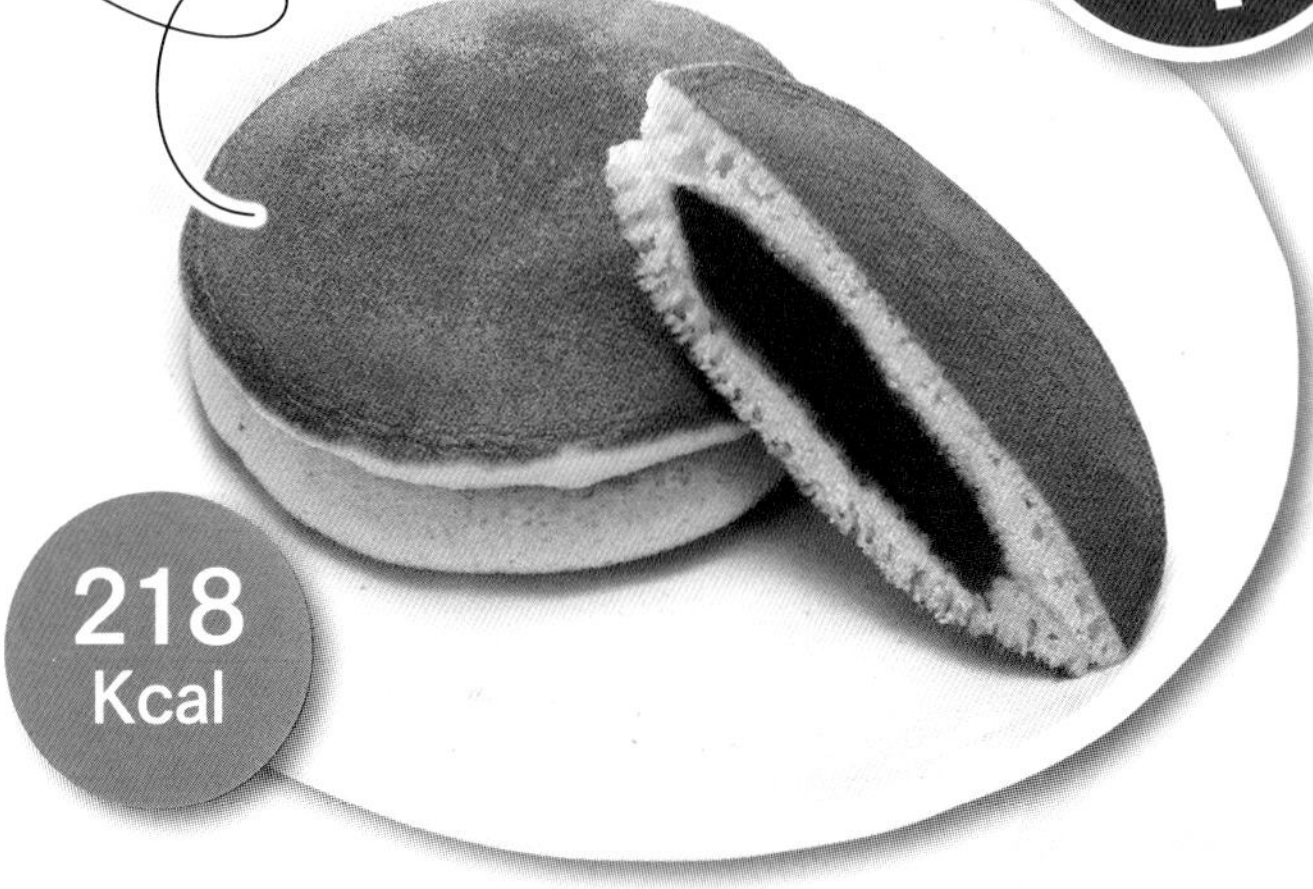

どら焼き

太らないコツ

大福でも太らないのが**「いちご大福」**です。

これは大福のサイズに対して、いちごのカサが大きいので、あんこの量が減るからです。

いちごがあんこの甘さを引き出すので十分おいしく感じます。

ほかにも「フルーツ大福」があります。生の果物が使用してあれば、おすすめです。

正解：どら焼き

「あんこたっぷり」「脂肪たっぷり」、選ぶならどっち？

100円ショップのお菓子の中でもおすすめ。

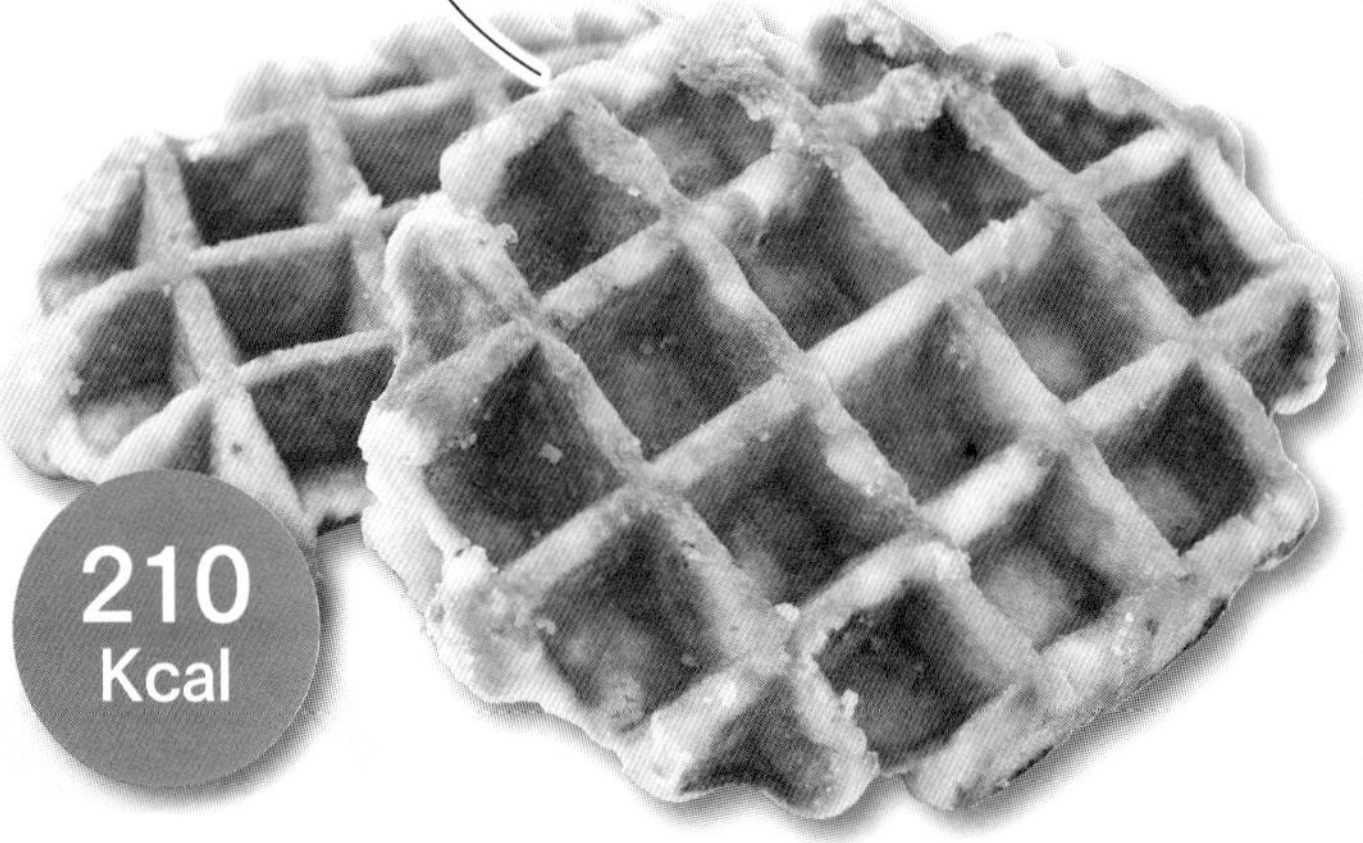

ベルギーワッフル

たい焼きはあんこがぎっしりですが、生地にバターや生クリームなどの脂肪分が含まれないため、太りにくい印象があります。

一方、ベルギーワッフルはバターたっぷりで、いかにも太りそう。

ところが、実際に太りにくいのは、ベルギーワッフルなのです。

たい焼きのあんこや皮には、**脂肪は含まれなくても**、**糖質の量は多め**です。消化がいいので、すぐに胃がカラになります。

ベルギーワッフルは脂肪分がありますが、サイズが適量なので、**カロリーは意外に低め**。また、バターを使っているため、消化に時間がかかり、**腹持ちがいい**点も太りにくい要素と言えます。

どっち？

「天然」と書かれているものは、
1個1個焼いてあるから。

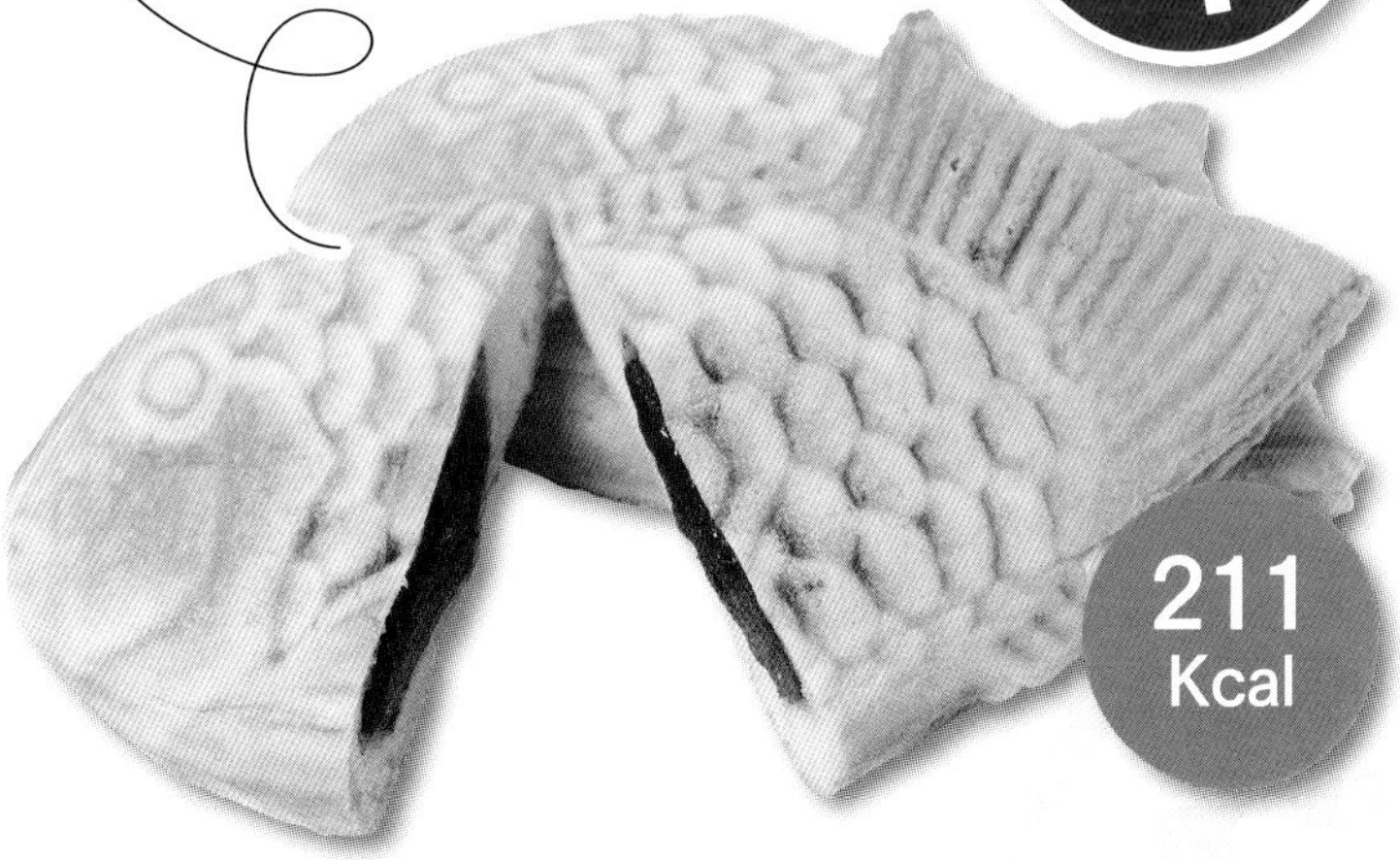

たい焼き

太らないコツ

たい焼きを食べるなら、**翌日のおやつを減らして調整**をしましょう。

また、たい焼きを食べる回数を減らせば、それほど気にする必要はありません。

ベルギーワッフルも一度に2個以上食べてしまうとカロリーオーバーになります。量を守って、おいしくいただきましょう。

正解：ベルギーワッフル

「チョコレートお菓子」の太らない選び方

高級品になるほど太りやすい。
手頃な価格のものをどうぞ！

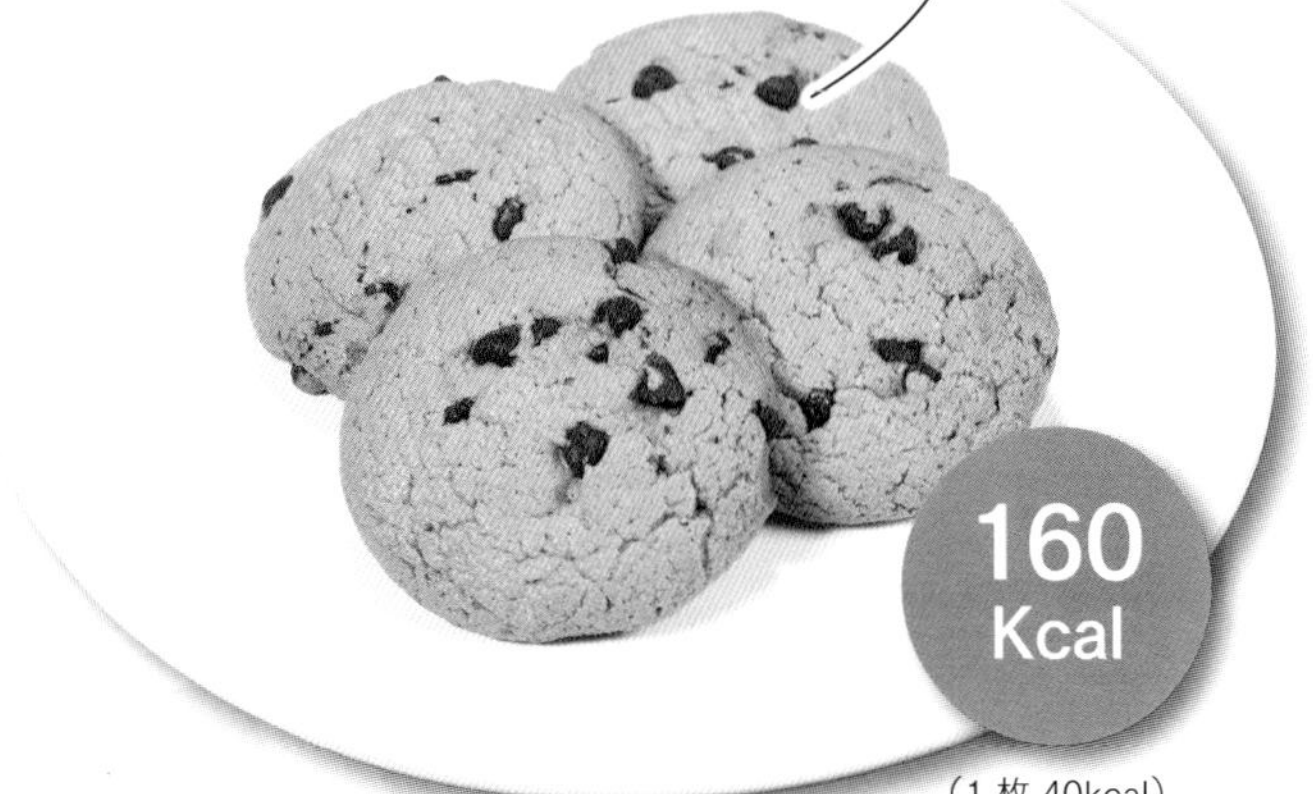

（1枚40kcal）

チョコチップクッキー

どちらもチョコレートを使ったお菓子ですが、結論から言うと、アーモンドチョコが圧倒的に太りにくいです。

アーモンドは食物繊維のほかマグネシウムが豊富。**食べるとやせる**「**やせ食材**」です。

マグネシウムはビタミンB群とともに、糖質、脂質、たんぱく質の代謝を促します。アーモンドの粒の大きさがそれなりにあるので、チョコレートの量が少なくても満足できるというメリットがあります。アーモンドのかみ応えが、満足度をアップさせてくれます。

一方、チョコチップクッキーは、クッキー生地に糖質と脂肪がたっぷり入っています。だから、太りやすいのです。

どっち？

アーモンドは粒が
大きいほど Good！

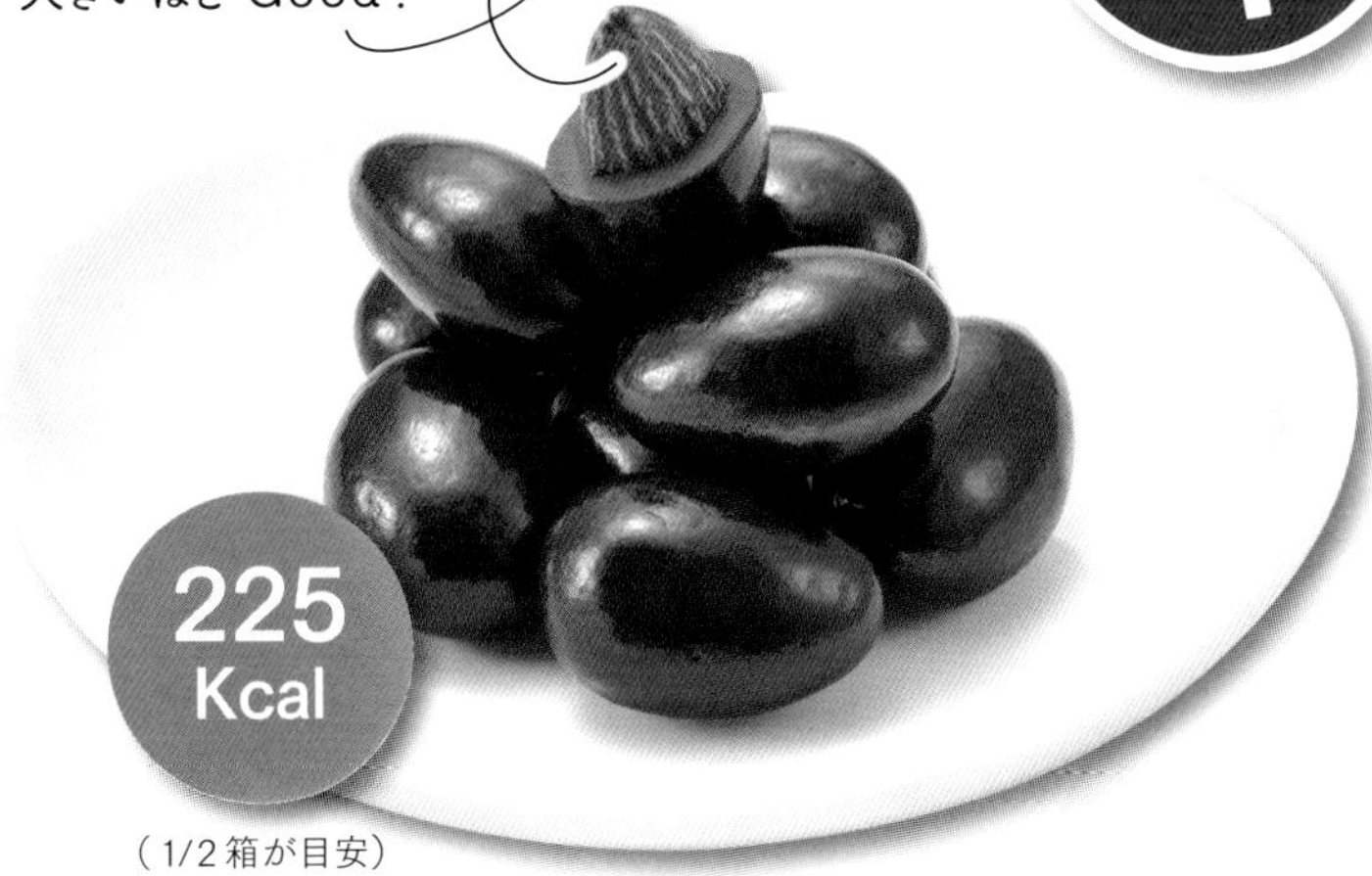

（1/2 箱が目安）

アーモンドチョコ

太らないコツ

アーモンドチョコの中には、アーモンドが砕いてあるタイプがあります。このタイプは、チョコレートの量が多くなるので、太りやすくなります。

アーモンドは必ず**「1個まるまるが入った粒状」を選ぶ**のが太らないコツです。

正解：アーモンドチョコ

意外にも「ダイエット向きのスイーツ」が、これ！

ケーキが続いたときは、
ゼリーなどにしてみよう。

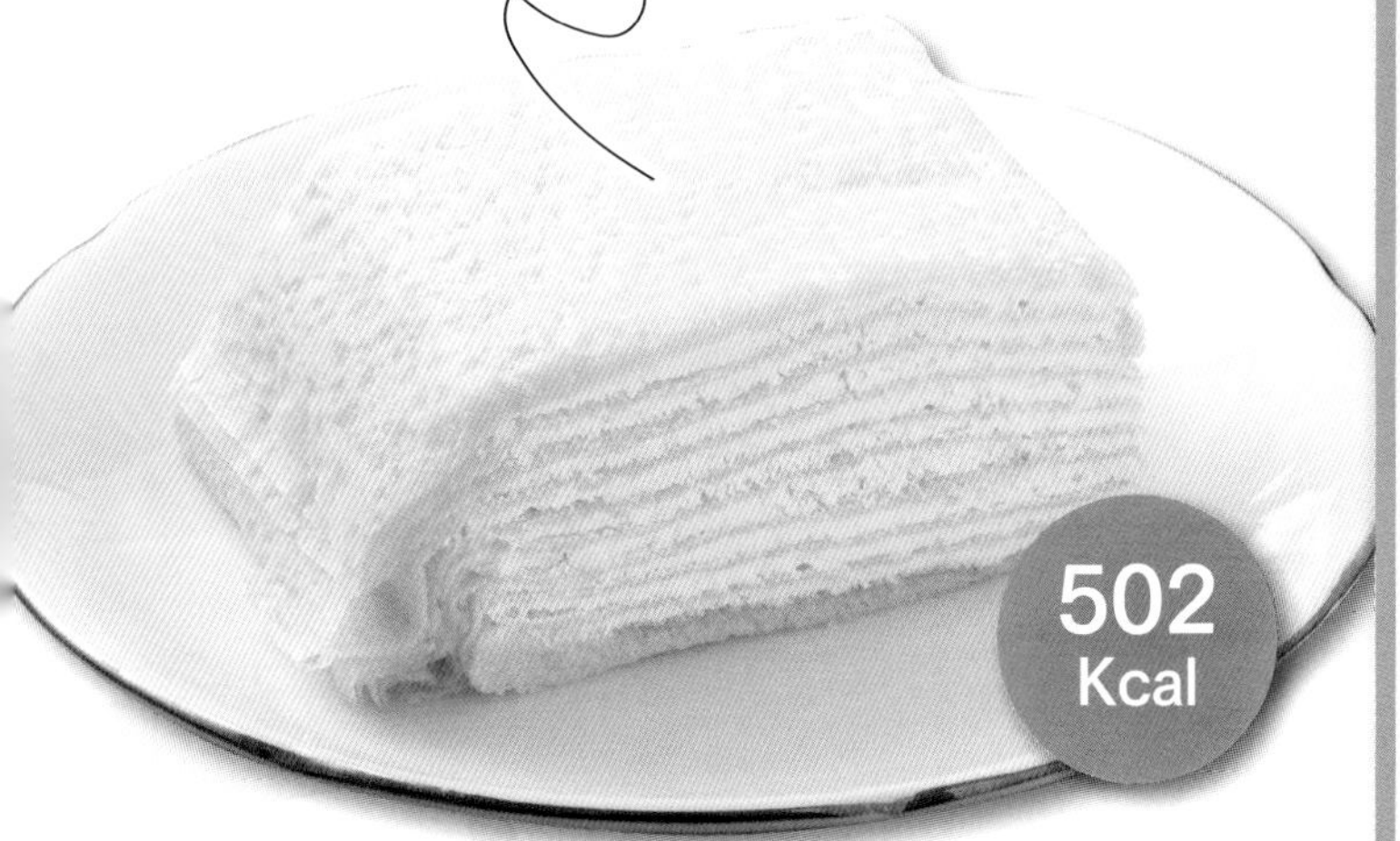

ミルクレープ

生クリームたっぷりで、いかにも太りそうなのがロールケーキです。

でも、意外にも、ロールケーキより、ミルクレープのほうがカロリーは高めなのです。

外からは見えづらいだけで、実際にはクレープ生地の間に生クリームが幾層にも重なり、総量としては多め。

また、重なったクレープ生地もカロリープラスの一因になります。

ロールケーキは周囲のスポンジ生地を巻くだけで、甘みの強いシロップを使いません。むしろ**ダイエット向きのスイーツ**と言えます。

同じスポンジ生地を使うショートケーキより、カロリーが低めなのもおすすめポイント。

どっち?

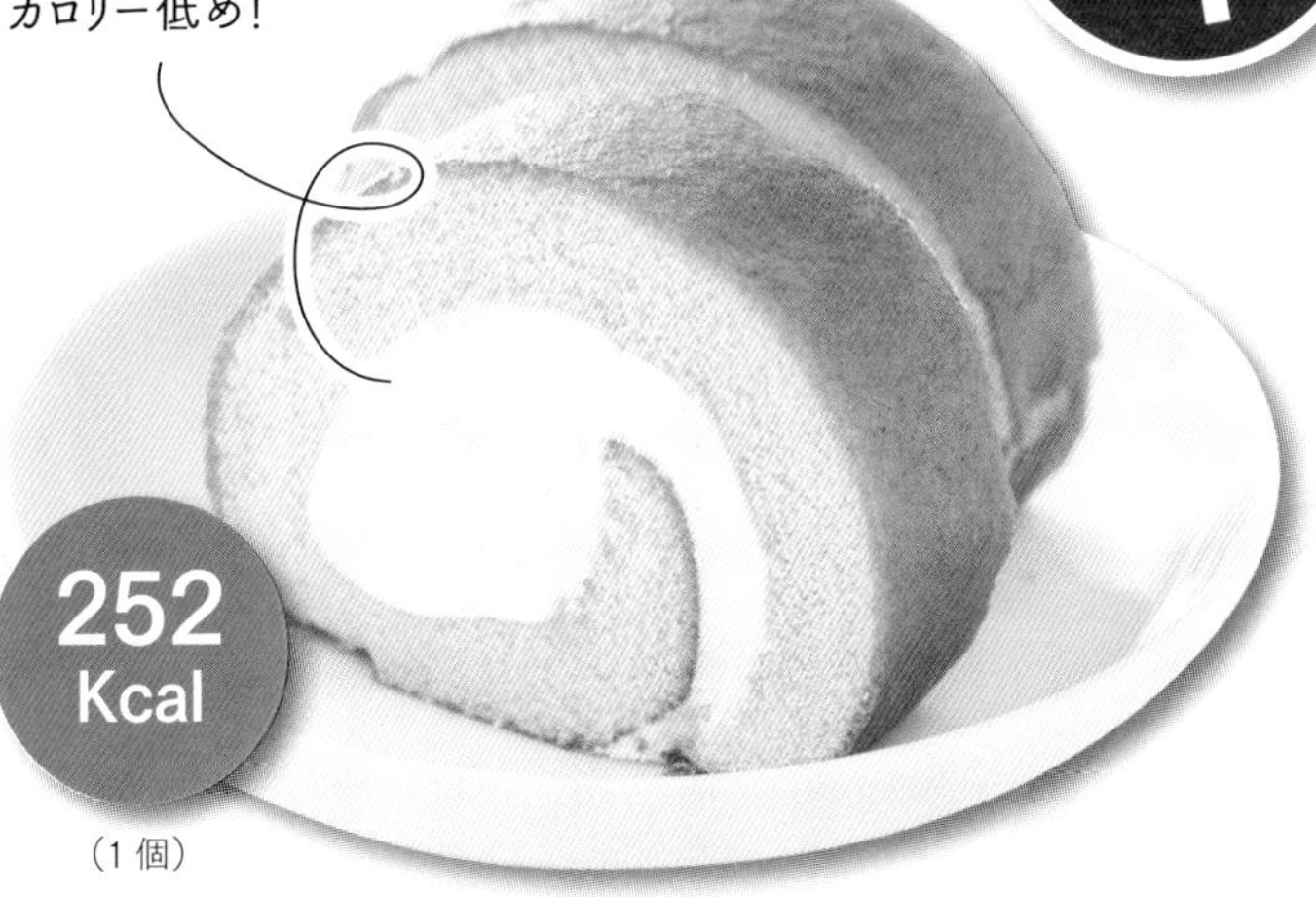
コンビニのロールケーキは
さらにカロリー低め!

252 Kcal

(1個)

ロールケーキ

太らないコツ

ロールケーキには、生クリームにフルーツが巻き込んであるタイプもあります。ただ、フルーツの健康効果を得るには、量が少なすぎ。おいしさ優先と考えたほうが無難です。

このタイプは、プレーンよりもカロリーが高くなるので、あくまで**プレーンタイプに飽きたときのアクセント**にしましょう。

正解:ロールケーキ

濃厚な甘みをたっぷり味わうなら、こっち!

濃厚タイプほど、太りやすいので、
たまのお楽しみに!

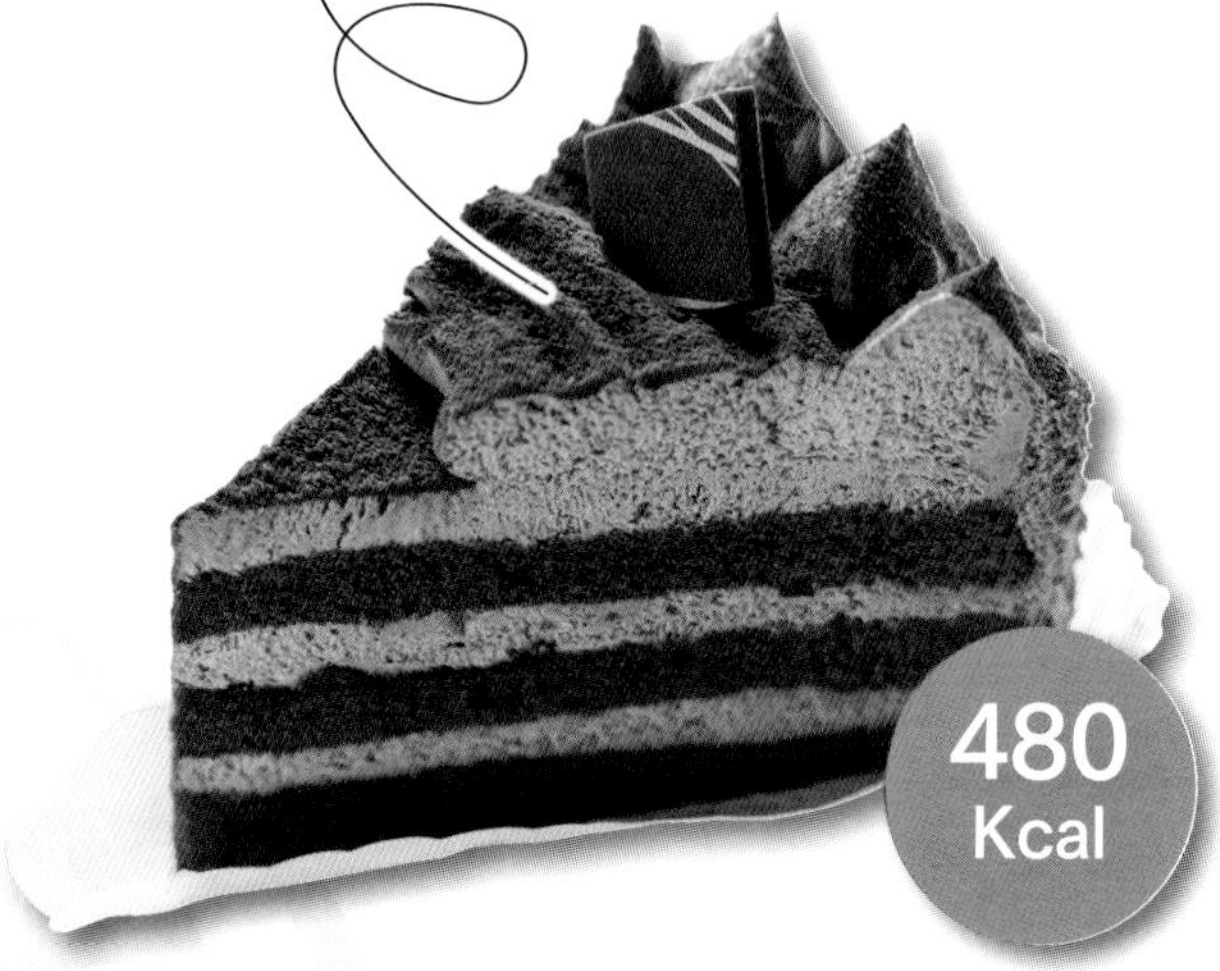

（チョコクリームタイプ）

チョコレートケーキ

チョコレートケーキのクリームは、チョコレートと生クリームのコンビで、**高カロリー・高脂肪**になります。それも、高級品になるほど高脂肪なチョコレートの使用量が増え、カロリー・脂肪量ともにアップします。

ティラミスも、マスカルポーネチーズでつくったチーズクリームに乳脂肪がたくさん含まれているので、どっちもどっちのように思えます。

でも、ティラミスはスポンジ部分が何層もサンドしてあるので、チーズクリームの量が、案外少なくて済んでいます。ティラミスは、**サイズのわりに脂肪が抑えられている**のです。

ですから、チョコクリームをたっぷり使ったチョコレートケーキのほうが、太りやすいのです。

どっち?

コンビニやカップ入りタイプは、
カロリー低め!

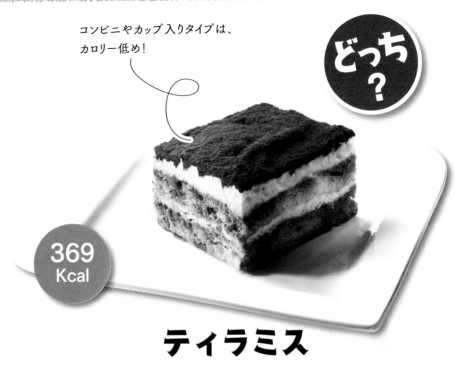

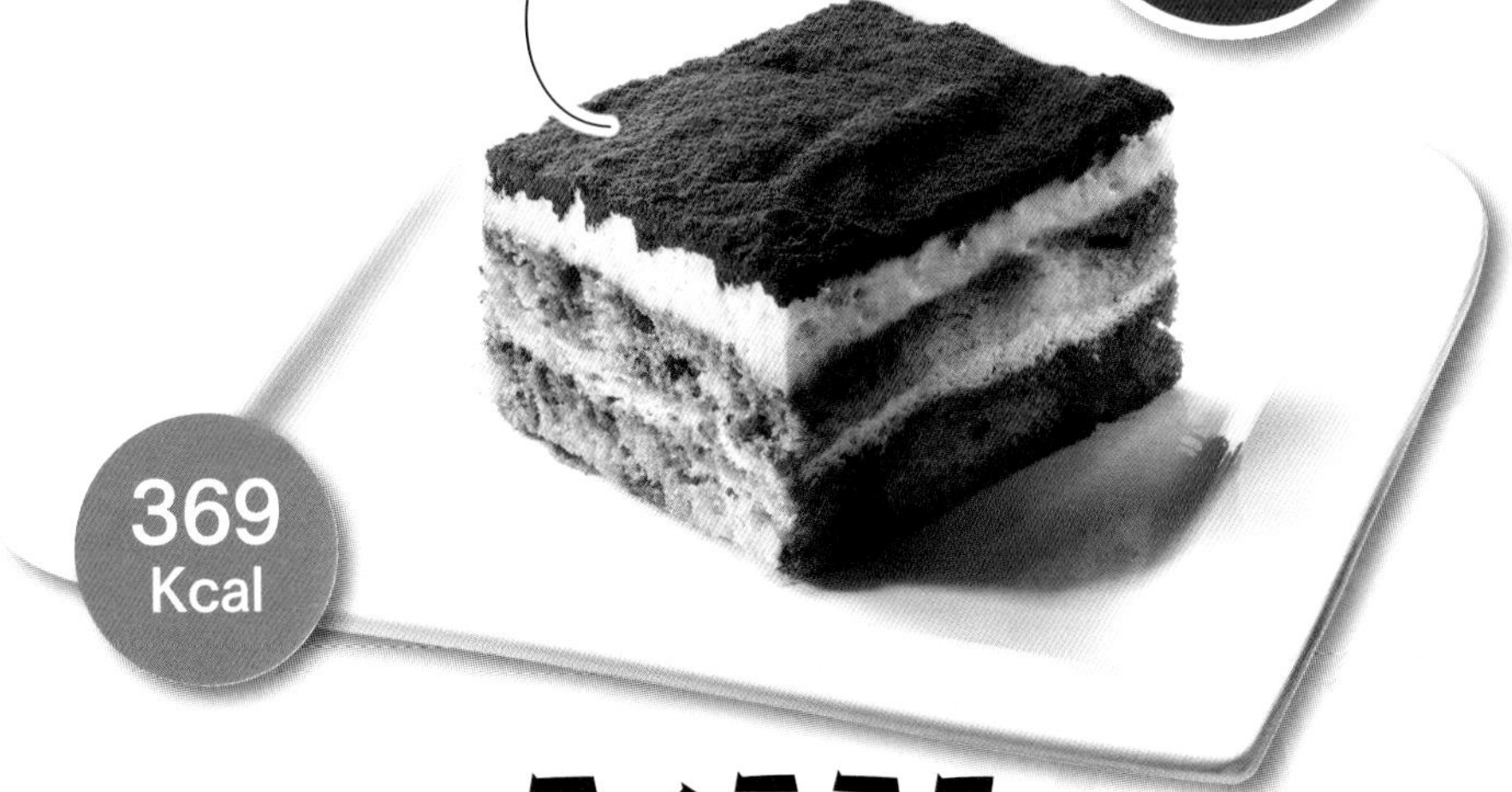
369
Kcal

ティラミス

太らないコツ

チョコレート味を楽しみたいときは、ケーキではなく、**お菓子に置き換える**方法もあります。

たとえば、チョコチップクッキー(普通サイズ)3～4枚、アーモンドチョコ(粒タイプ)7～8個、ピーナッツチョコ(ブロックタイプ)4～5個が目安です。

※間食に使えるのは1日200キロカロリー程度なので栄養成分表示でチェックしてみましょう。

正解:ティラミス

主食と言えば、「ごはん、麺、パン」です。

毎日食べる主食だからこそ、知っておいてほしいポイントがあります。

「主食は、糖質が多いので減らしている」という人も少なくありません。もちろん、食べすぎは太りますが、じつは、少なすぎても太るのです。

「食べてやせる」には、主食が欠かせません。クイズを解いて正しい知識を身につけましょう！

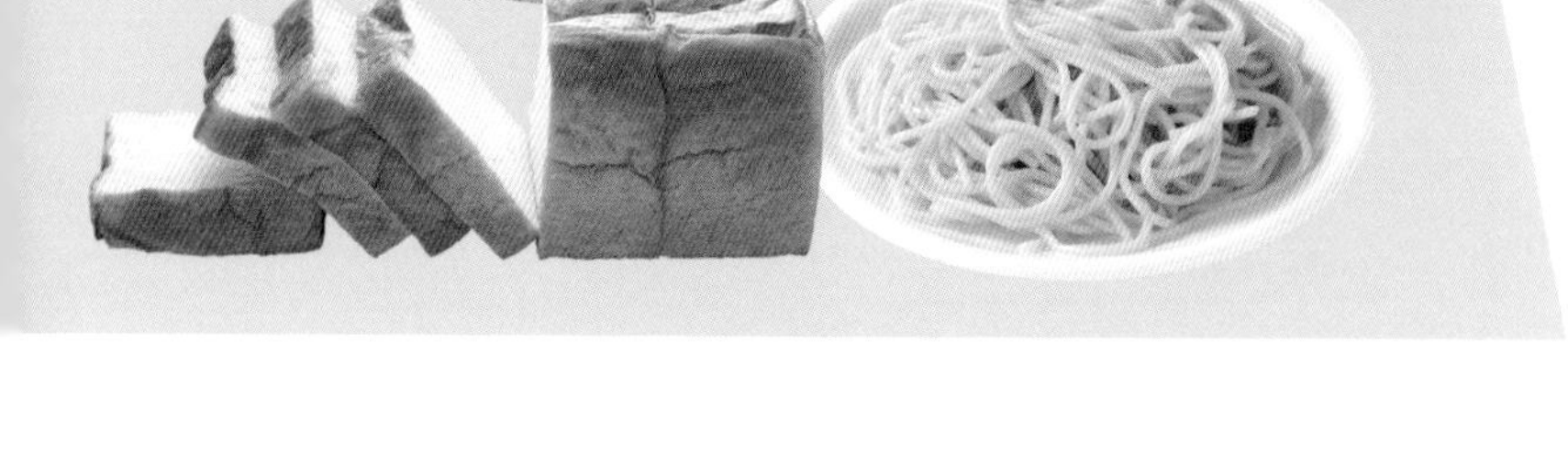

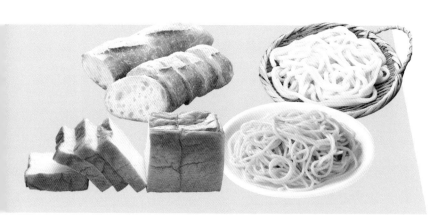

3章

食べても太らない「主食」は、どっち？

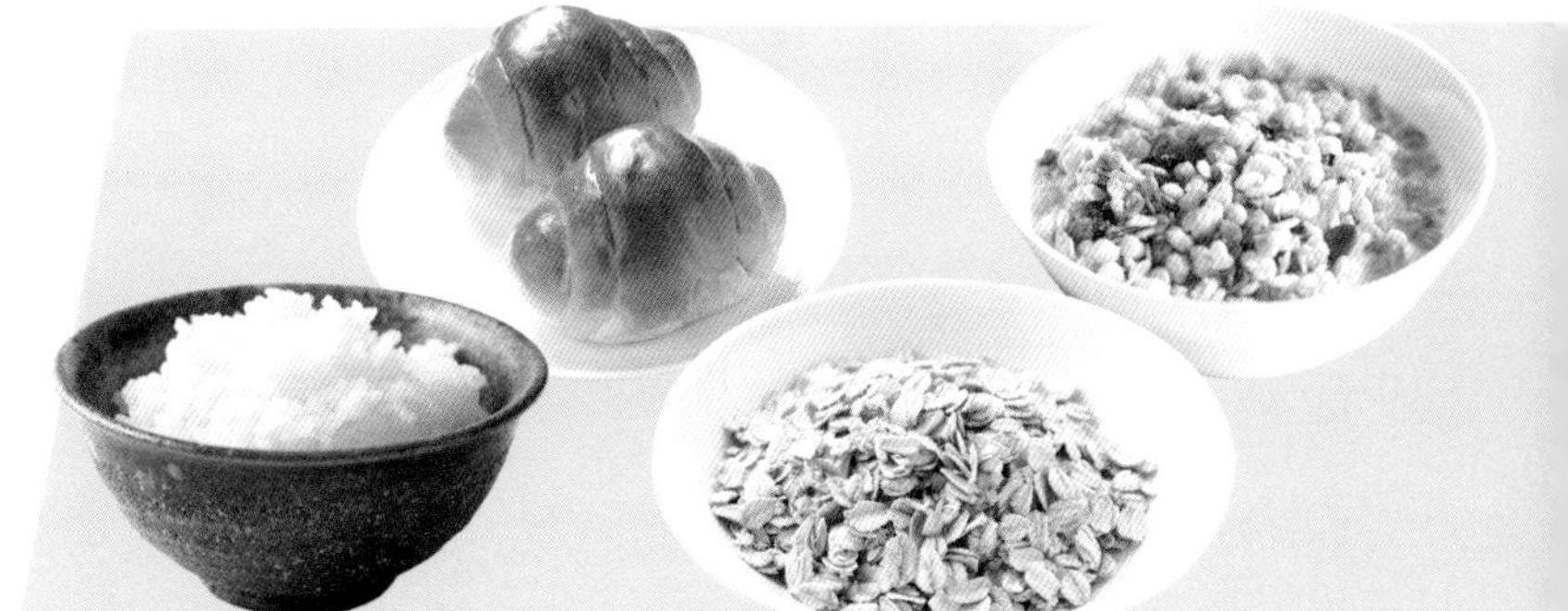

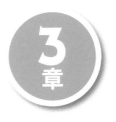

太らない「朝ごはんの主役」は、どっち？

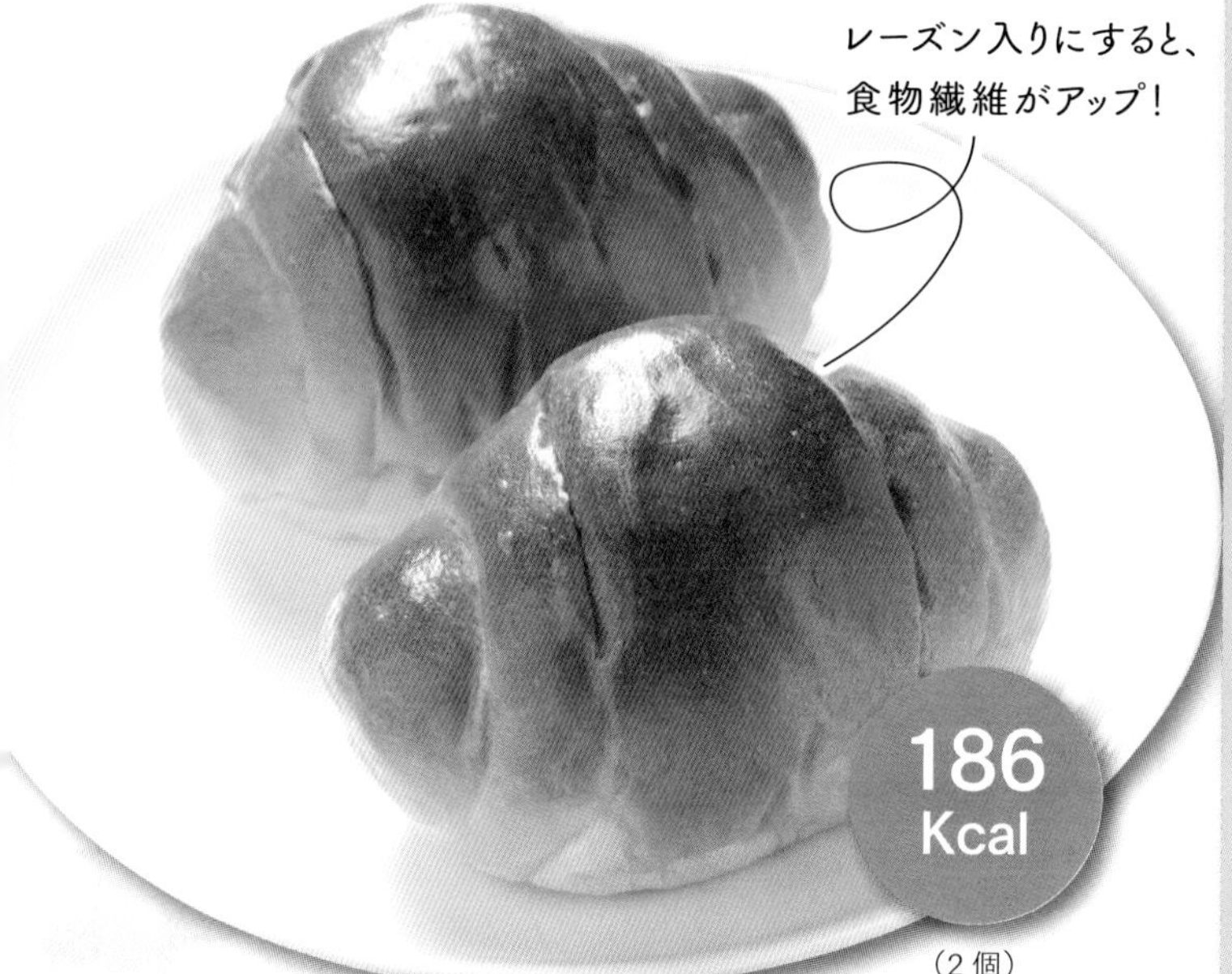
レーズン入りにすると、
食物繊維がアップ！
186
Kcal

（2個）

バターロール

朝食の定番と言えば、ごはんとパン。朝はなにかと忙しいので、ごはんと味噌汁、パンとコーヒーで簡単に済ませるという人も多いでしょう。そこで、ごはんとパン、どちらが太りやすいかを知っておくとダイエットにも効果的です。

結論を言うと、太りにくいのはごはんです。

意外なことに、**ごはんにはしっかり食物繊維が含まれています**。しかも、ごはんはパンに比べて水分が2倍も多いことも特徴。水分を吸ってふくらんだ食物繊維が腹持ちをよくして、次の食事まで満足感を長持ちさせることができます。

パンの場合、どうしてもバターやジャムなど余計な脂肪や糖質を摂ってしまいがちです。

太らない主食は、ごはんで決まりです。

どっち?

糖質が気になる人は、
3分の2ぐらいに減らそう。

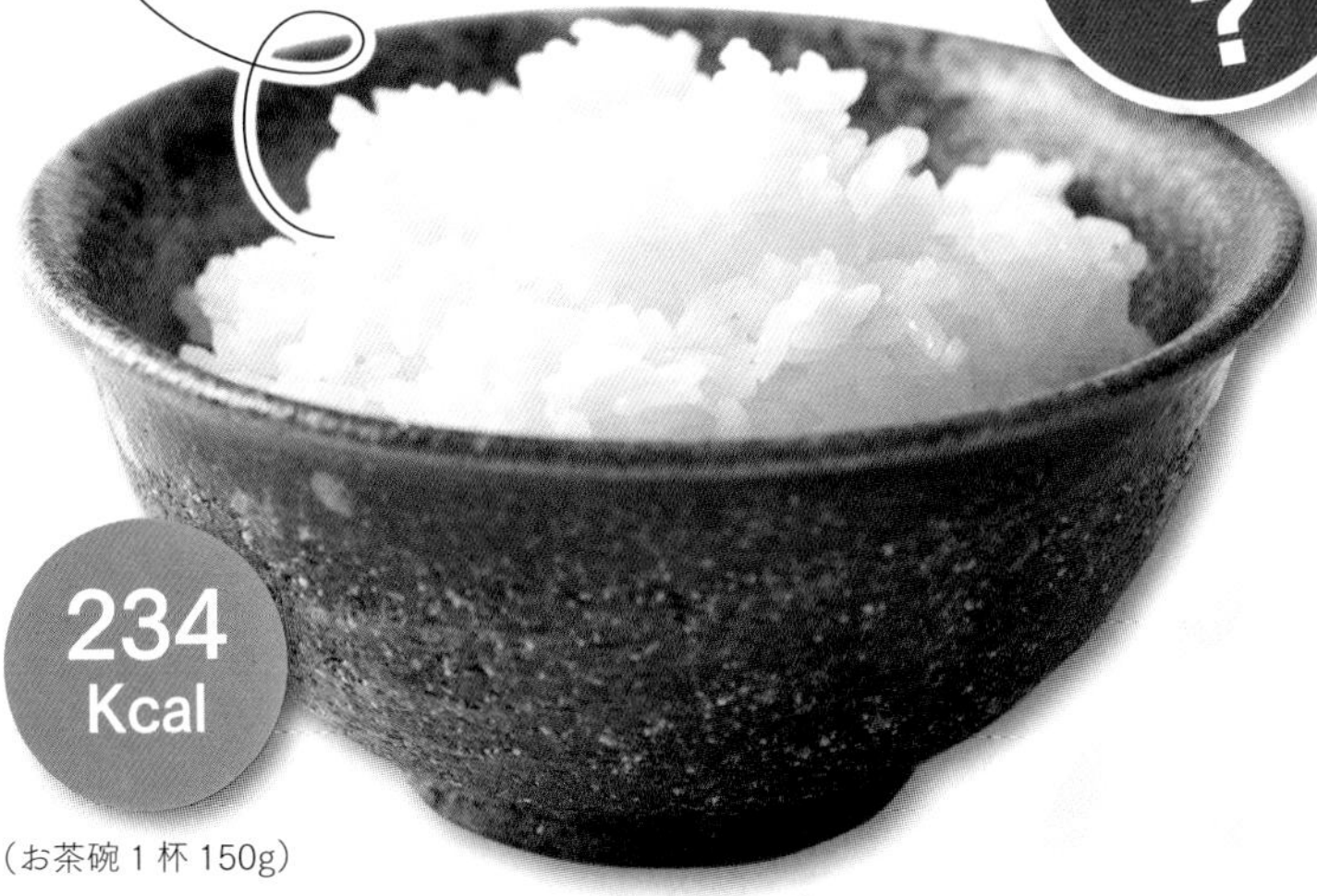

234
Kcal

（お茶碗１杯 150g）

ごはん

太らないコツ

主食は、一緒に食べるおかずによって太りやすさが変わってきます。食事に肉や魚、卵などの**たんぱく質のおかず**が入っていないと「量を食べていないのに太る」ということが起きがちです。

特に朝食はおかずを食べることで1日の代謝がアップするので、欠かさず食べましょう。

正解：ごはん

低糖質タイプは脂質が多いので、
カロリー差はほとんどない。

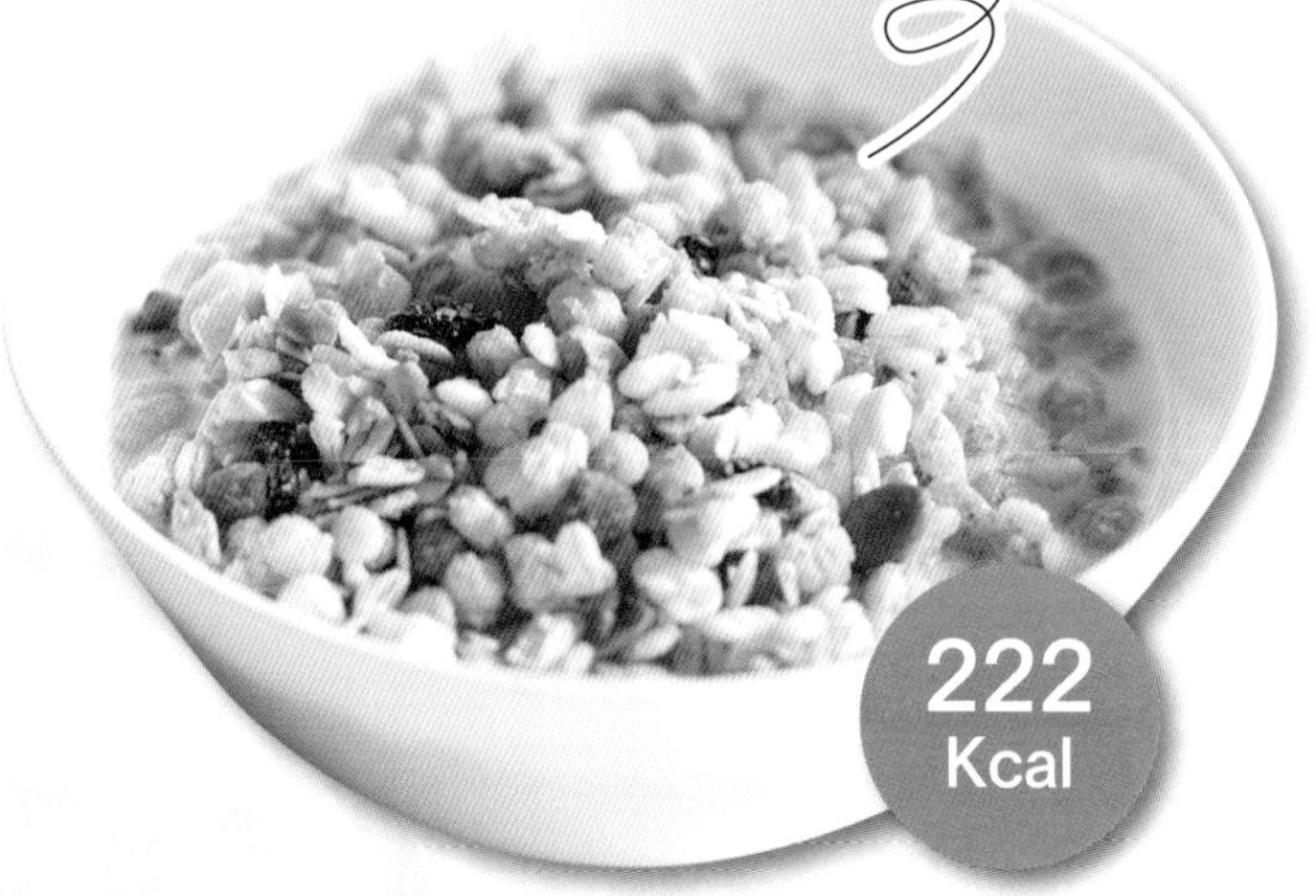

（1人前50g、牛乳込み344kcal）

グラノーラ

どちらも、食物繊維が豊富なシリアルとして人気の食べ物です。

グラノーラはドライフルーツやナッツ類などがブレンドしてあるうえに、牛乳も一緒に摂ることができます。**オールインワンの良さ**がある優れものです。

オートミールは低糖質、高食物繊維ですが、それだけでは、完全に栄養不足。

オートミールは、おかずと一緒に食べないと、「やせる栄養素」が摂れません。たんぱく質やそのほかの栄養素・成分が足りないので、ベビーチーズや卵など**たんぱく質源になるものと一緒に食べるのがコツ**です。

どっち？

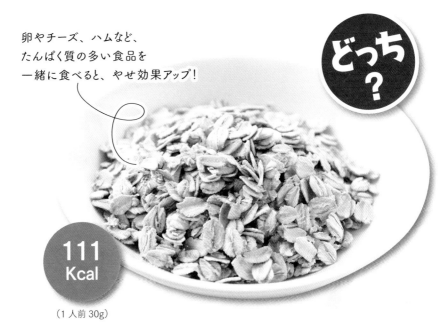

卵やチーズ、ハムなど、
たんぱく質の多い食品を
一緒に食べると、やせ効果アップ！

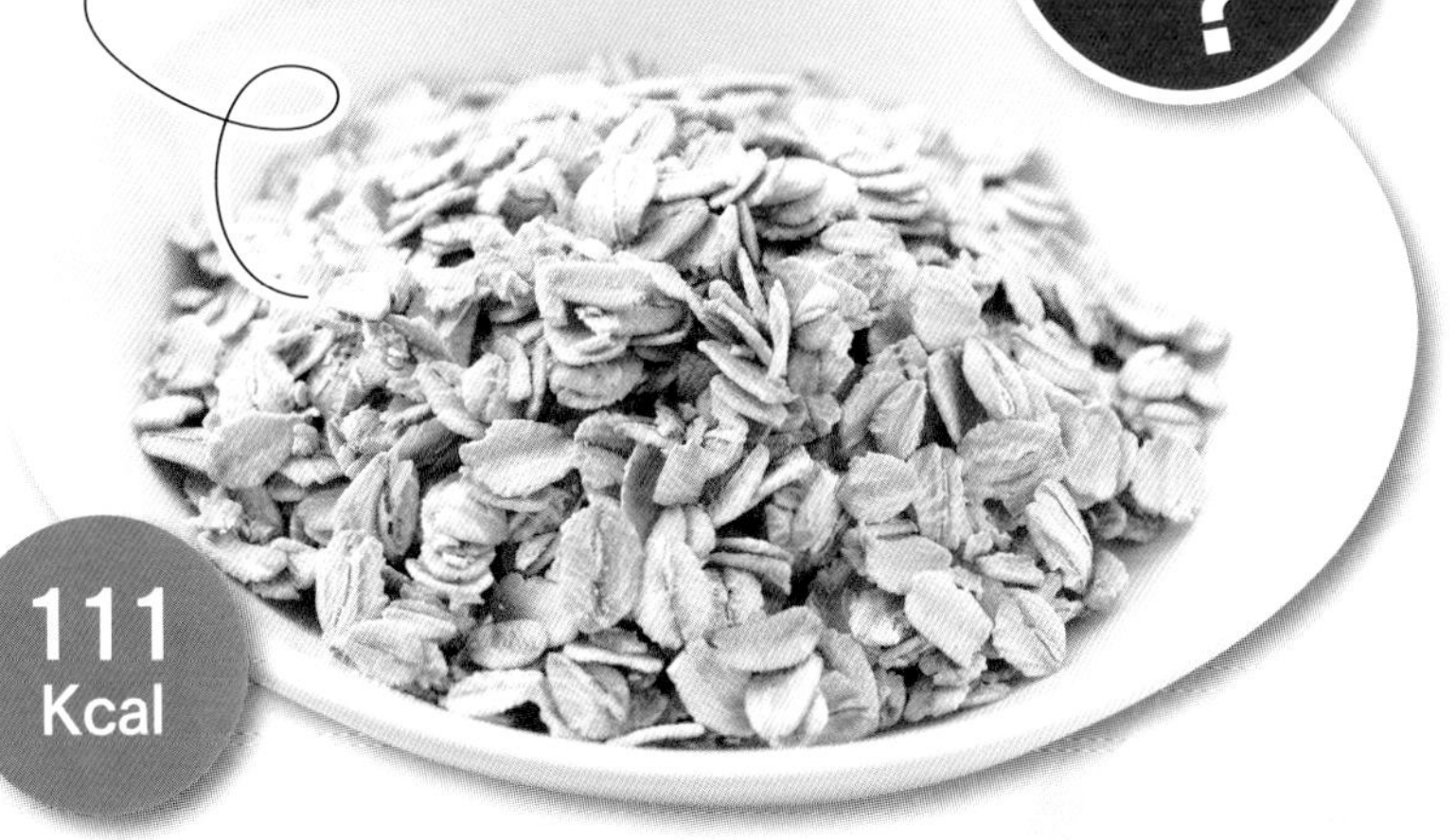

111
Kcal

（1人前30g）

オートミール

太らないコツ

グラノーラとオートミールは、どちらもパッケージに表記されている**量をきちんと量って食べる**のが重要です。

惰性で袋からザラザラーっといれてしまいがち。そうすると無自覚に1回に食べる量が増えてしまい、ダイエット効果が薄れてしまうので注意しましょう。

正解：グラノーラ

おうちでも外食でも大人気の麺対決！

レトルトのパスタソースは
高級品のほうが、
具だくさんで太りにくい！

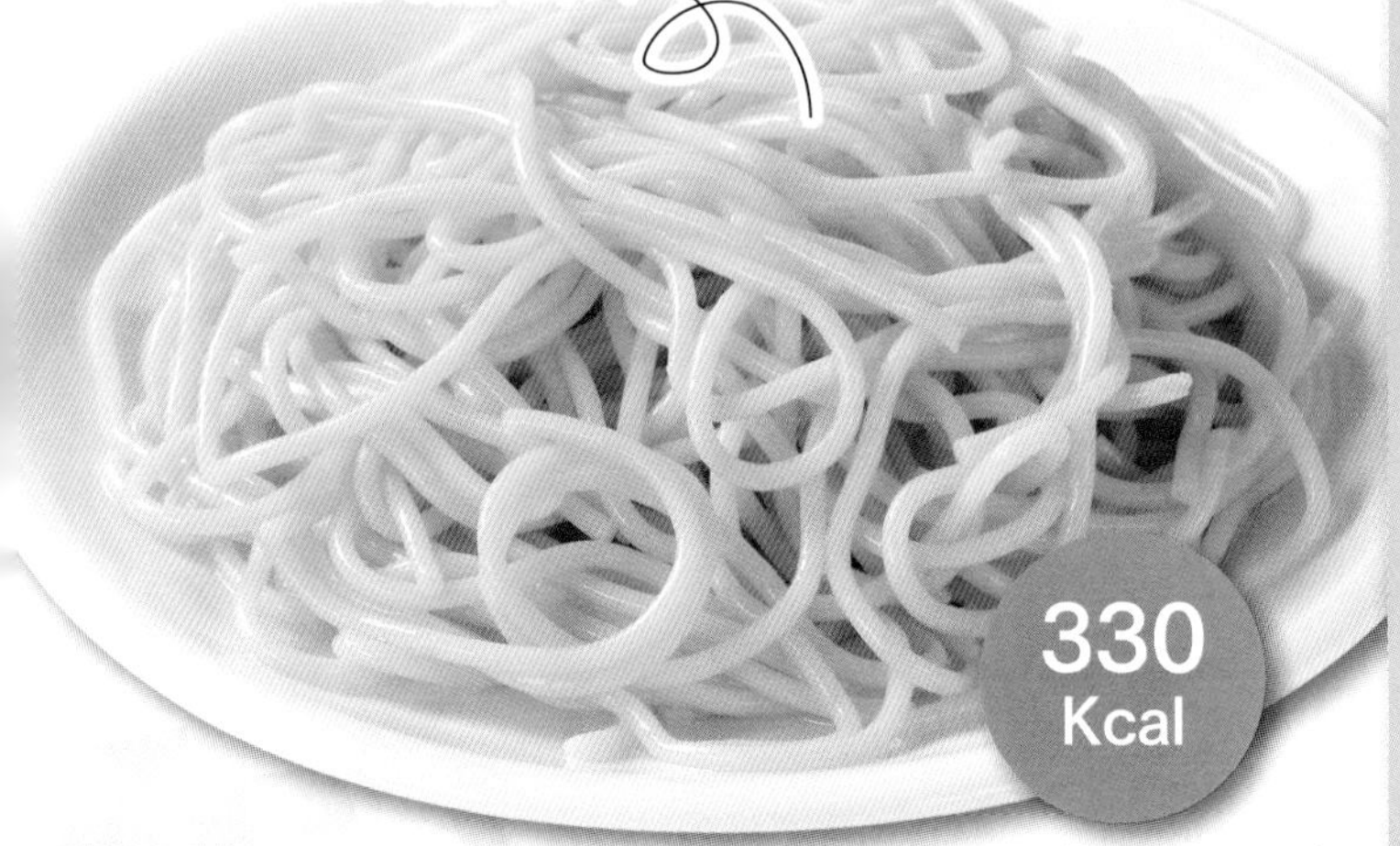

（1人前　乾麺100g　ゆで）

パスタ

手軽な外食としても、おうちごはんとしても人気の麺類です。ただ、どちらも糖質が多くて「太るのでは」と用心する人も少なくないでしょう。麺だけを単独で比べると、圧倒的に太りにくいのがパスタです。というのもパスタ（スパゲティ・マカロニなど）類は**食物繊維が豊富**だから。特にデュラムセモリナ粉や全粒粉を使用しているパスタがおすすめです。

食物繊維が多いと胃の中に長くとどまるので、満腹感が持続しやすく、余計な食欲がわいてきません。便秘予防や改善にも役立つので、**ぽっこりお腹の人にはおすすめ**です。ほかにも食後の血糖値の急上昇を防ぎ、余分なコレステロールを外に出す効果もあります。

消化がいいので、風邪や胃腸が
弱っているときにぴったり。

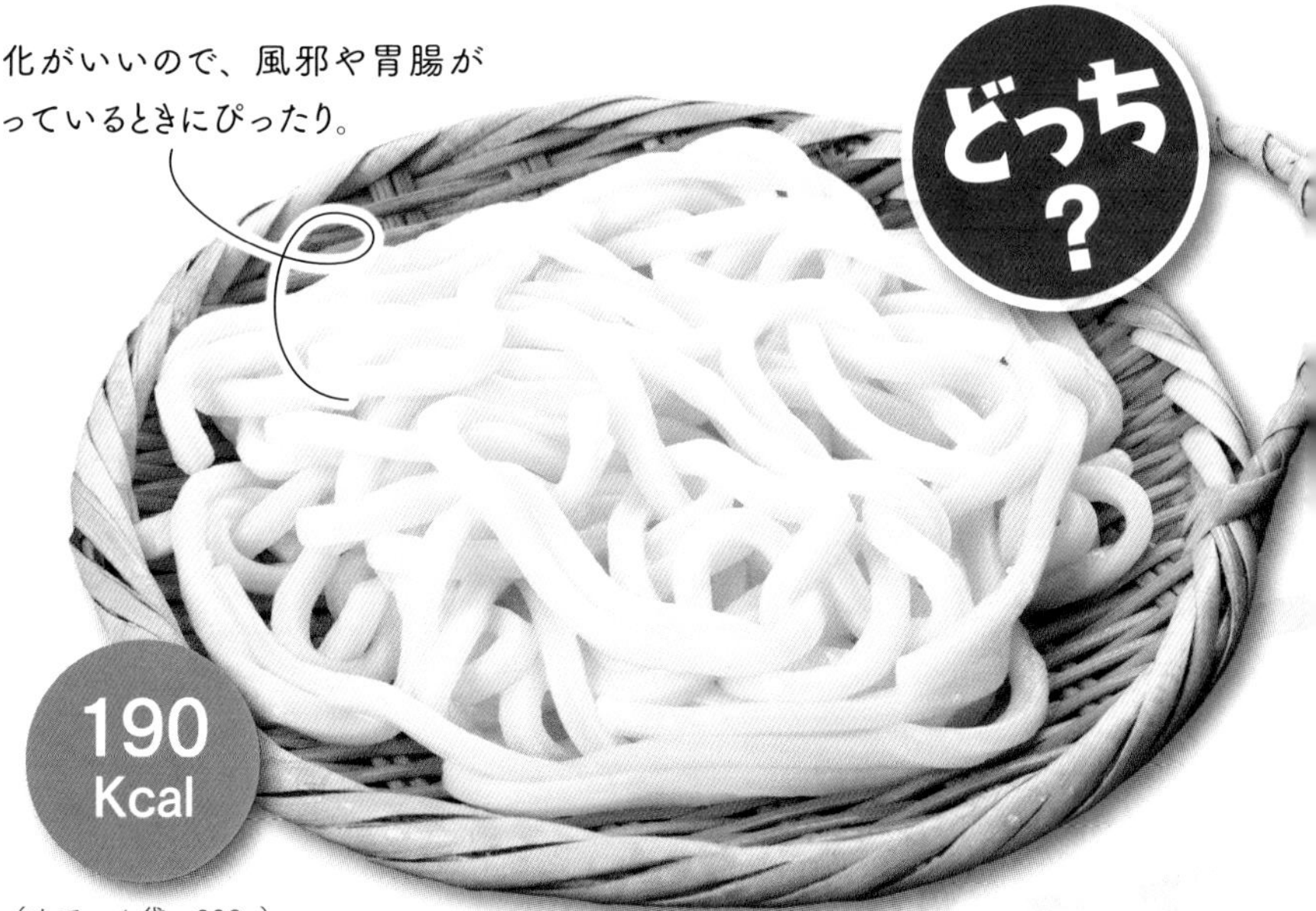

（ゆで　1袋　200g）

うどん

太らないコツ

どちらも**一緒に食べる具材で太りやすさが変わってきます。**

麺だけを比べると、パスタのほうが太りにくいですが、うどんでも肉や魚、卵などたんぱく質と一緒に食べれば、太りにくくなります。工夫をしてみてください。

正解：パスタ

つるっと食べやすい麺、どこで差がつく？

そばは色の濃いほうが
太りにくい！

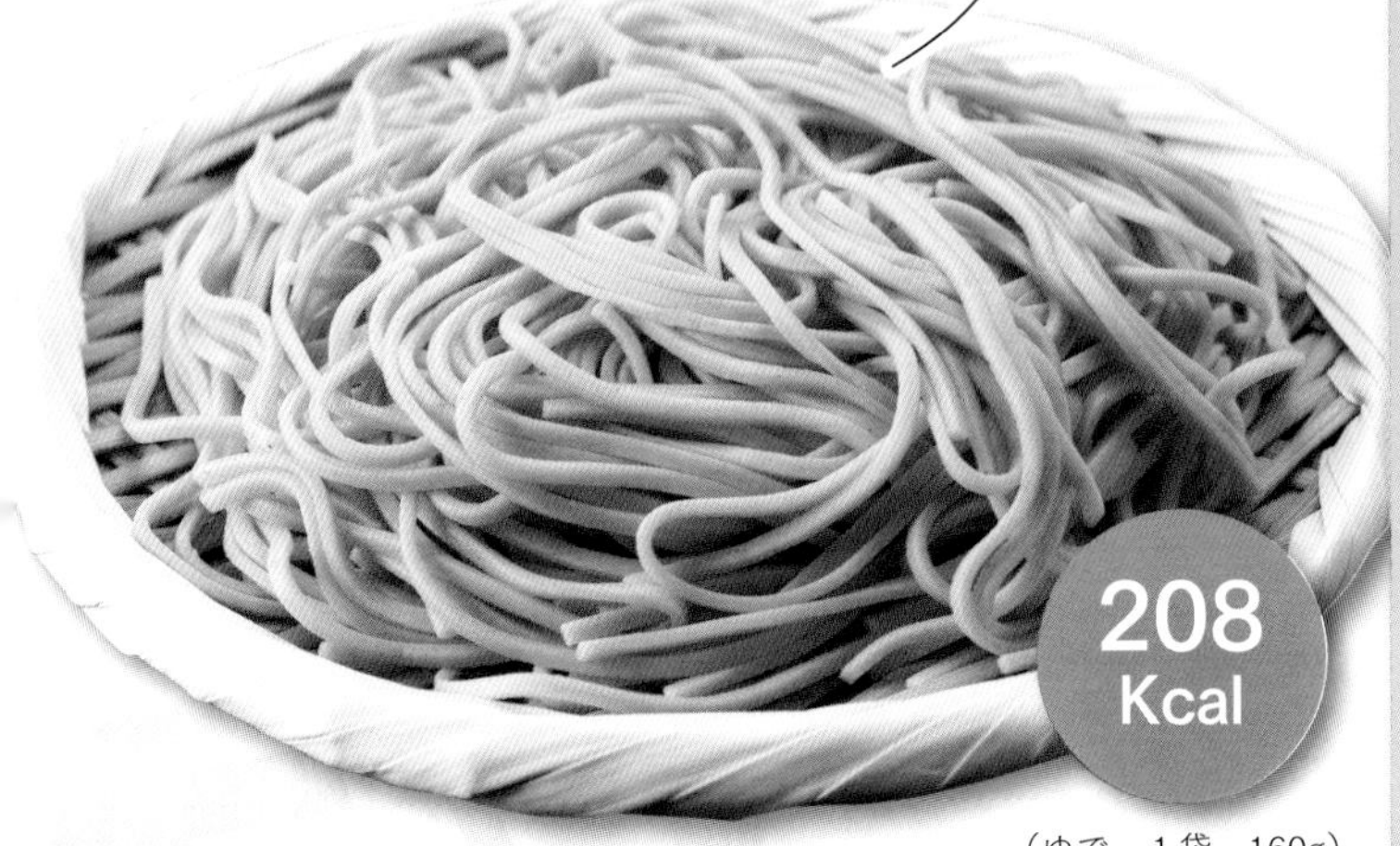

208
Kcal

（ゆで　1袋　160g）

そば

そうめんとそばは、どちらもあっさりしているので太りにくい食べ物というイメージがあります。この2つの違いは、そうめんが小麦粉だけでつくられているのに対して、そばはそば粉と小麦粉でつくられているところです。

小麦粉には食物繊維はほとんど期待できません。**そば粉は食物繊維が豊富**なことが最大の特長。食物繊維は腸の中を掃除してお腹をへこみやすくしてくれます。ですから、そばは**そば粉の割合の多いタイプを選ぶのがコツ**です。

そばの麺の色が濃いほどそば粉の割合が多くなります。そばは色で見分けましょう。

ちなみに、そばは乾麺でも袋入りの柔らかいそばでも食物繊維はたくさんあります。

どっち?

おかずを添えると、
太りにくくなる。

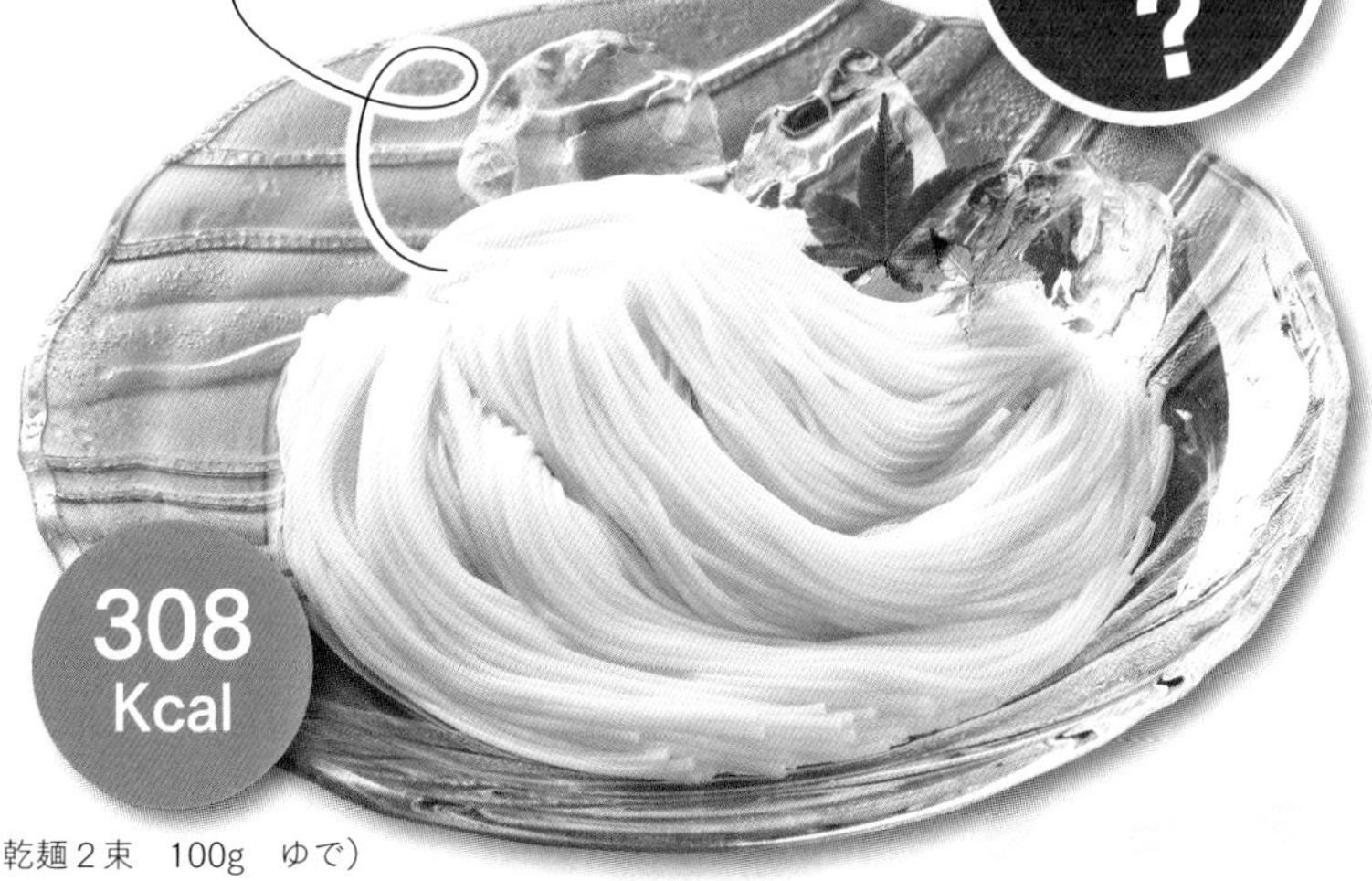

308
Kcal

（乾麺２束　100g　ゆで）

そうめん

太らないコツ

そうめんとそばは、どちらも肉や魚、卵など一緒にたんぱく質のおかずを食べると太りにくくなります。

麺だけを食べるとカロリーは抑えられますが、やせるために必要な栄養が得られません。カロリーが高くなっても、**おかずを食べたほうが太りにくい**のです。

＊そうめんと冷や麦の違いは、麺の太さです。麺の細さが1.3mm未満をそうめん、1.3mm以上1.7mm未満が冷や麦。栄養的な違いはありません。

正解：そば

太らないパンは「歯ごたえ」で決まる

バゲットとバタールは、
長さと太さが違うだけで
中身は同じ。

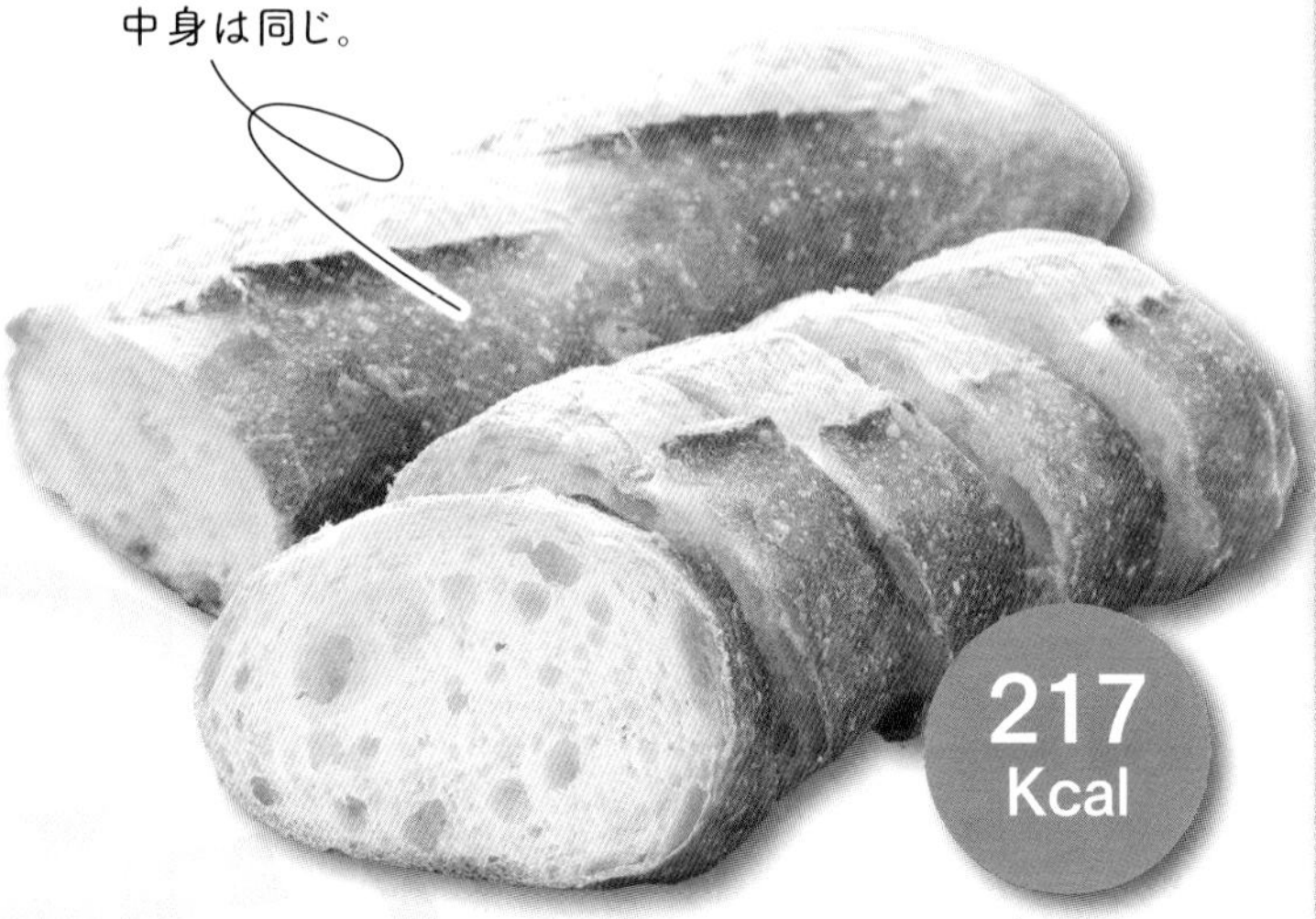

217
Kcal

（10cm）

フランスパン

どちらも同じパンですが、圧倒的な違いがあります。それは「**歯ごたえ**」です。

食パンはふんわりやわらか。フランスパンは、しっかりよく噛まないと食べられません。歯ごたえで好みが分かれますが、ここに太りやすさの違いがあります。

固いフランスパンなら**自然に噛む回数が増えるので、食事の満足感が長持ち**しやすくなります。

しかも食パンに比べて、**圧倒的に食物繊維が多い**のです。

食物繊維が腸の動きを活発にして、不要なものを便として外に出すので、太りにくくなります。

フランスパンは便秘の予防改善にも役立つ優秀なパンなのです。

どっち？

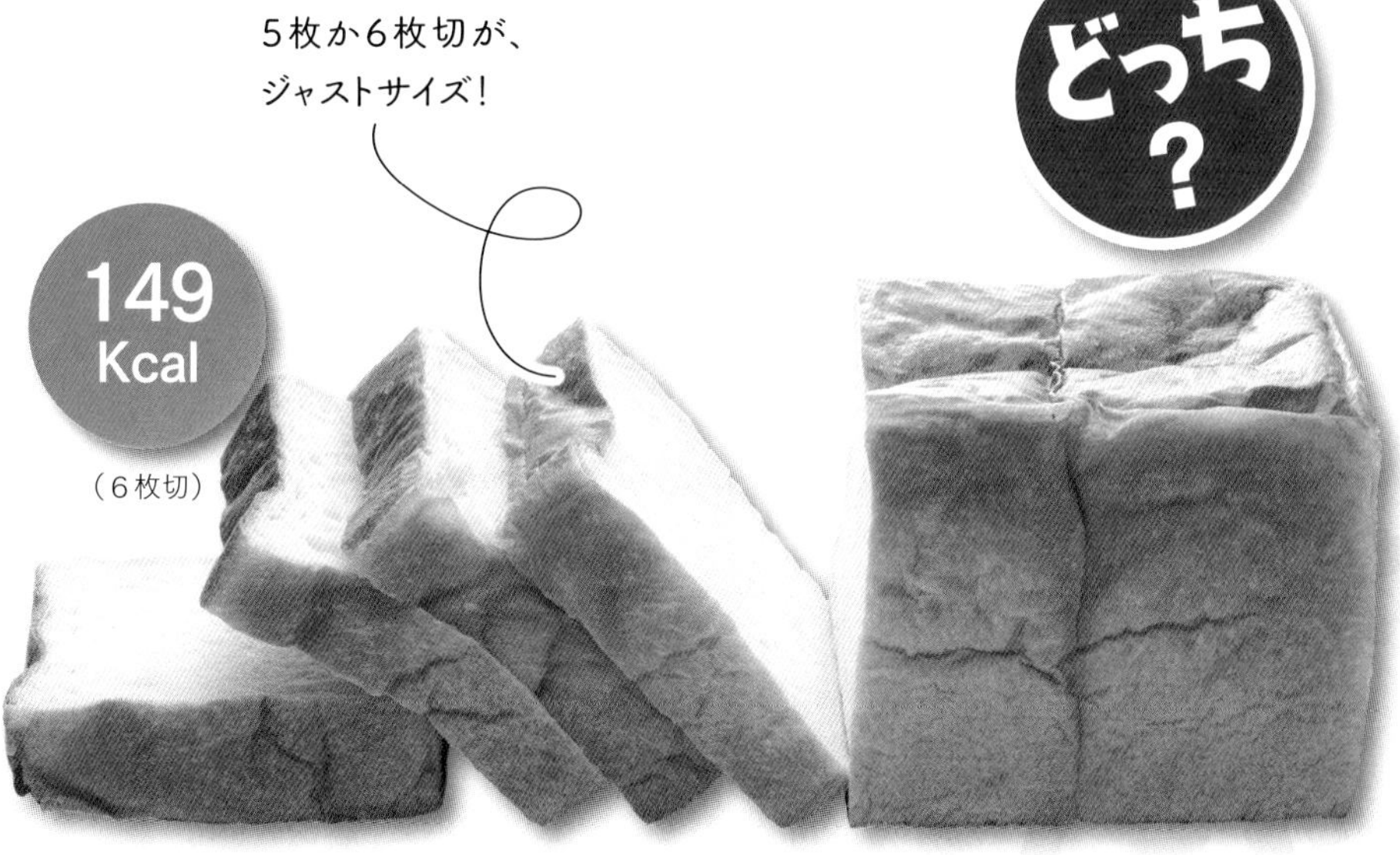
5枚か6枚切が、
ジャストサイズ！
149
Kcal
（6枚切）

食パン

太らないコツ

フランスパンの食物繊維は、**血糖値の急上昇を抑え、高血圧を予防**します。さらにコレステロールが上がるのも抑えるので、メタボが気になる人におすすめです。固さが気になる人は薄切りにして食べましょう。

ただ、バターやジャムを塗りすぎると効果は台無し。薄く塗るのが太らないコツです。

＊食パンでも、全粒粉やライ麦がブレンドしてあるタイプは食物繊維の量が多くなります。

正解：フランスパン

何をどのように食べるか――その積み重ねが、「食べても太らない」健康な体をつくります。

ここでは、自宅で食事をする際の「太らないおかず」の選び方を紹介します。毎日の献立を考える際の参考にしてください。

太らない材料の選び方や調理方法を知れば、ご家庭で太らないメニューが簡単につくれます。テイクアウトのメニュー選びにもご利用ください。

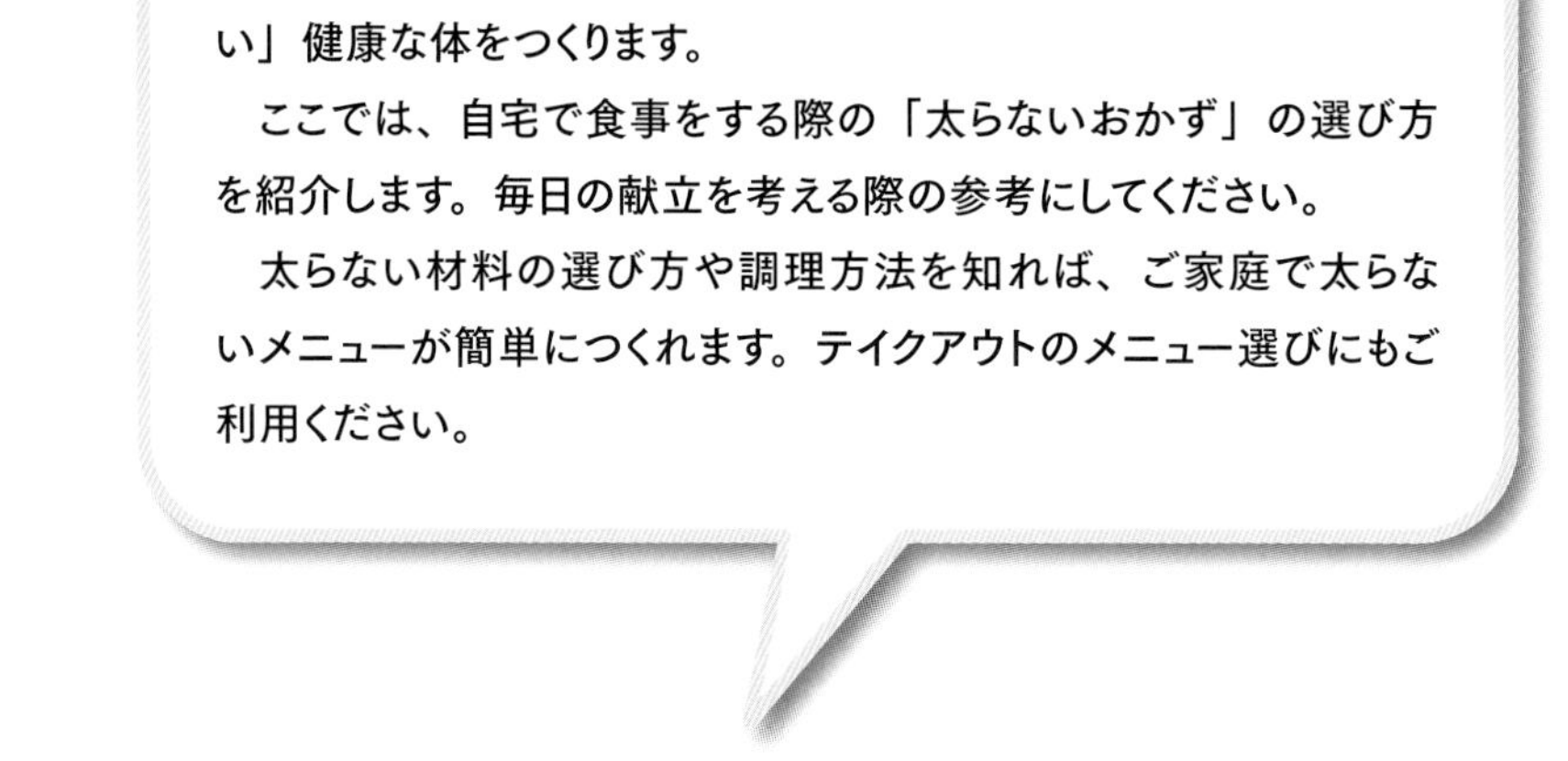

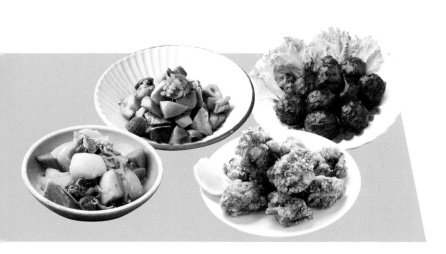

4章

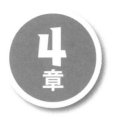

食べても太らない「おかず」は、どっち？

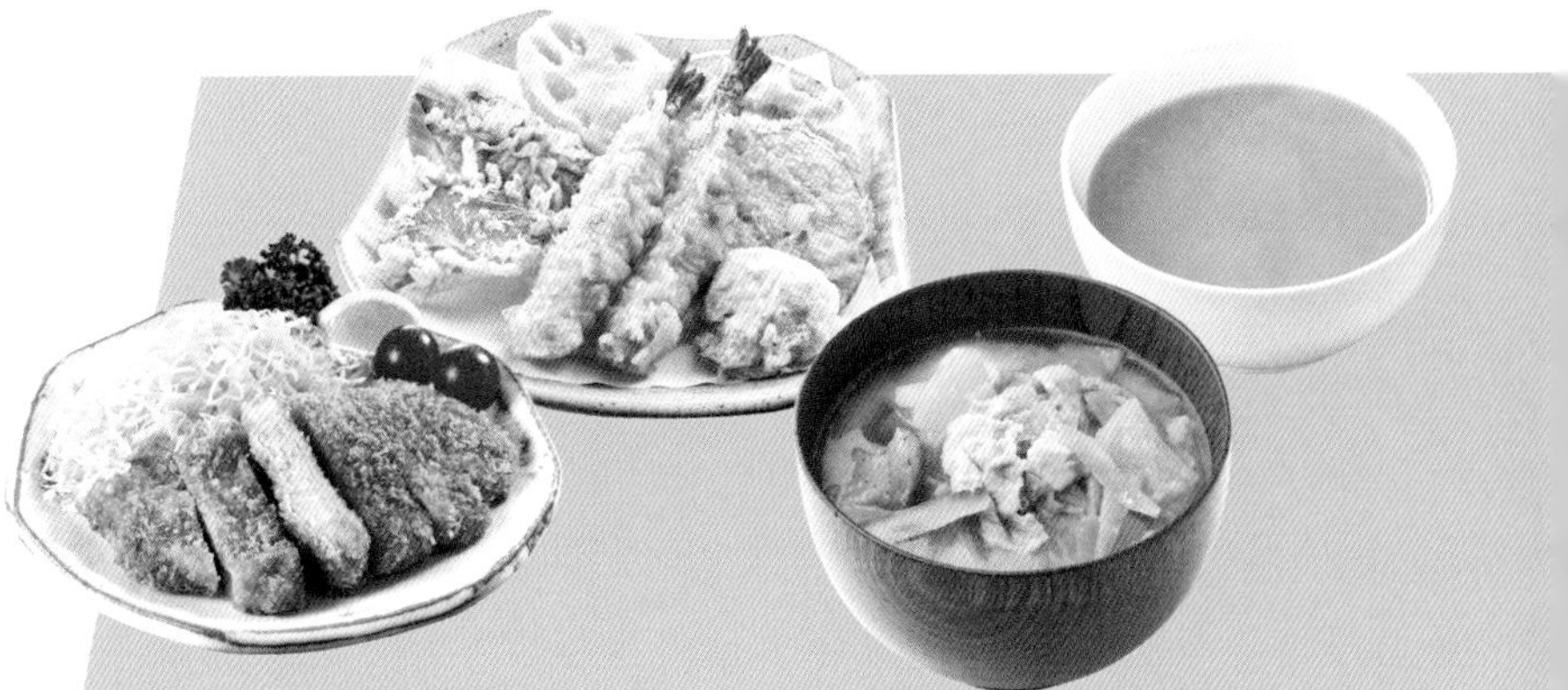

中華の「人気おかず」は、脂肪量の差でこっち！

豆腐の割合を多くするだけで、太りづらくなる。

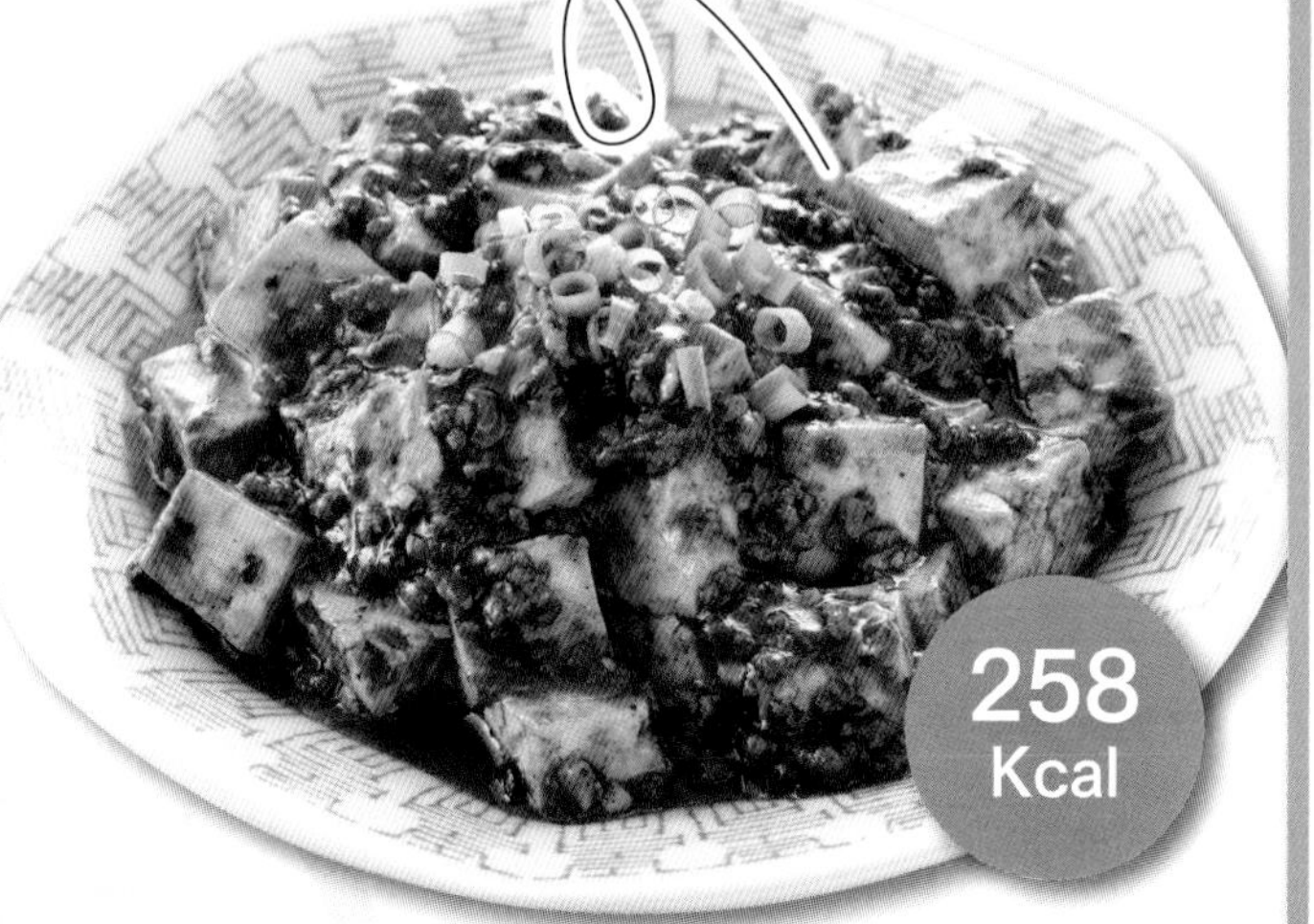

麻婆豆腐

麻婆豆腐は豆腐がたっぷり入っているため、ヘルシーな印象がありますが、じつは高カロリー、高脂肪な食べ物です。エビを揚げているエビチリと、カロリーに差がないのです。

脂肪は、エビチリが15・0グラムに対して、麻婆豆腐は17・9グラム。これは、麻婆豆腐に入っているひき肉が原因です。

ひき肉は、切り落としや脂身などをミンチにしているので、**特有のうま味がある反面、脂肪が多い**のです。

いくら豆腐が低カロリー、低脂肪とはいえ、ひき肉の脂肪量のほうが上回ってしまいます。

ダイエット中の人はエビチリがおすすめです。

どっち?

エビには「肌のうるおい成分」
コラーゲンがたっぷり!

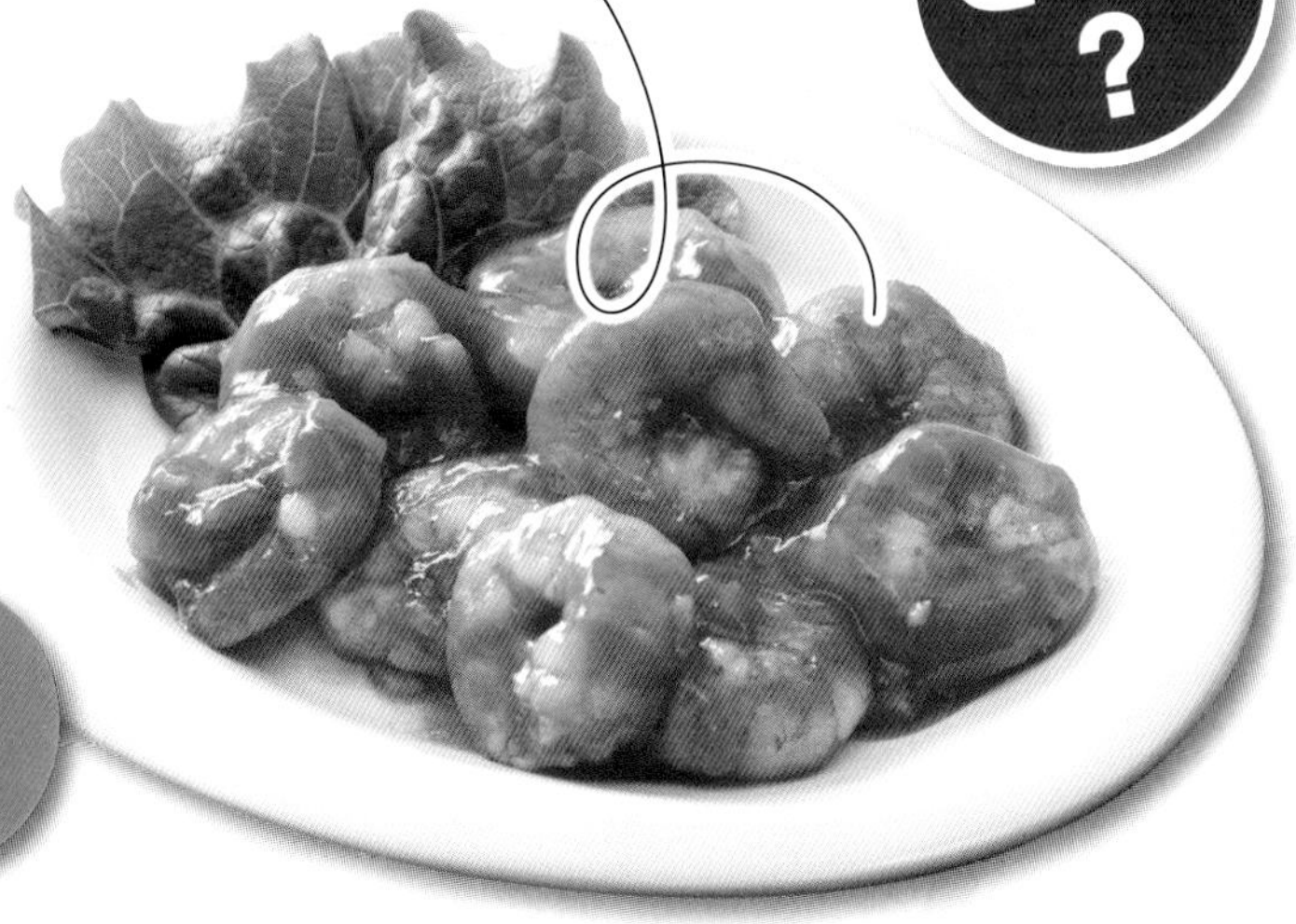

248 Kcal

エビチリ

太らないコツ

麻婆豆腐は、家庭でアレンジしてつくればカロリーや脂肪の量を減らすことができます。

ポイントは2つ。まずは**豆腐の割合を多くする**こと。次にひき肉を豚肉100％から**ハンバーグ用の赤身が多めのタイプに変更**すること。これでカロリー、脂肪を減らせます。

正解：エビチリ

「卵の効能」を丸ごといただく賢い食べ方

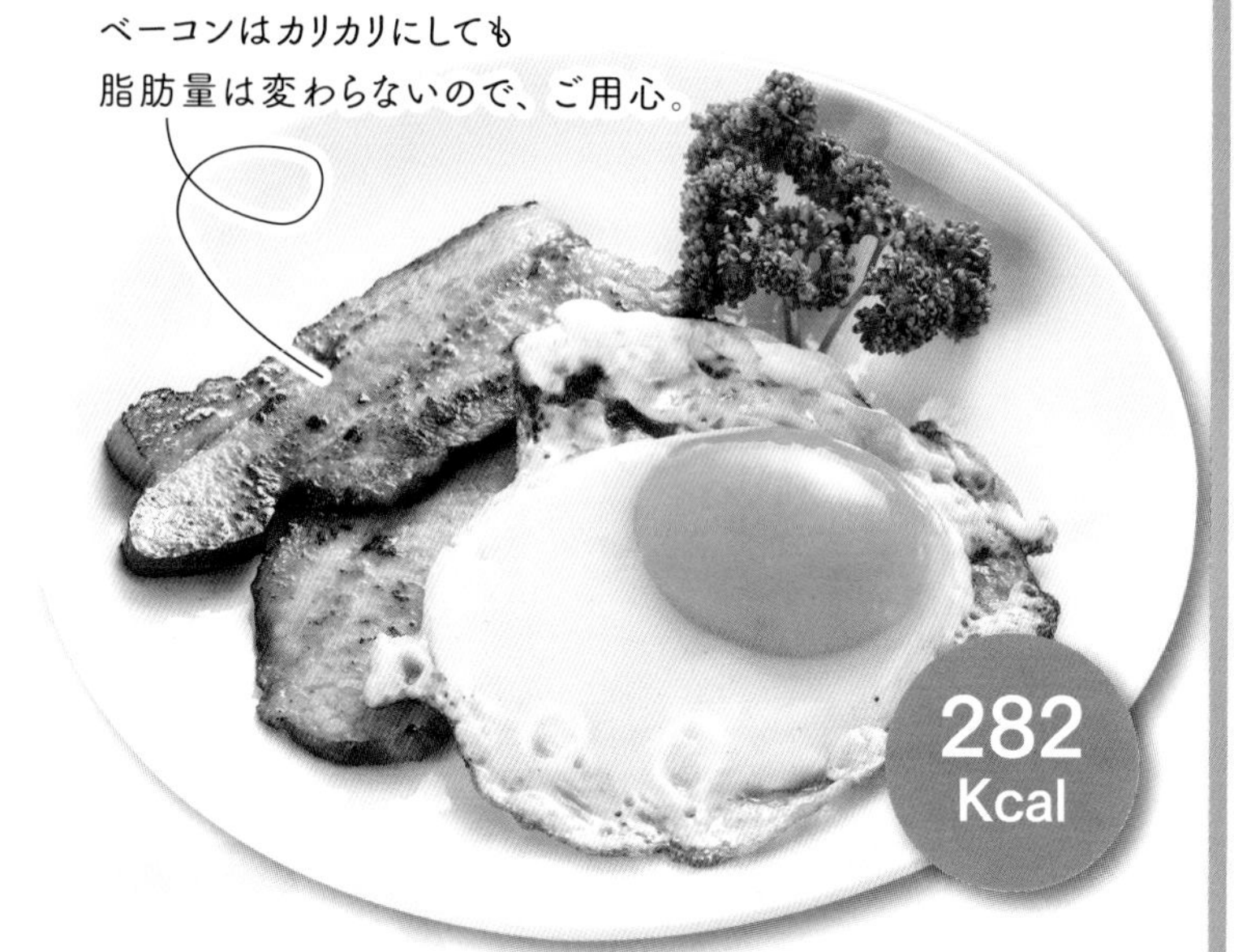
ベーコンはカリカリにしても
脂肪量は変わらないので、ご用心。
282
Kcal

ベーコンエッグ

オムレツとベーコンエッグに使われる**卵は、太らないために大活躍する食品**のひとつ。良質なたんぱく質源であり、「やせる栄養素」であるビタミンB群も豊富です。

たんぱく質は食べた食事のカロリーを体温として発散させる効果があります。ビタミンB群は代謝を活発にして、体を若くしてくれます。

卵をしっかり食べられるオムレツは、**ダイエットにうってつけの一品**です。

一方、ベーコンエッグは、ベーコンが加わる分、卵の量が半分に減ってしまうところが難点。ベーコンはおいしいですが、脂肪が多めで太りやすくなるので回数は控えめにしたいところ。

どっち?

チーズなどを入れると太りやすくなるので、
プレーンがおすすめ!

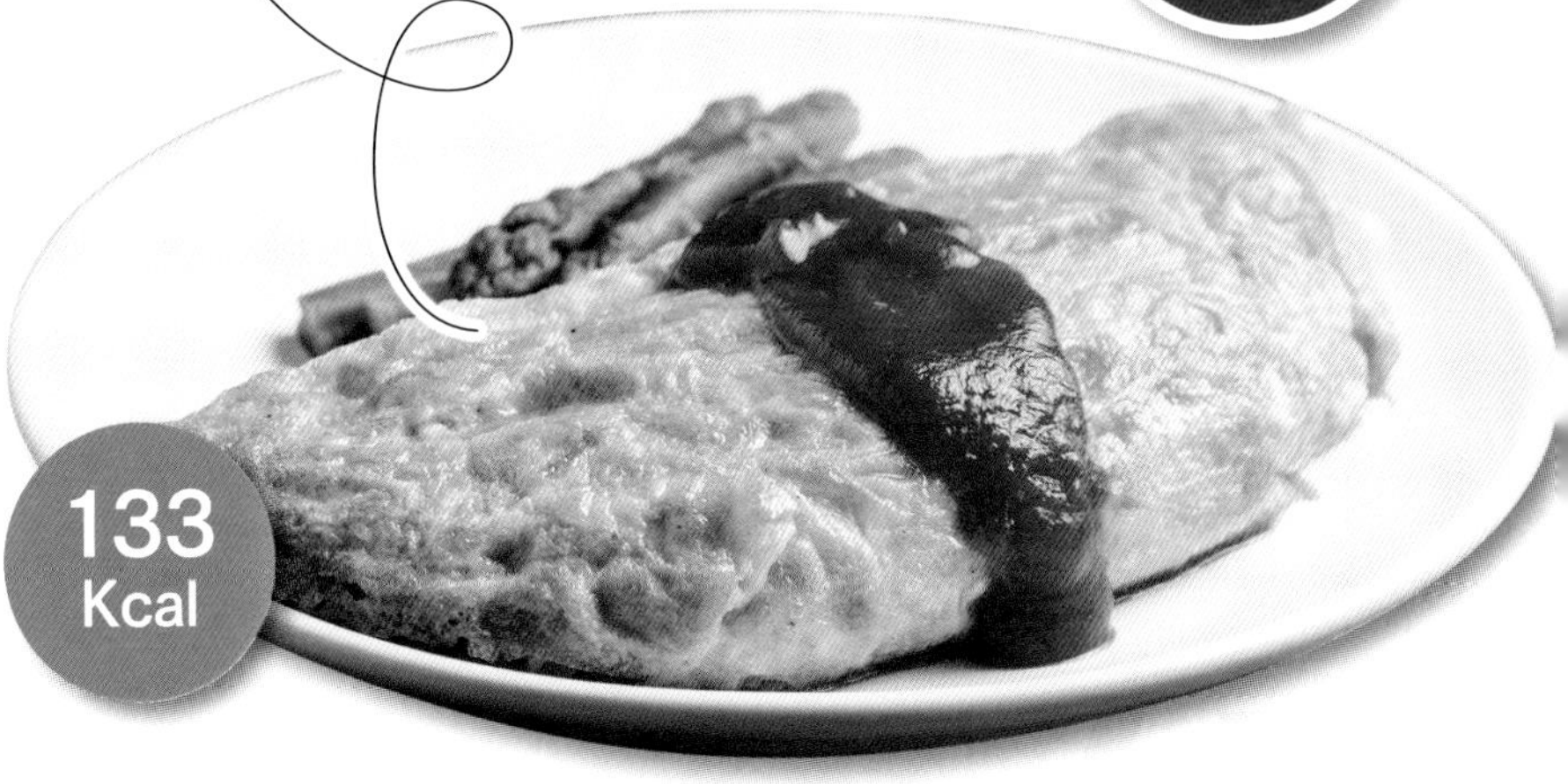

オムレツ

太らないコツ

卵はコレステロールの多い食品。コレステロールを気にする人の中には、避ける人も少なくありません。

でも、**たまに食べる程度なら大丈夫**です。実際はベーコンのほうがコレステロールを上げてしまいがちなので、ハムエッグに変えるのもおすすめです。

正解：オムレツ

「主食」でも「おかず」でも大人気の一品対決！

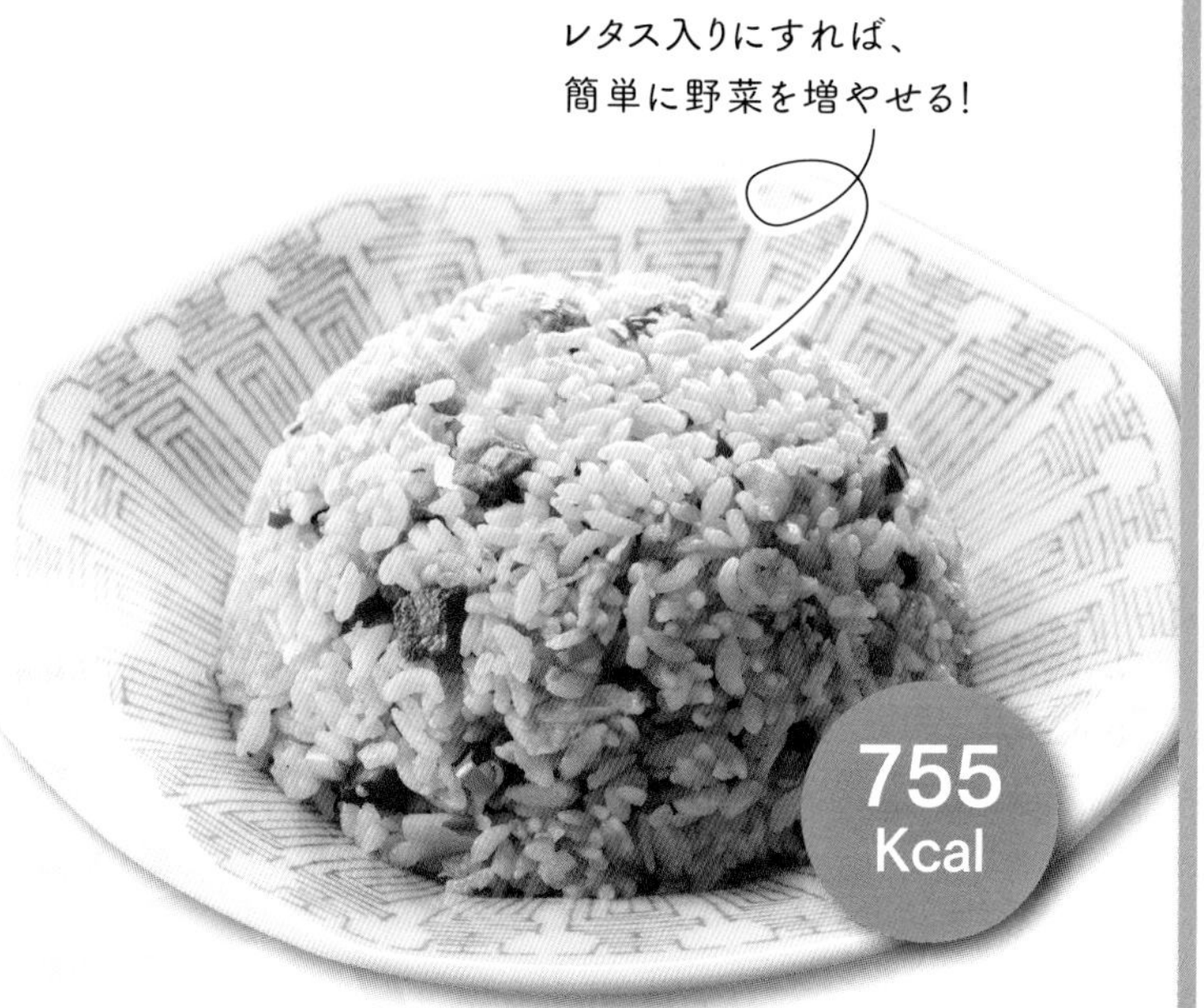
レタス入りにすれば、
簡単に野菜を増やせる！
755
Kcal

チャーハン

オムライスとチャーハンは、ごはんを炒めて卵を使う料理ですが、おすすめはチャーハン。

チャーハンとオムライスの大きな違いは「**ごはんと卵の量**」です。一般的なレシピだとオムライスはチャーハンに比べて一人前のごはんの量が多めです。自然に包み込む卵の量も増えてしまいます。1人前で卵は2個程度が目安です。

一方、チャーハンは具に卵を入れて炒めてしまうので、卵が多すぎになることはありません。

また、チャーハンは細かく切った野菜などを混ぜますが、オムライスのごはんはシンプルです。

チャーハンはごはんに入っている**具が太りにくくする効果をもたらします**が、オムライスは具がほとんどないので、効果を期待できないのです。

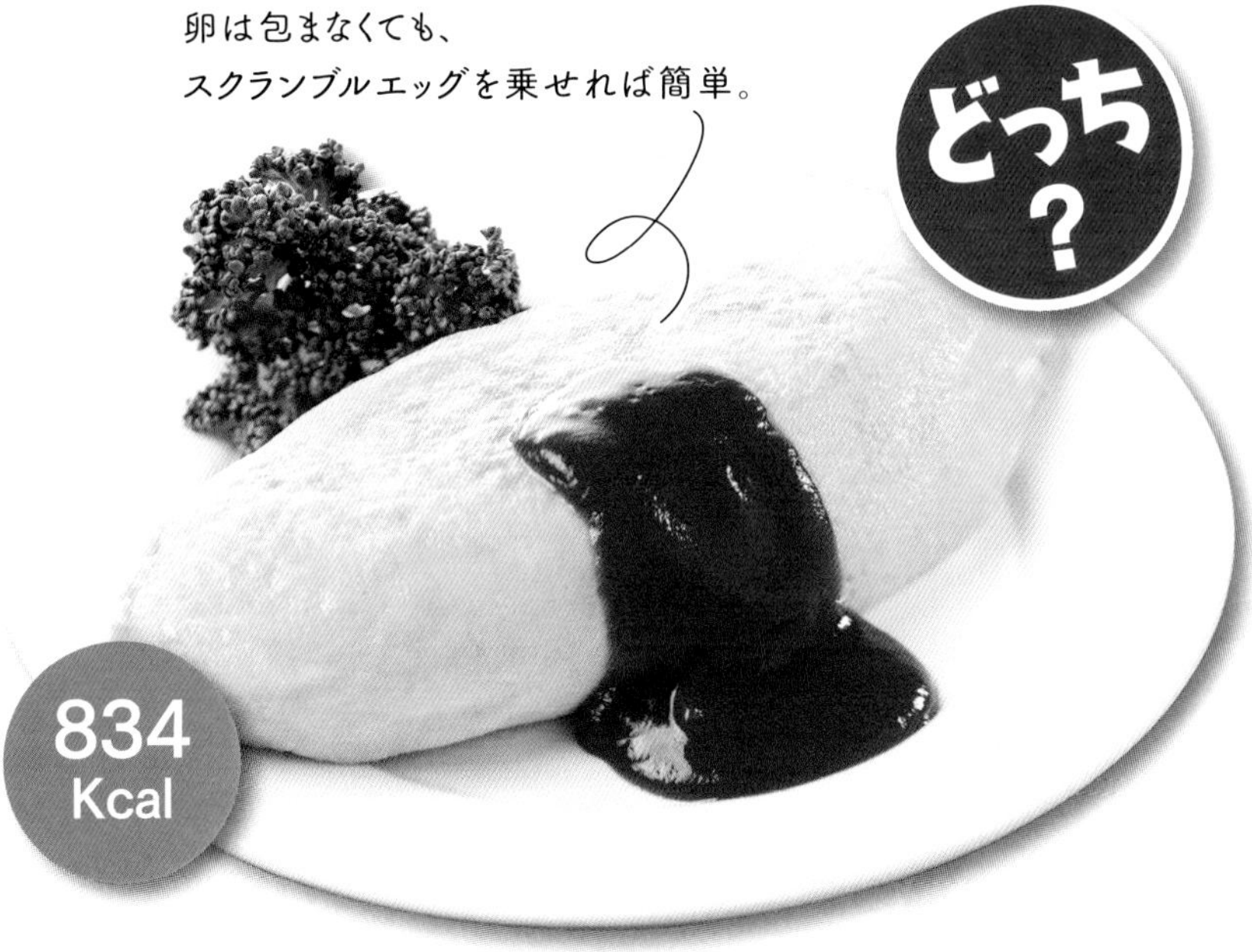
卵は包まなくても、
スクランブルエッグを乗せれば簡単。
どっち？
834
Kcal

オムライス

太らないコツ

　チャーハン、オムライスとも、ごはんを食べすぎると太りやすくなります。ごはんをお茶碗1杯分ぐらいにしておき、ミックスベジタブルやきのこなどを使って**野菜を増やすのがコツ**です。

　冷凍食品のチャーハンなら、「**五目**」「**具だくさん**」タイプを選ぶといいですね。

正解：チャーハン

揚げ物は「油の吸収率で選ぶ」が正解！

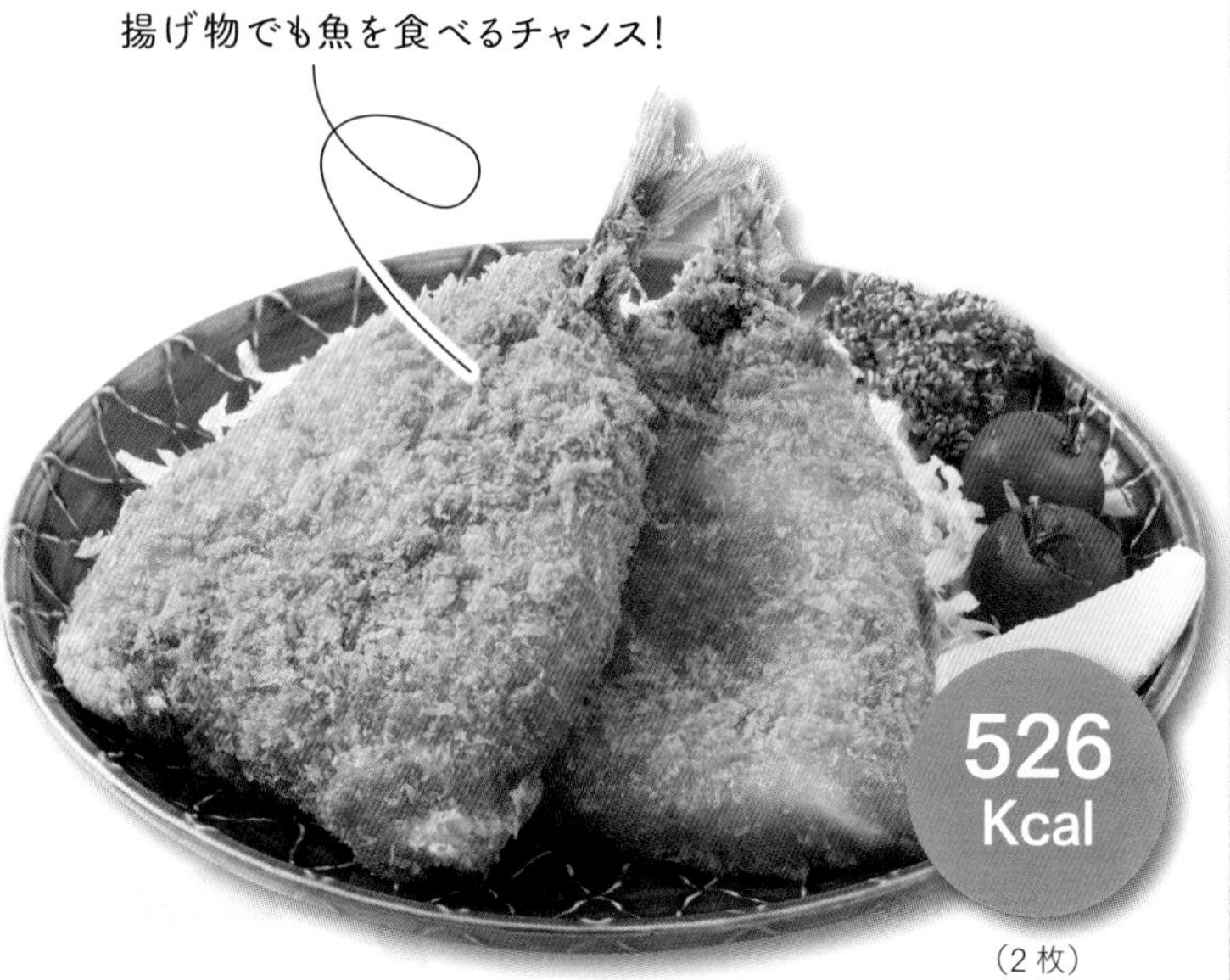
揚げ物でも魚を食べるチャンス！
526
Kcal

（２枚）

アジフライ

一見、アジフライかなと思いがちですが、じつはとんかつのほうが太りません。なぜなら、アジフライのほうが、油の吸収率が高いからです。

油を吸う「**吸油率**」を比べると、**とんかつは14%**で油の量が15グラムで４８１キロカロリー。**アジフライは、吸油率が22%**で油の量が29グラムで５２６キロカロリー。

とんかつとアジフライは揚げてしまうと似たような油の量とカロリーになってしまうのです。

しかもアジの血液サラサラ成分であるＥＰＡ（エイコサペンタエン酸）とＤＨＡ（ドコサヘキサエン酸）は高温でフライにすると揚げ油に逃げてしまいます。

たんぱく質が豊富なとんかつがおすすめです。

ひとくちサイズより、
そのまま揚げたほうが
脂肪を減らせる。

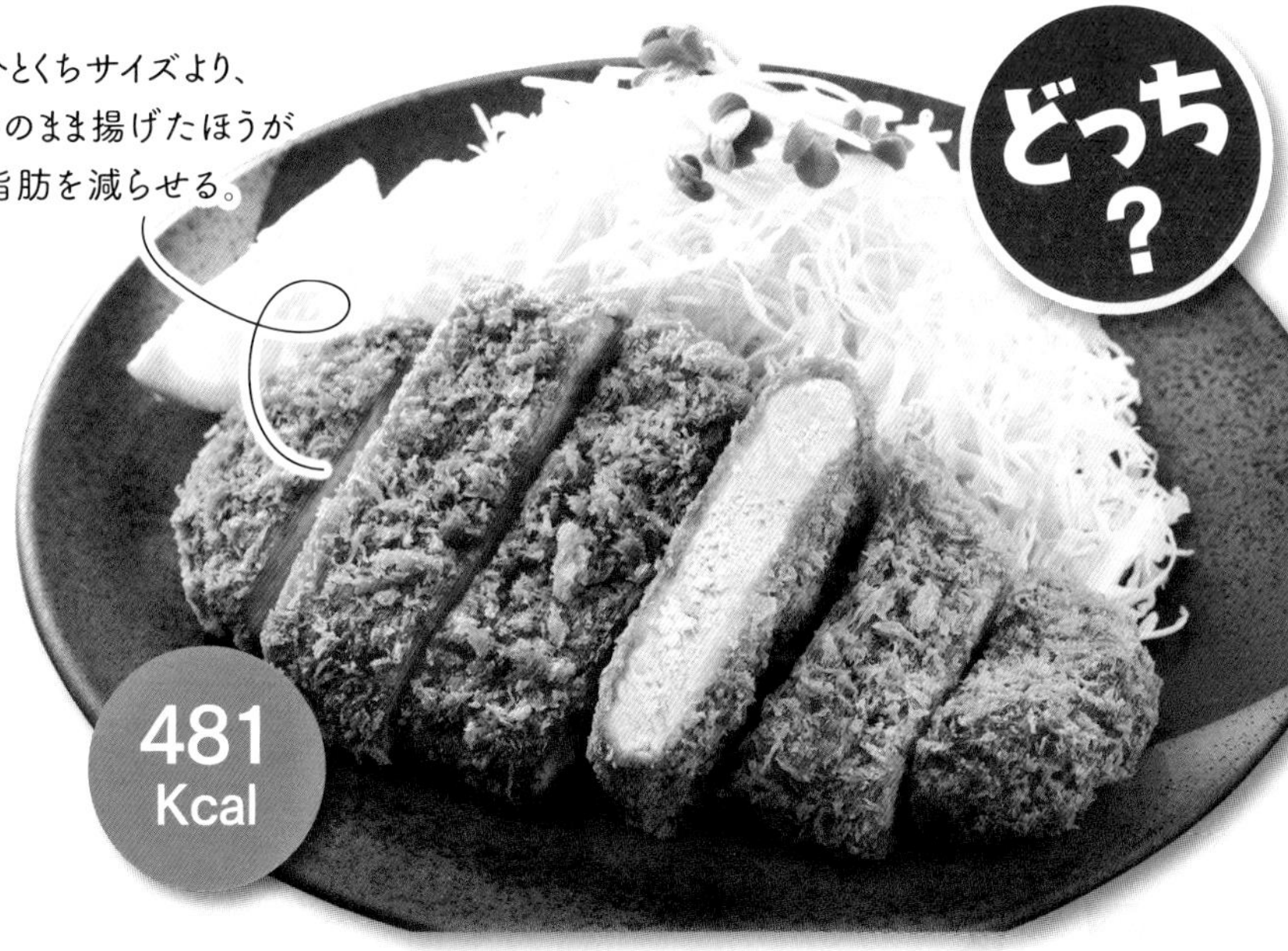

とんかつ（ロース）

太らないコツ

この2つを食べるなら、つけ合わせに**生のキャベツをセット**しましょう。低カロリーで脂肪がないキャベツはかみ応えもバツグン。キャベツをたっぷり食べることで、揚げ物の**高脂肪・高カロリーを帳消し**にしてくれます。

ただしマヨネーズを使うのは避けましょう。

正解：とんかつ

食べても太らない揚げ物は、どっち？

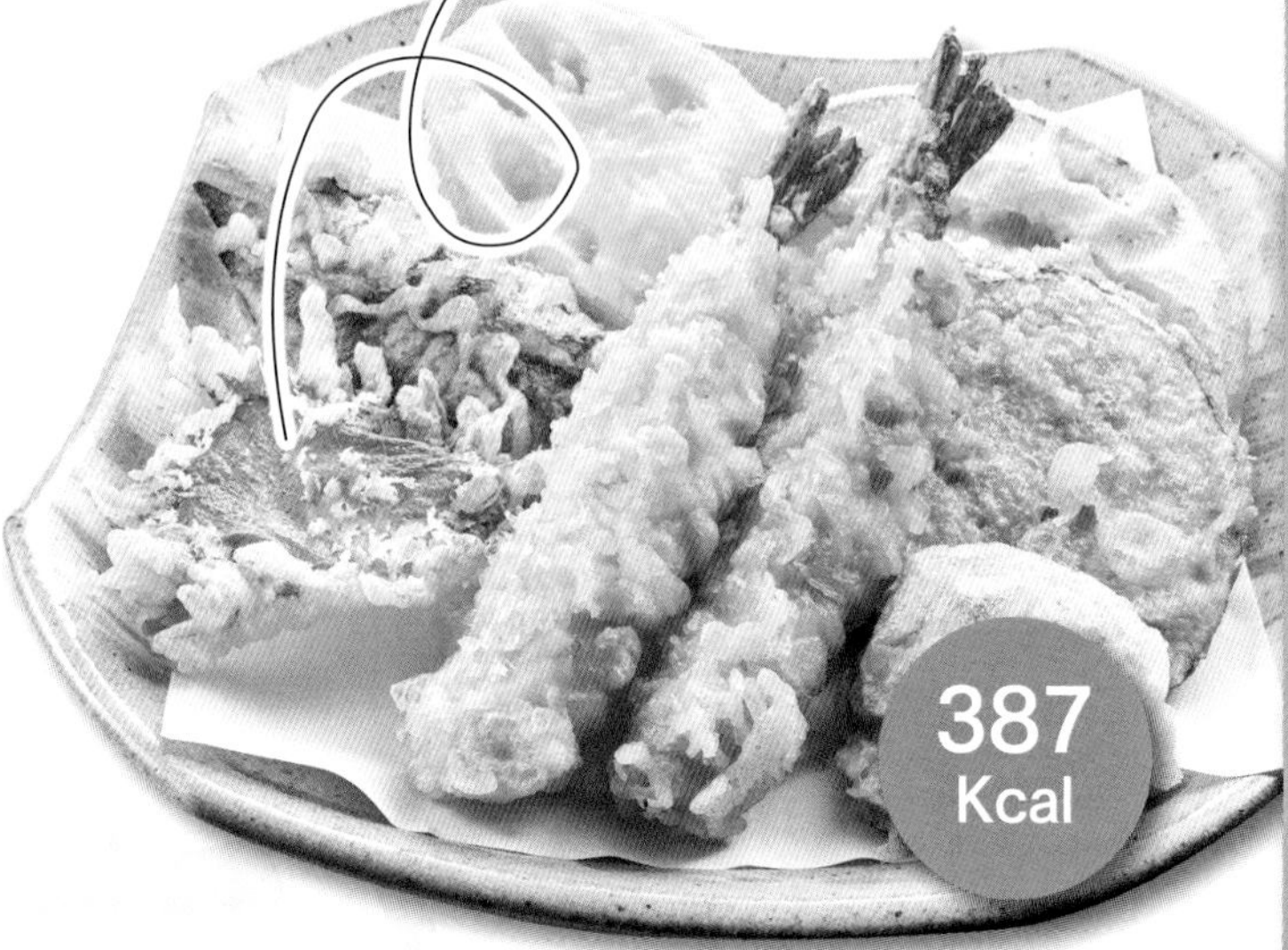
青しその衣は、両面より片面にすると
油をカットできる。
387
Kcal

天ぷら盛り合わせ

じつは、野菜は想像以上に油を吸います。揚げることで野菜や衣の水分が油と入れ替わって入り込んでくるからです。

野菜の天ぷらは、野菜をカットしたタイプ、かき揚げの両方とも、**とんかつの約半分ぐらいの量の油を吸っている**と考えてください。

それに、野菜にはとんかつに豊富なたんぱく質がありません。エビ天ではたんぱく質量が少なめなので、**とんかつとは勝負にならない**のです。

豚肉には、食事のカロリーを体のエネルギーとして発散させてくれるたんぱく質と、栄養の代謝を活発にしてくれるビタミンB群が豊富です。

豚肉には、この2つの栄養素が野菜では太刀打ちできないほど多く入っているのです。

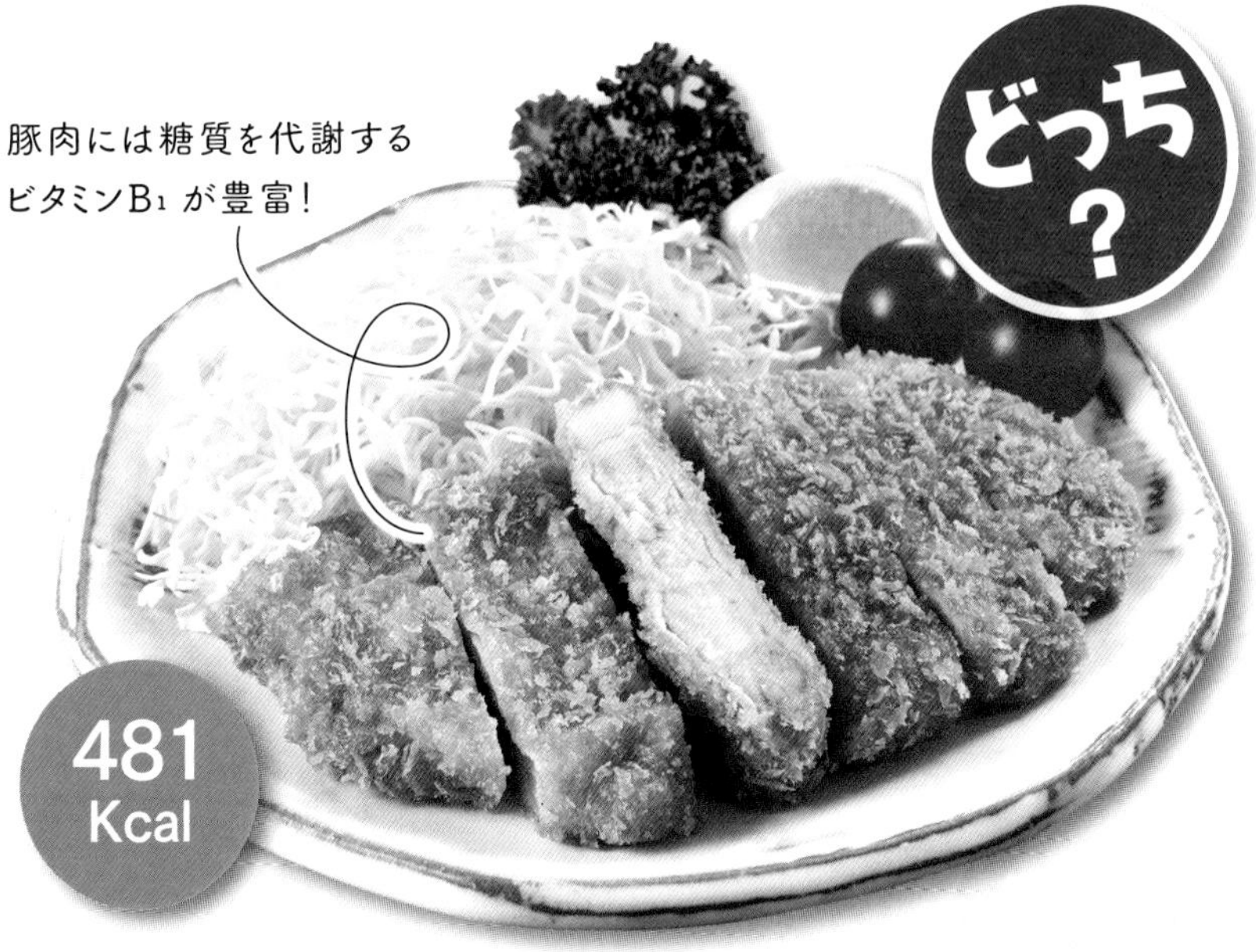
豚肉には糖質を代謝する
ビタミンB_1が豊富!
どっち？
481
Kcal

とんかつ（ロース）

太らないコツ

かぼちゃやししとうなど緑黄色野菜は、天ぷらにして、**油と一緒に食べると豊富なベータカロテンの吸収がよくなります。**

天ぷらを食べるときは、エビのほか、アジ、ちくわなど魚介類、鶏肉などをプラスして、たんぱく質の量を増やしましょう。

正解：とんかつ

081 食べても太らない「おかず」は、どっち？

同じカツでも「太りやすさは段違い」、なぜ？

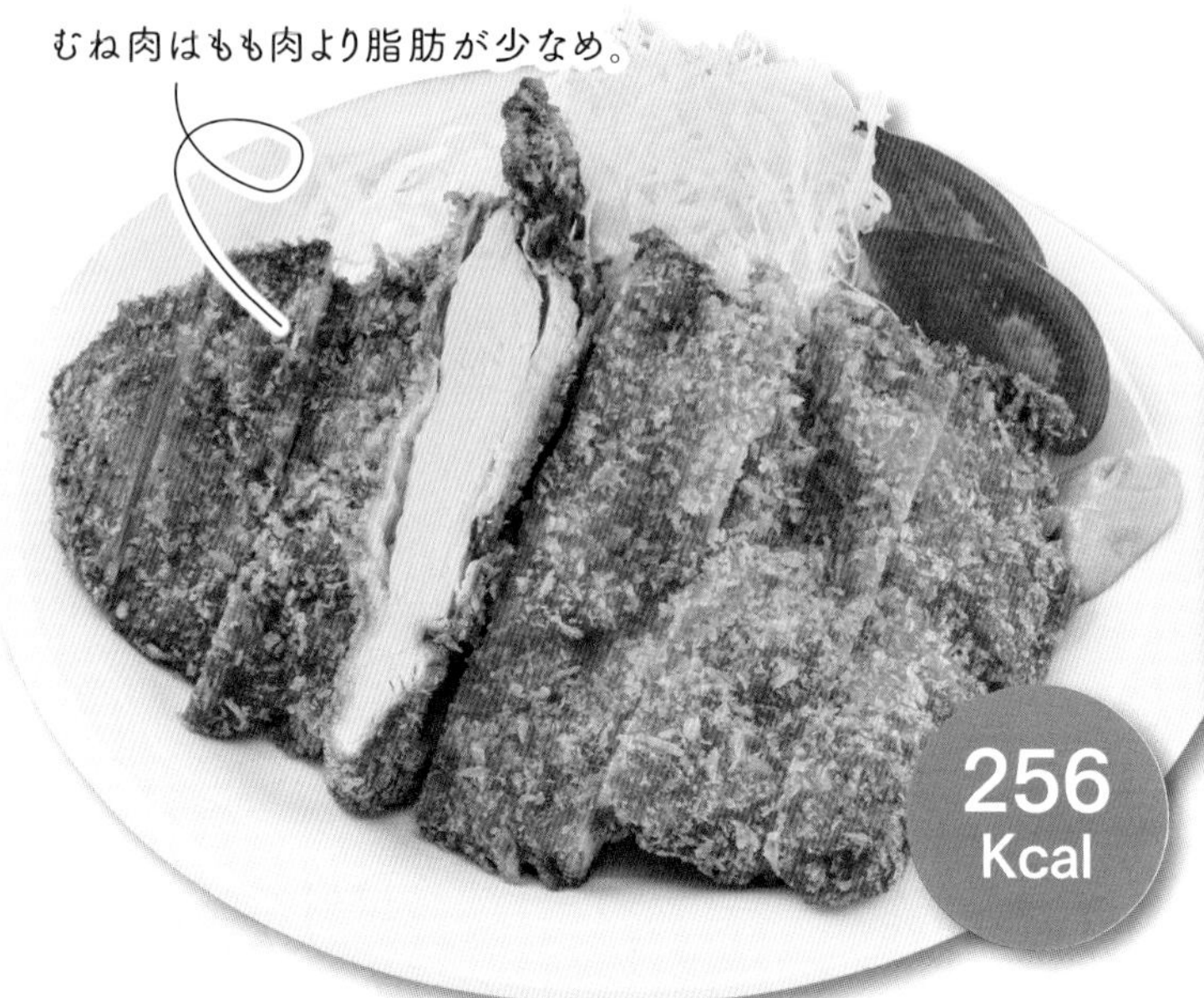
むね肉はもも肉より脂肪が少なめ。
256
Kcal

チキンカツ

メンチとチキン——同じカツでも、素材が変われば、太りやすさも変わってきます。

ずばり、太りやすいのはメンチカツです。理由は、**ひき肉をメイン材料にしているから**。たまねぎも入っていますが、ひき肉の脂肪の多さを打ち消すほどの量は入っていません。

チキンカツは、鶏肉を揚げたものです。鶏肉そのものに脂肪が含まれますが、大した量ではありません。しかも**鶏肉は良質なたんぱく質源**です。また、鶏肉には脂肪をエネルギー源に代謝する栄養素であるビタミンB群も豊富。

ひき肉は、肉の部分が少なめなので、たんぱく質源として十分ではなく、ビタミンB群も多くありません。食べる量には気をつけましょう。

どっち？

温めなおしは、オーブントースターで。
カリっとしておいしい！

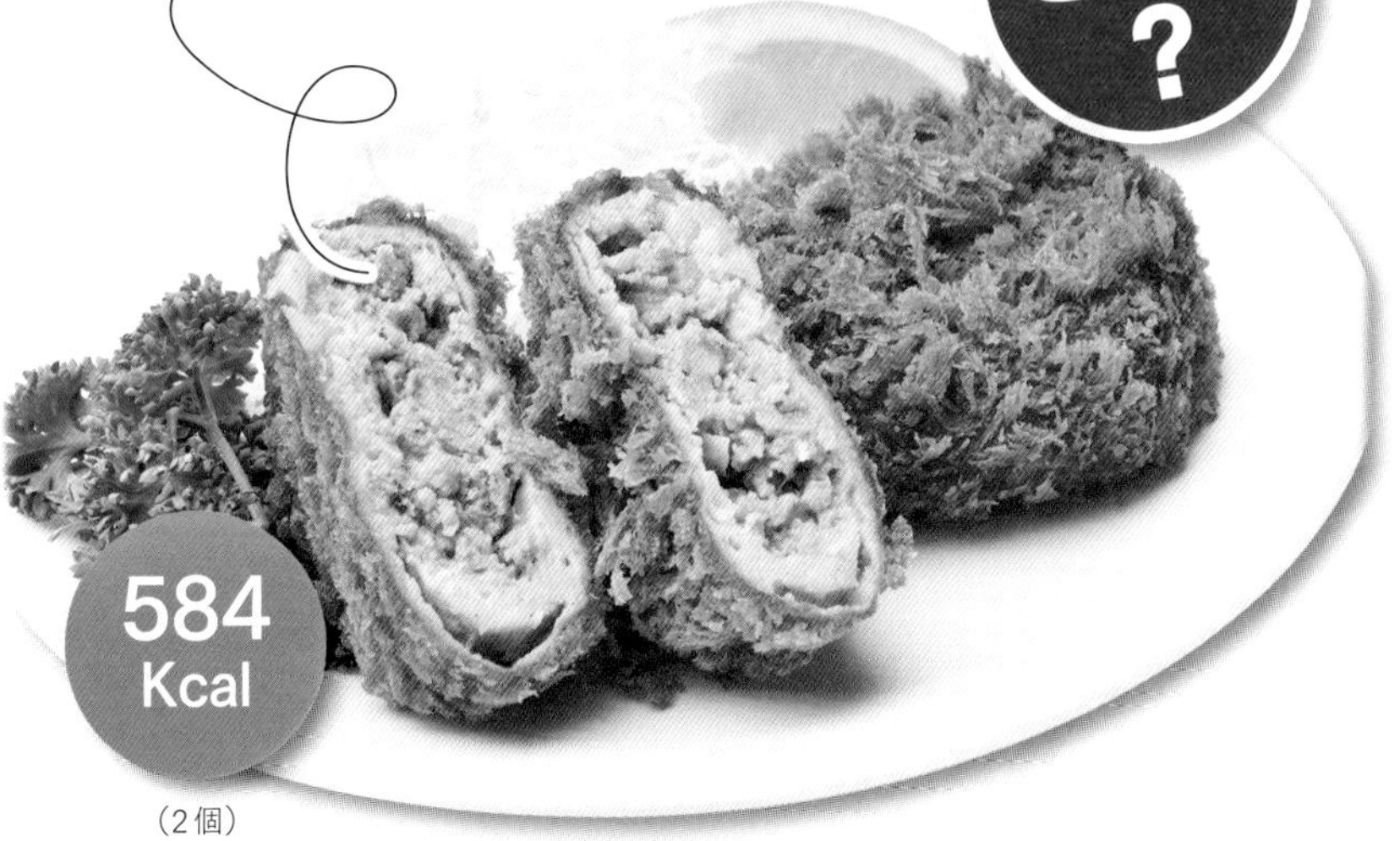

584
Kcal
（2個）

メンチカツ

太らないコツ

　メンチカツはサイズが小さいので、つい2個食べてしまいます。でも、これは完全に脂肪オーバー。メンチカツをたくさん食べたいなら、**お弁当用の冷凍食品を使う**のがおすすめ。4～5個ぐらいが目安です。
　メンチカツを食べた次の食事は脂肪の少ない和食を選ぶとカロリーオーバーを防げます。

正解：チキンカツ

大人も子どもも大好き！「おうち中華」の主役は？

ピーマンは3色にすると
アンチエイジング効果がアップ！

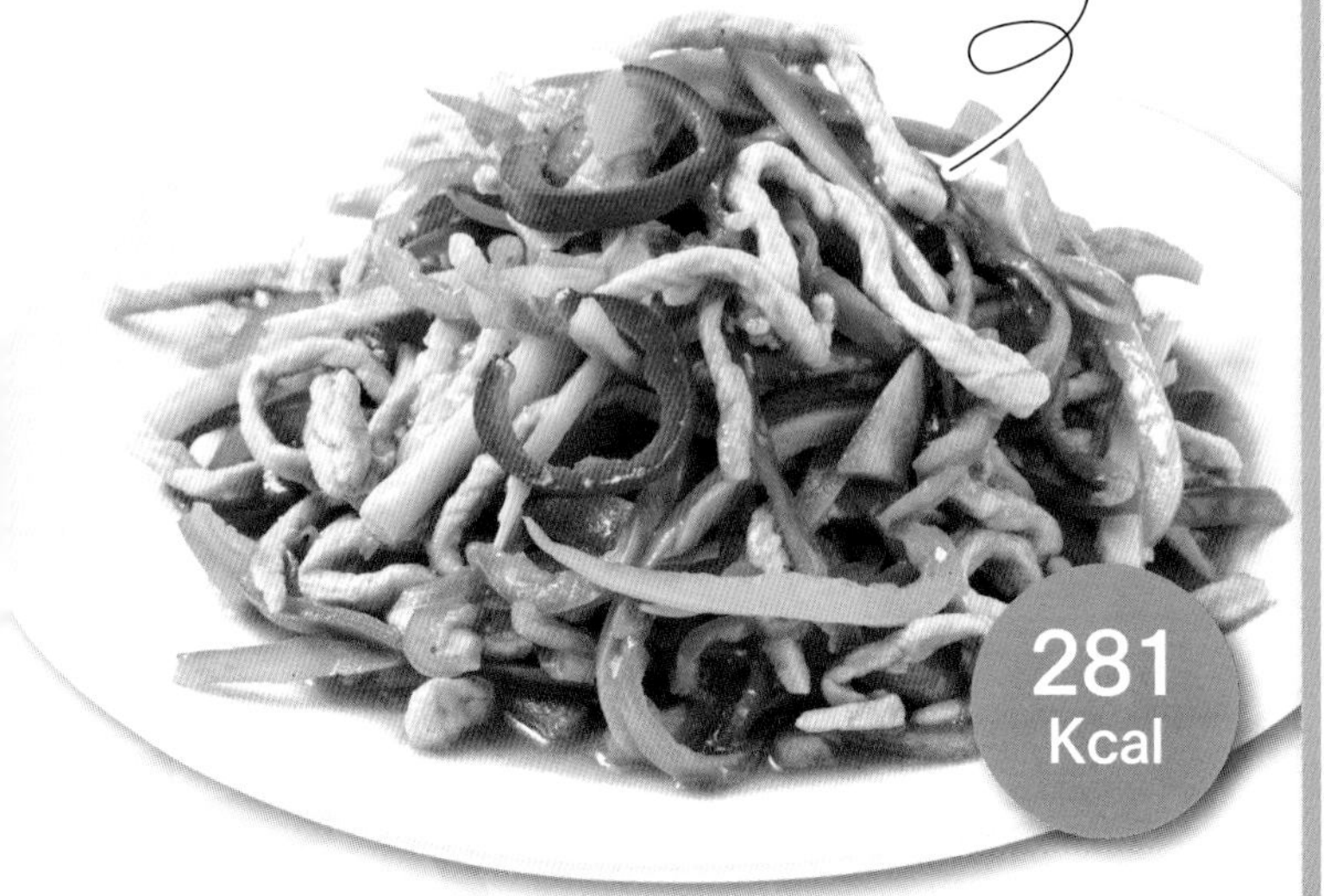

青椒肉絲（チンジャオロース）

酢豚と青椒肉絲は市販の合わせ調味料で手軽につくれる中華料理。

2つの大きな違いは「**揚げるか、炒めるか**」。やはり、豚肉を揚げる酢豚のほうが、脂肪の量は多くなります。青椒肉絲に比べて**150キロカロリーぐらいはアップ**します。

とはいえ、酢豚には様々な種類の野菜が入るよさもあるので、けっして悪者ではありません。

青椒肉絲もピーマンやタケノコを炒める油が案外多くなるので、調理をするときにはテフロンのフライパンを使うのがおすすめです。

青椒肉絲には、赤や黄色のパプリカ、にんじん、たまねぎ、しいたけなどを追加すると栄養バランスがよくなります。

どっち?

豚肉は焼いてつくると、
カロリー大幅ダウン!

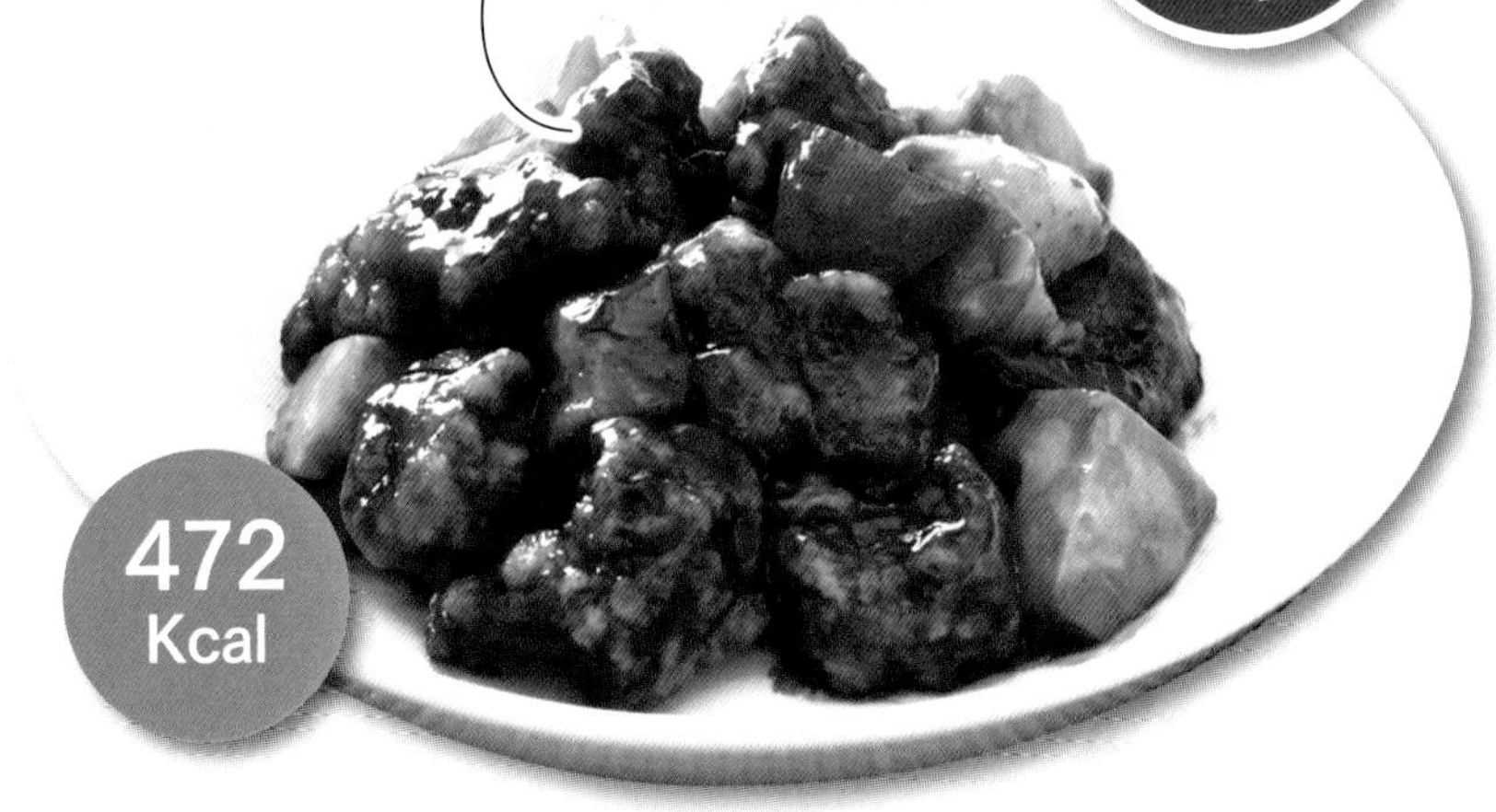

酢豚

太らないコツ

酢豚は、豚肉だけでなく野菜類もすべて揚げてあります。外食で酢豚を食べると、さらに脂肪量が増えてしまいます。

家庭でつくるなら、豚肉に片栗粉をまぶして、多めの**油で焼いてもおいしく仕上がります**。酢豚を食べるときは、副菜を野菜料理などサッパリしたものにしましょう。

正解：青椒肉絲

子どもが喜ぶ「お弁当おかず」、選ぶなら？

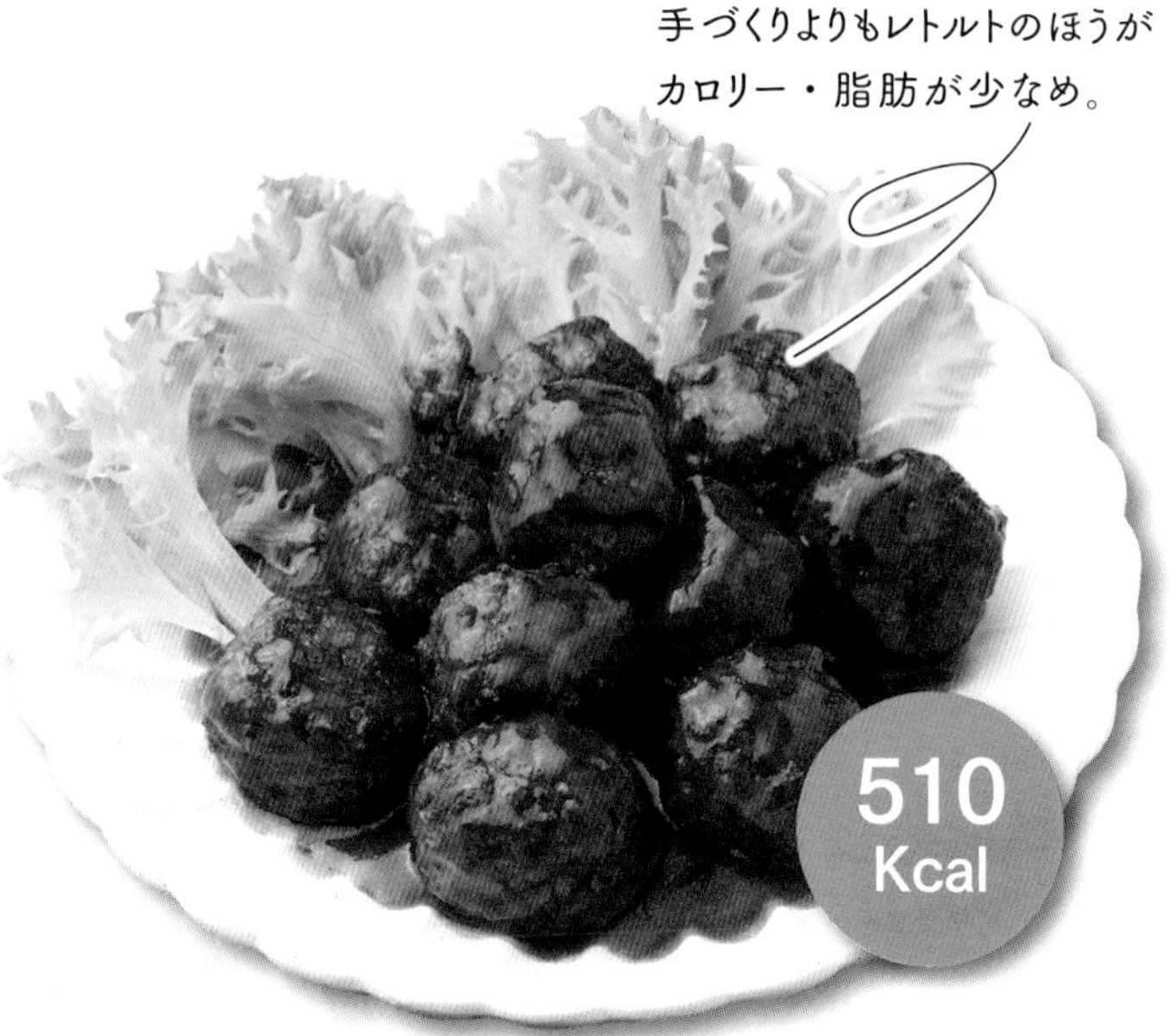
手づくりよりもレトルトのほうが
カロリー・脂肪が少なめ。
510
Kcal

ミートボール

　唐揚げとミートボールの共通点は、揚げてあること。レトルトのミートボールは、袋から出すだけなので気づきませんが、タレで油の味が消えているのです。

　ミートボールはひき肉を使っているため、鶏肉そのものを揚げてある唐揚げよりも脂肪が多め。しかも甘辛味や照り焼き味のタレが糖質量を押し上げます。そんなに甘みを感じなくても、**砂糖などの糖類がしっかり使われている**のです。

　この2つのメニューはカロリー、たんぱく質、脂肪の量にほぼ差がありません。ただ、糖分は、タレに含まれる分、ミートボールのほうが圧倒的に多いです。そのため、ミートボールは**脂肪と糖質のダブルパンチ**で太りやすくなります。

どっち?

鶏もも肉は食事をエネルギーに
換えてくれるビタミンB群も豊富。

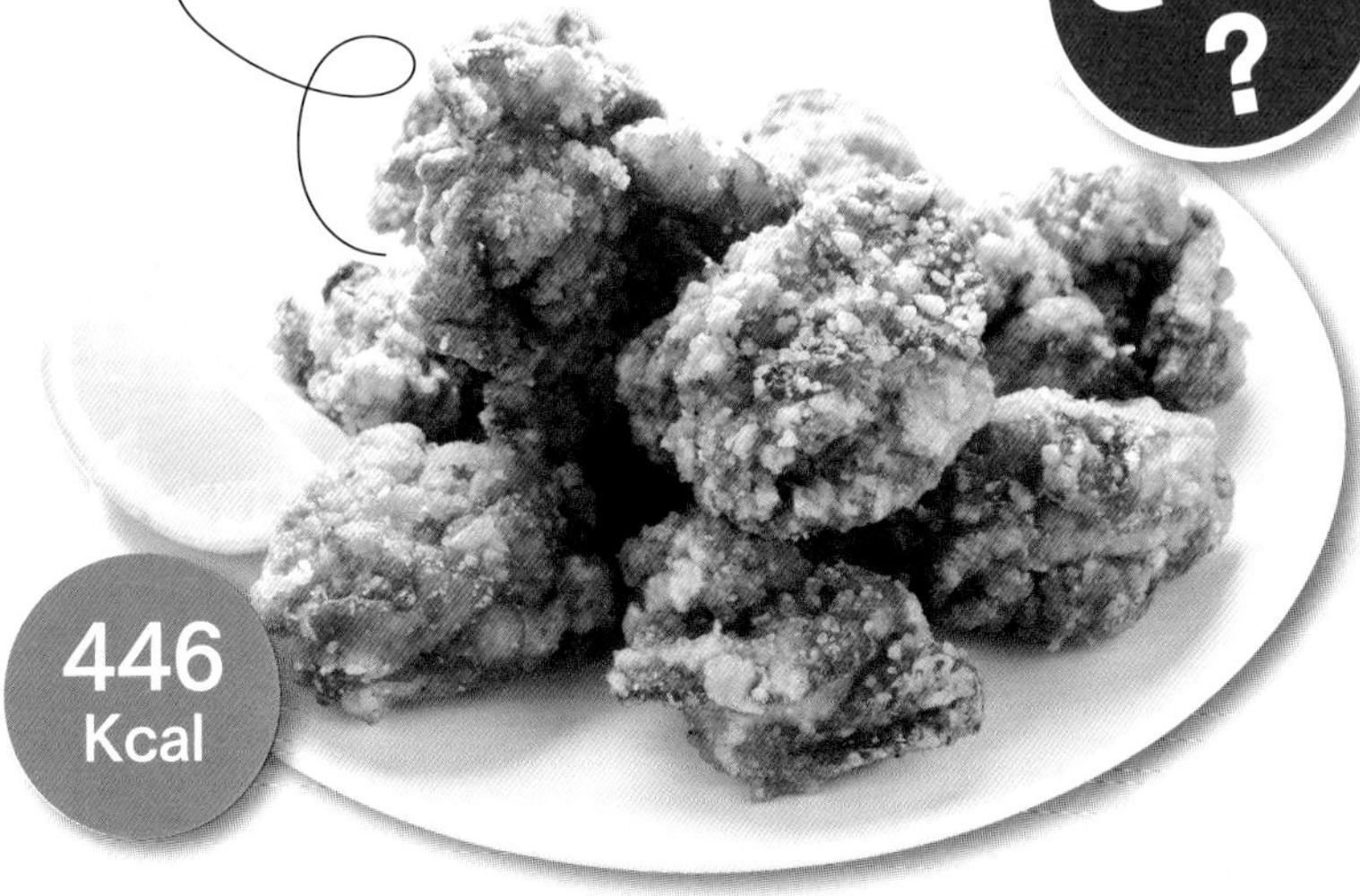

唐揚げ

太らないコツ

ミートボールはお弁当用など、レトルトならカロリーや脂肪、糖質の量が抑えられています。1個のサイズはかなり小さくなりますが、**5〜6個食べてもカロリーなどが約半分。**

メインの料理にすると太りやすくなりますが、ミニサイズのおかずにすれば太りにくくなります。

※ミートボールは揚げずにゆでて調理すると余分な油をカットできます。

正解：唐揚げ

「豆腐のダイエット効果」を最高に高める法

1人前の目安は3分の1丁。

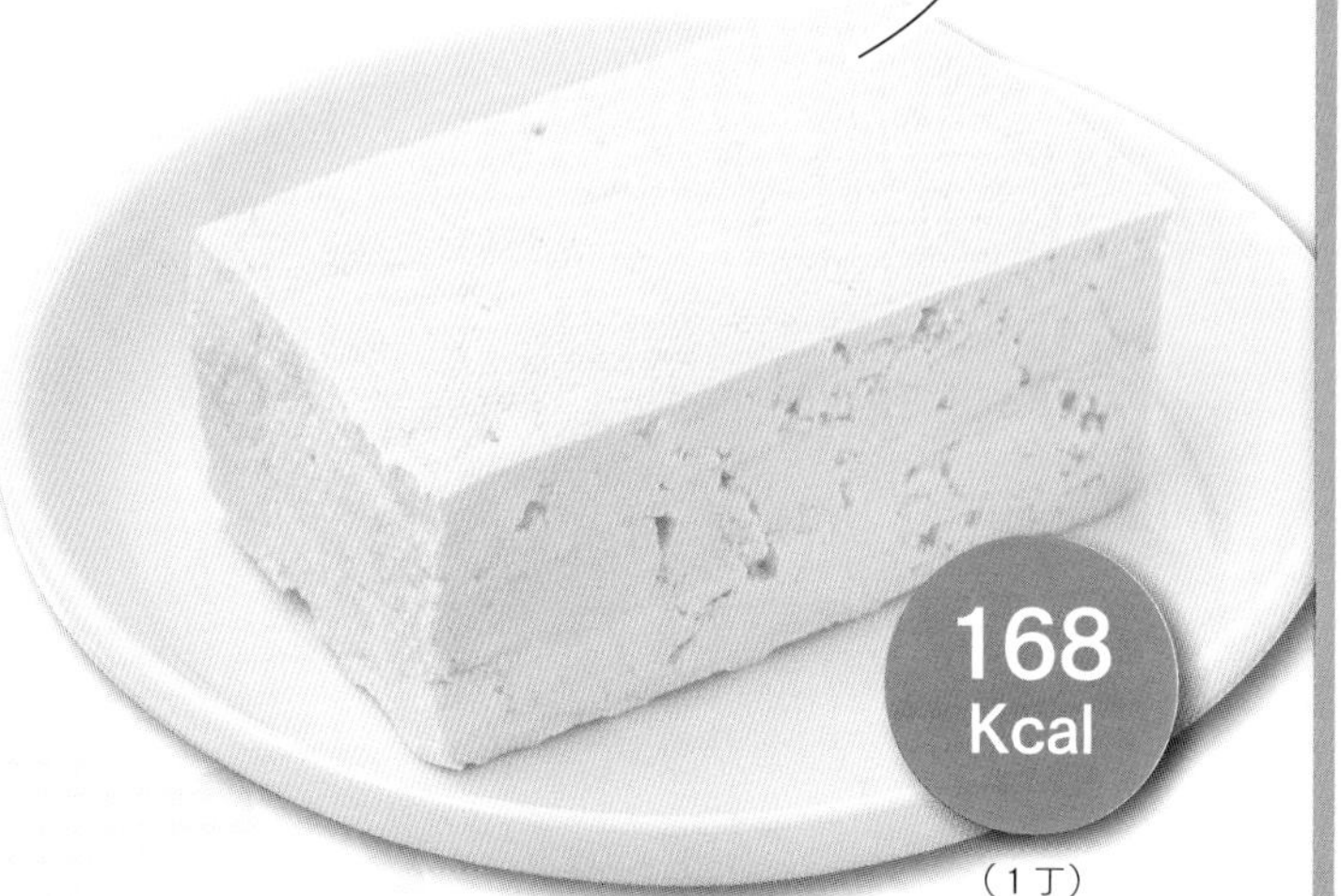

（1丁）

豆腐

厚揚げは油で揚げてあるので、豆腐よりも太りそうな印象があります。

でも、実際は厚揚げのほうが太りにくいのです。豆腐1丁の脂肪量は9・60グラム、厚揚げは21・4グラム。カロリーは、豆腐1丁168キロカロリー、厚揚げは286キロカロリーです。

豆腐のほうがサイズが大きいのに、カロリーや脂肪量が少ないのは、含まれる水分の違いです。豆腐は88・5パーセント、厚揚げは75・9パーセントと、**豆腐はほとんどが水分**なのです。

ただ、豆腐は**水分が多い分、大豆特有の健康成分も少なめ**です。特に、脂肪の代謝を促進して肥満を防ぐ大豆サポニンはほとんどありません。でも、厚揚げにはしっかり含まれているのです。

油が気になる人は、
お湯をかければOK!

どっち?

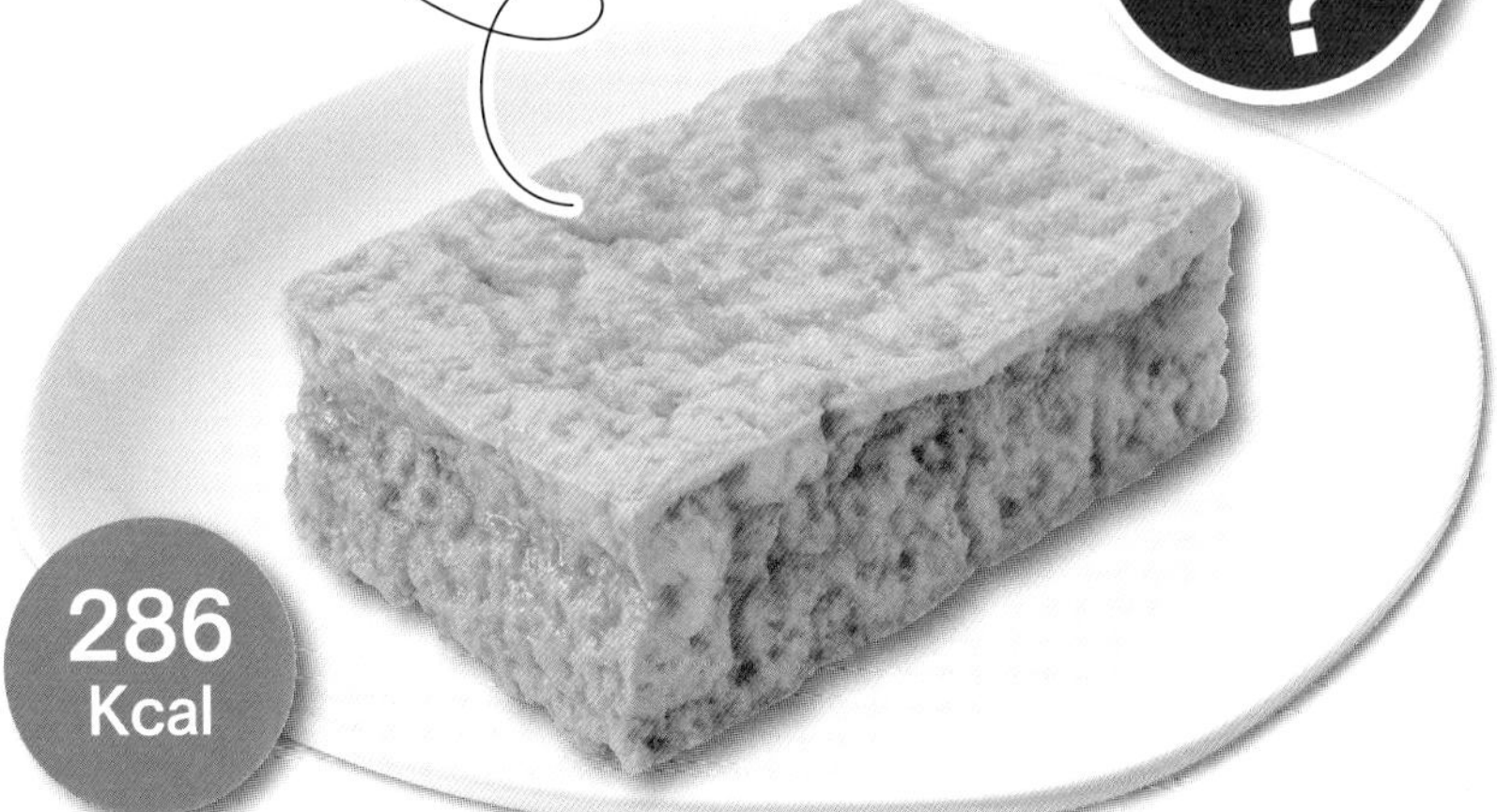

286
Kcal
（1枚）

厚揚げ

太らないコツ

豆腐は1丁300グラム、厚揚げは200グラム。ヘルシーなイメージがある豆腐ですが、食べすぎになりがちです。1丁を食べると「胃が大きく」なって大食い癖がついてしまいます。「**粗食の過食**」になるのです。

豆腐の1回の量は3分の1〜2分の1丁が目安です。

正解：厚揚げ

じゃがいもは「調味料」で別ものに変わる

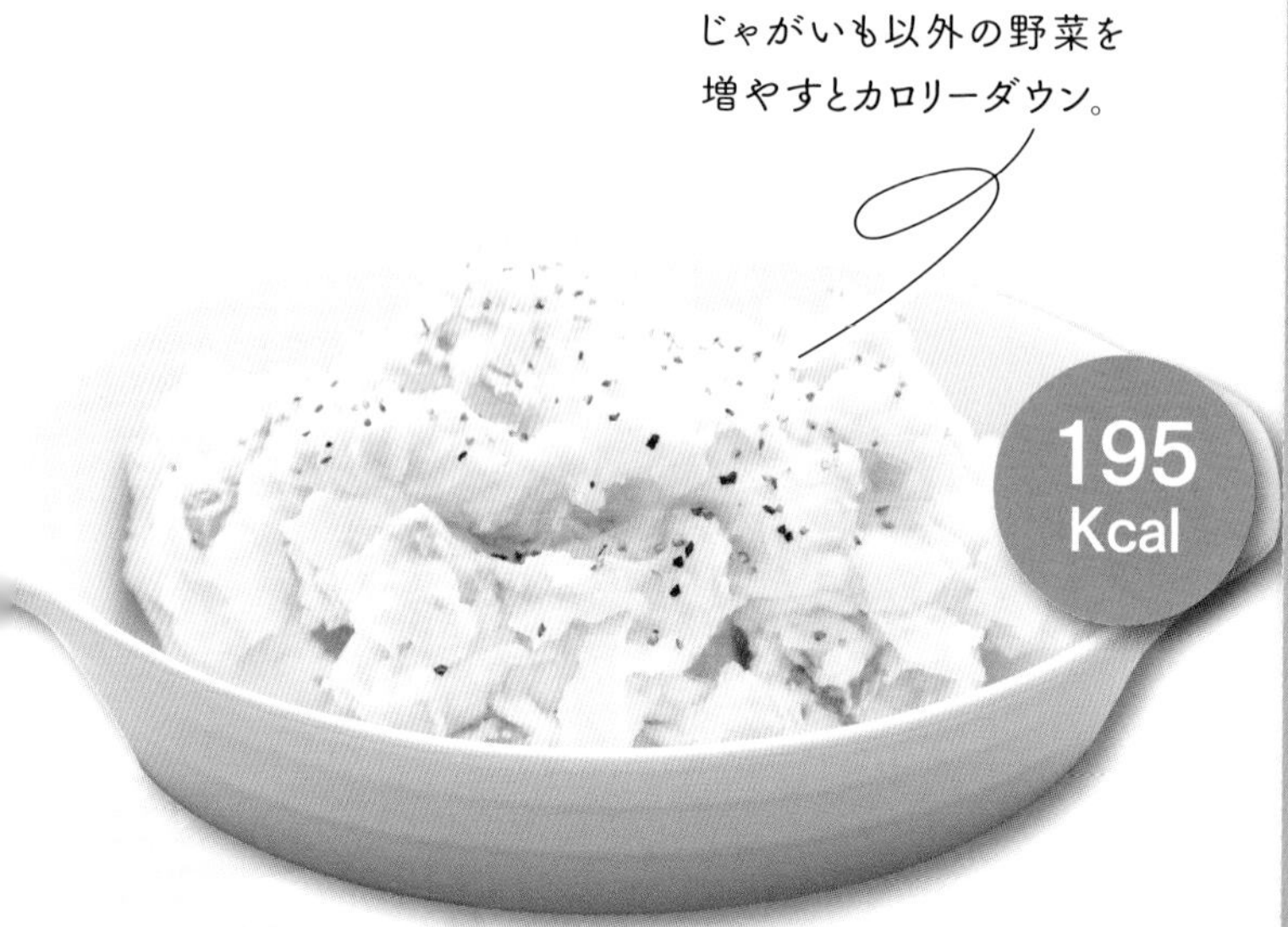
じゃがいも以外の野菜を
増やすとカロリーダウン。
195
Kcal

ポテトサラダ

ポテトサラダは、サラダという名前がついていますが、生野菜サラダとはまったくの別もの。たっぷりのマヨネーズが使ってあるので「**マヨネーズ料理**」としてサラダとは別枠で考えましょう。マヨネーズは**消化吸収のよい脂肪**なので、ふんだんに使うと、それだけで太りやすくなります。

一方、じゃがバターは、じゃがいもにバターを乗せるだけのシンプルな料理。バターは脂肪ですが、ポテトサラダのマヨネーズに比べて圧倒的に使う量が違います。

じゃがいもの糖質量が気になる人もいるかも知れませんが、ポテトサラダにもじゃがいもはたっぷり入っています。糖質量より、調味料である**マヨネーズの量が太りやすさの決め手**になるのです。

どっち？

フライドポテトより、
太りにくいのでおすすめ！

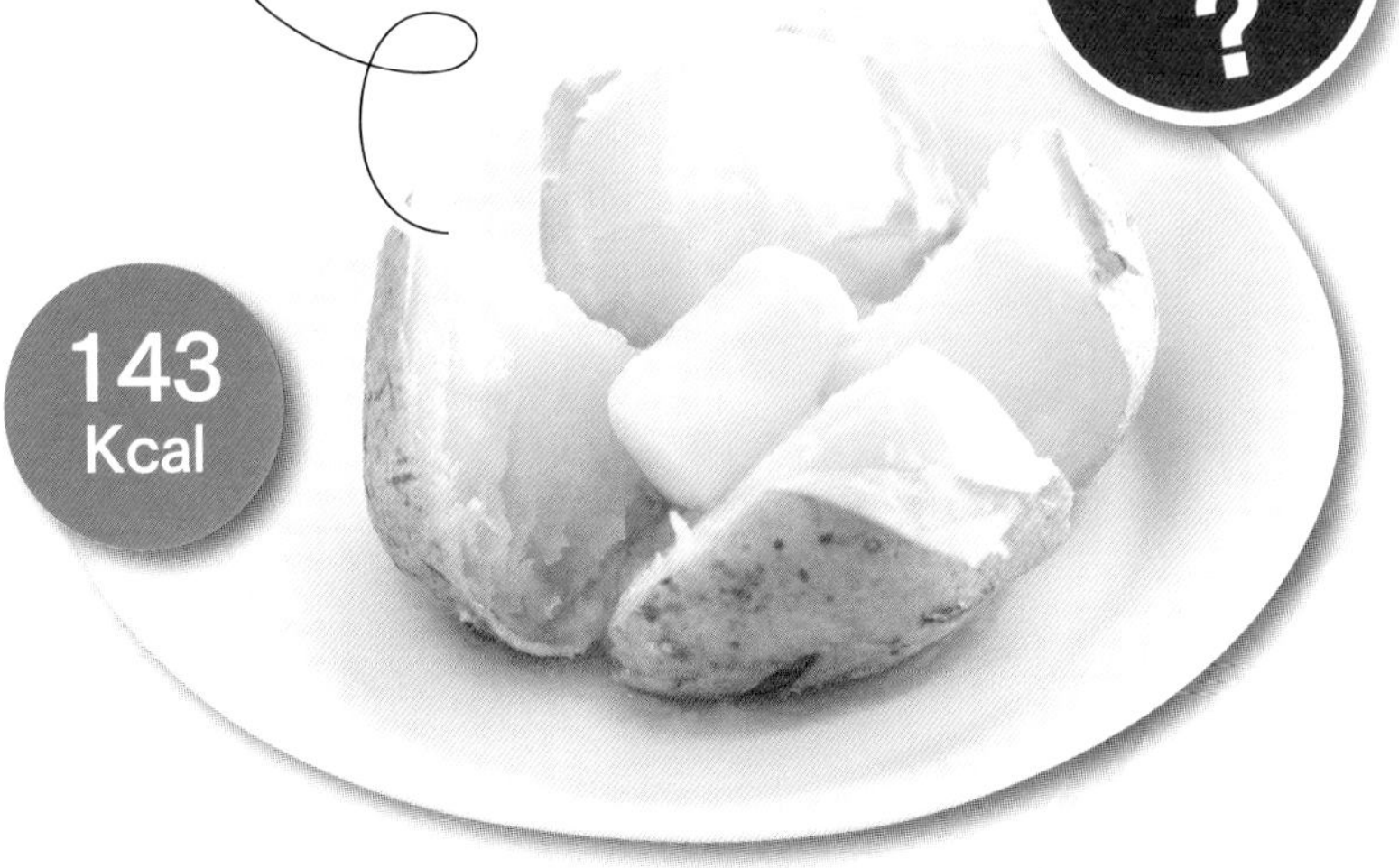

じゃがバター

太らないコツ

ポテトサラダのマヨネーズをカロリーハーフタイプにすると、味が素っ気なくなって通常のマヨネーズより使う量が増えがちです。

使用する量が増えれば脂肪量も増えるので、ハーフタイプにしても台無しです。

そこで、**酢とからしを多めに使う**と味が引き締まって量の調節がしやすくなります。

正解：じゃがバター

ほくほくの煮物は「食材の数」が決め手

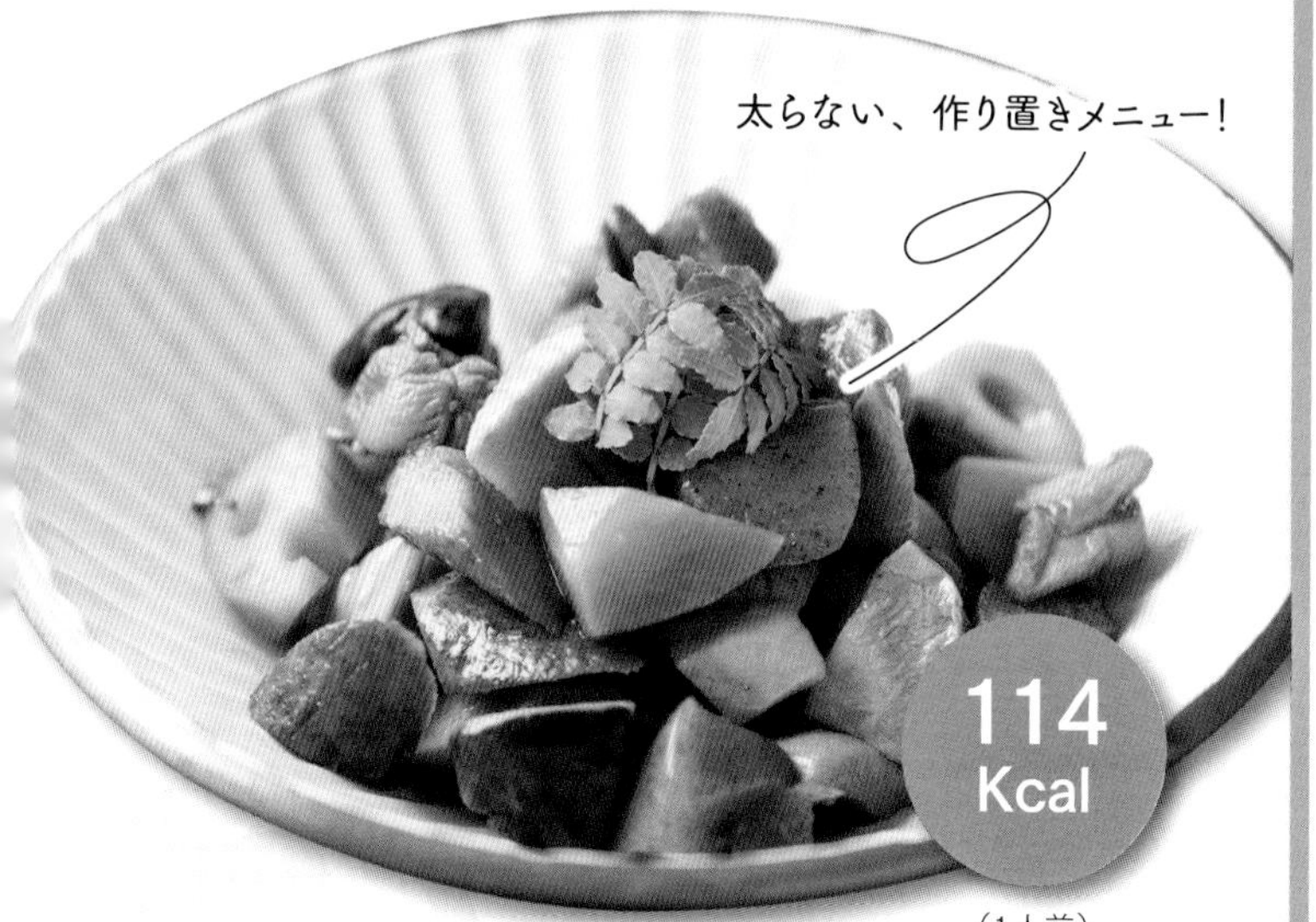
太らない、作り置きメニュー!
114
Kcal
(1人前)

筑前煮

似たような煮物ですが、ポイントは「食物繊維の量」と「食材のバラエティー」です。

食物繊維は腸の調子を整えて、ぽっこりお腹をへこませてくれます。また、腸の中で脂肪の吸収やため込みを防ぐ短鎖脂肪酸の材料となります。

肉じゃがのじゃがいもや糸こんにゃくには、食物繊維が多く含まれています。

一方、筑前煮はさらに多くて、ごぼう、れんこん、こんにゃく、しいたけなど「**食物繊維の宝庫**」と言えるほど豊富です。

また筑前煮は、使う**材料の種類が豊富**なところもメリットです。食品の数が増えるほど栄養のバランスがよくなります。栄養のバランスが整ってくると、自然と「やせ体質」になります。

どっち?

栄養バランスのいい一品。

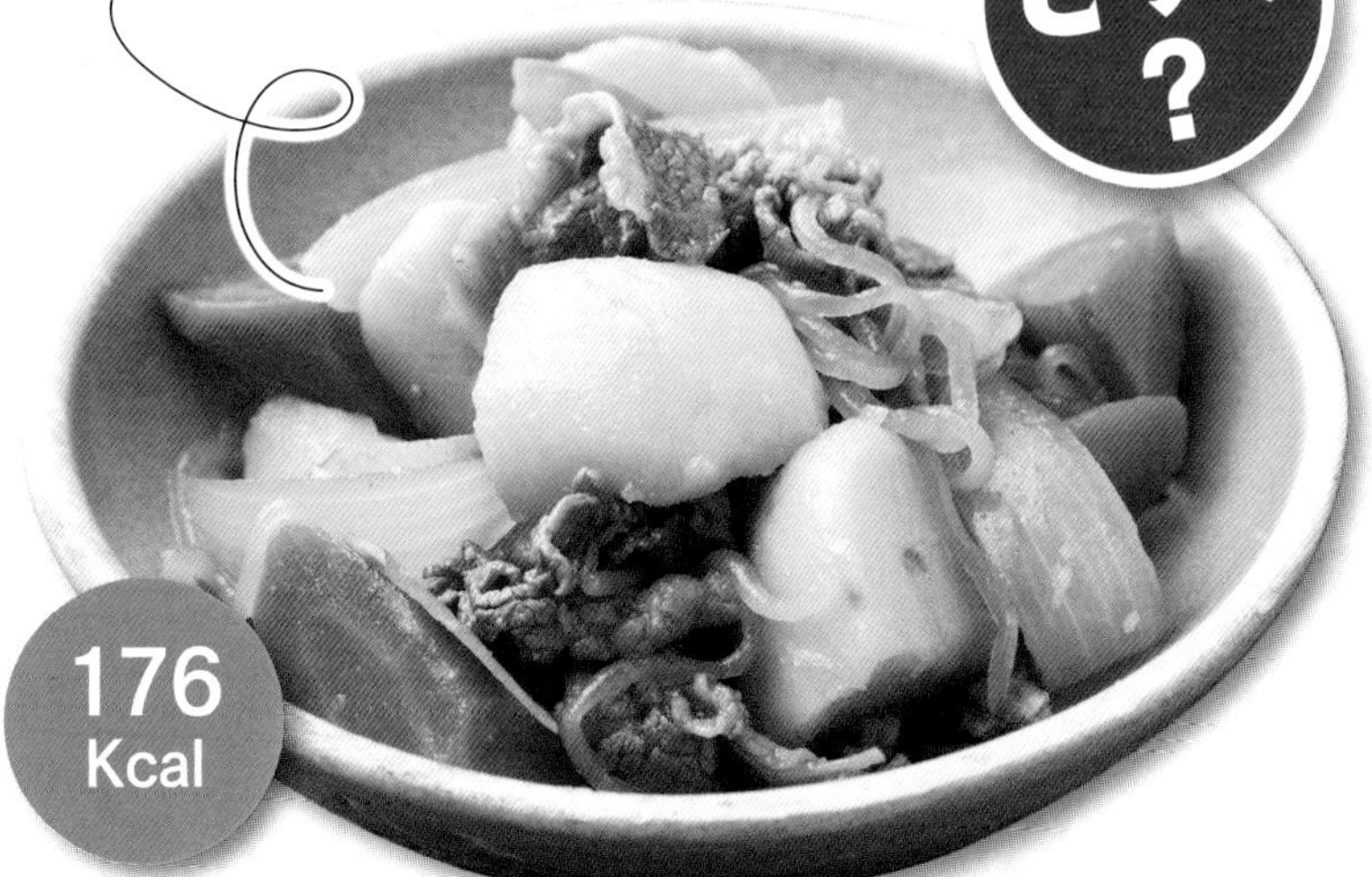

176
Kcal

（1人前）

肉じゃが

太らないコツ

肉じゃがでも、使う材料のバラエティーを多くすると太りにくくなります。特に、しいたけやマイタケのような**きのこ類がおすすめ。**

きのこ類を追加することで、使う食品数が増え、食物繊維の量が大幅に増えます。同時にきのこ類のうまみ成分も追加するので、おいしさがアップします。

正解：筑前煮

毎日のおかずに添えたいヘルシーな一品は？

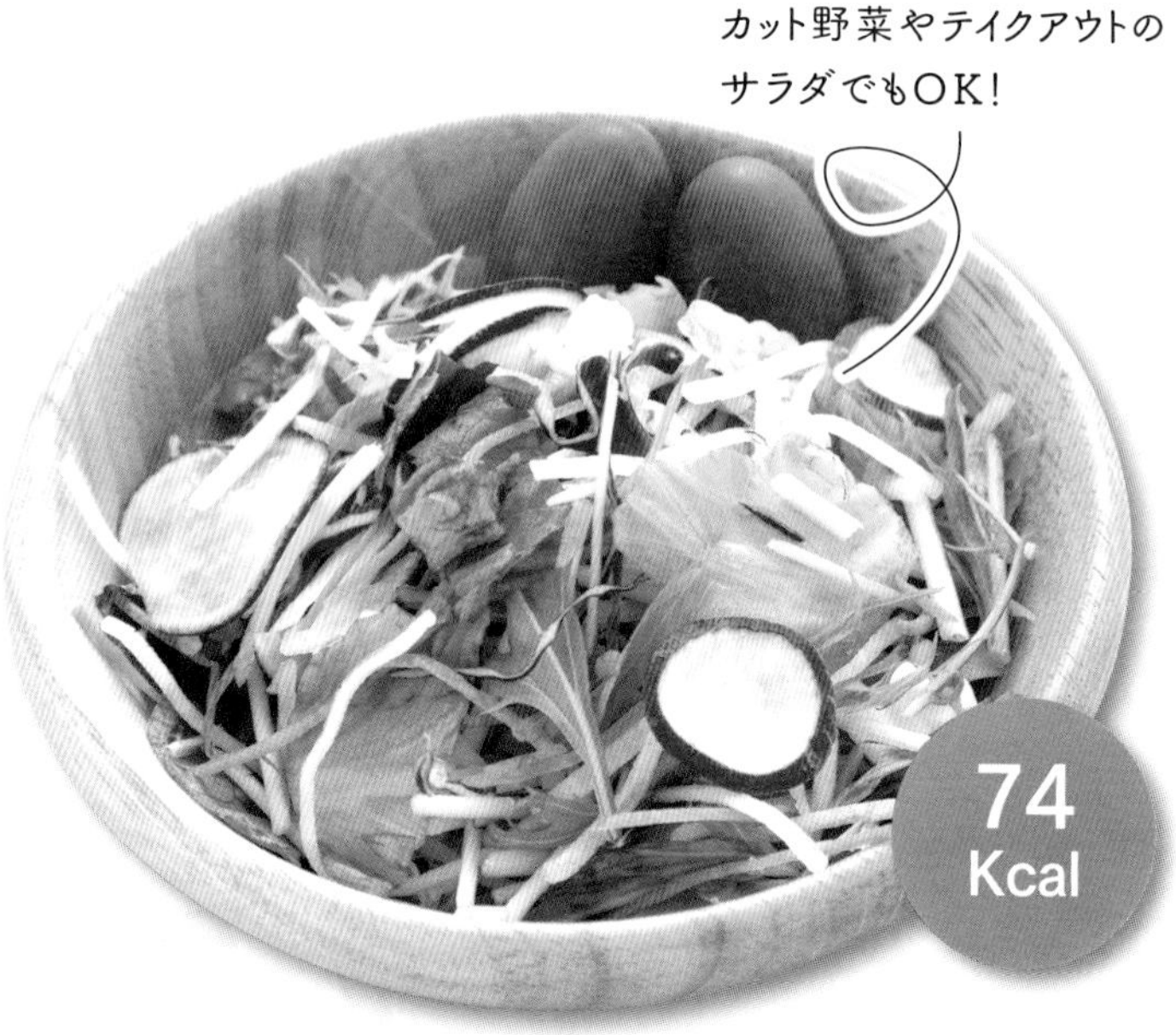
カット野菜やテイクアウトのサラダでもOK!
74 Kcal

生野菜サラダ

生野菜サラダは徹底的にローカロリー。ドレッシングを使っても、カロリーが気にならないほどです。不足しがちな野菜の量、食物繊維の補給源としても優秀です。

納豆も低カロリー、低糖質、低脂肪。しかも食物繊維が多い食品です。

食物繊維には、水に溶ける水溶性と溶けない不溶性があります。**納豆は2つの食物繊維が豊富**なのです。しかも脂肪の代謝に関わるビタミンB_2もたっぷり。口から入る脂肪が少なく、同時に脂肪をエネルギーに発散させる効果のある納豆は、**太らない食生活に必須の食品**なのです。

納豆はしっかりかき混ぜて食べるのがコツ。うま味成分が増えておいしくなります。

どっち？

刻みオクラを混ぜると
やせパワーがアップ！

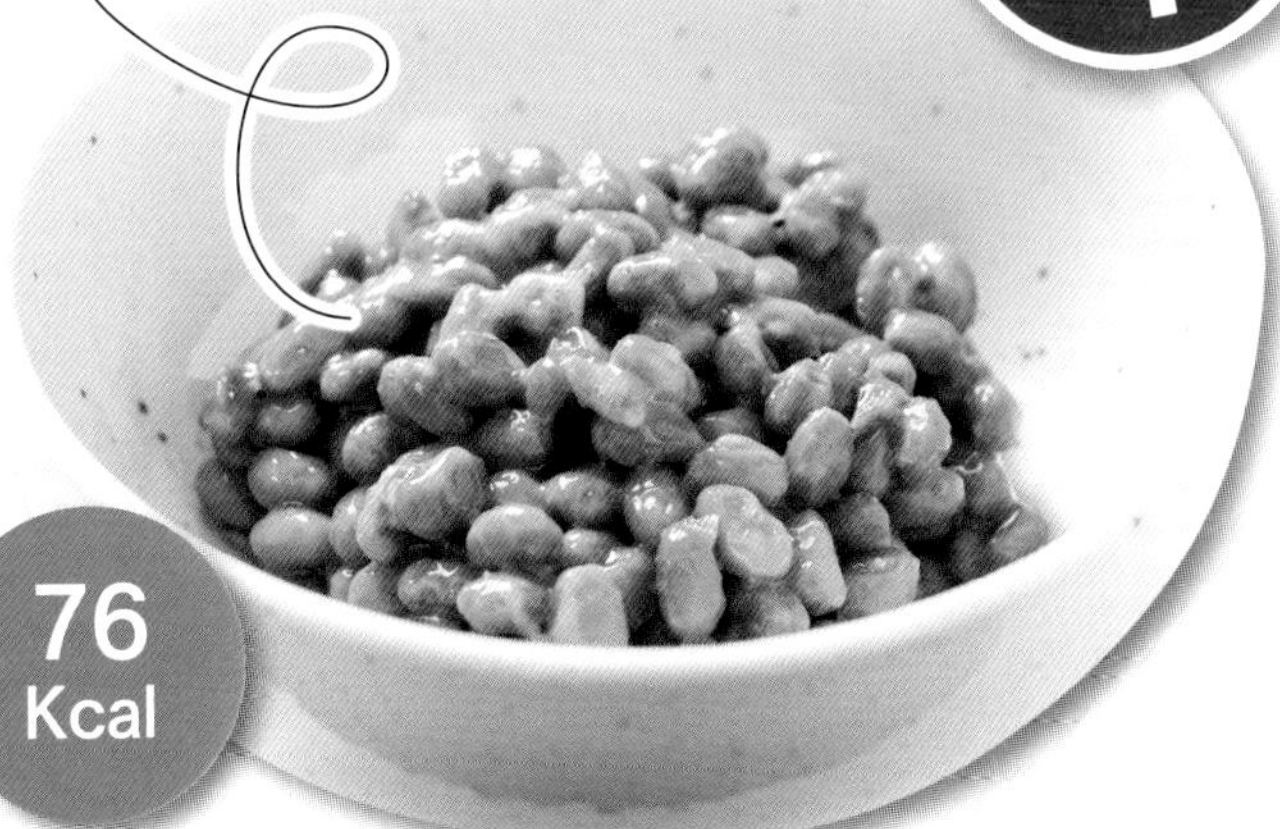

76 Kcal

納豆

太らないコツ

生野菜サラダのドレッシングは、**1人前で大さじ1杯程度が目安**。これぐらいなら、ノンオイルタイプに変更しなくても大丈夫です。

トマトやピーマン、ブロッコリー、クレソンは緑黄色野菜です。緑黄色野菜の**ベータカロテンは油と一緒に食べると吸収率がアップ**します。アンチエイジングに効果的です。

正解：納豆

スープは「缶詰」か「レトルト」がおすすめ

粉末タイプを飲むなら、朝食に！

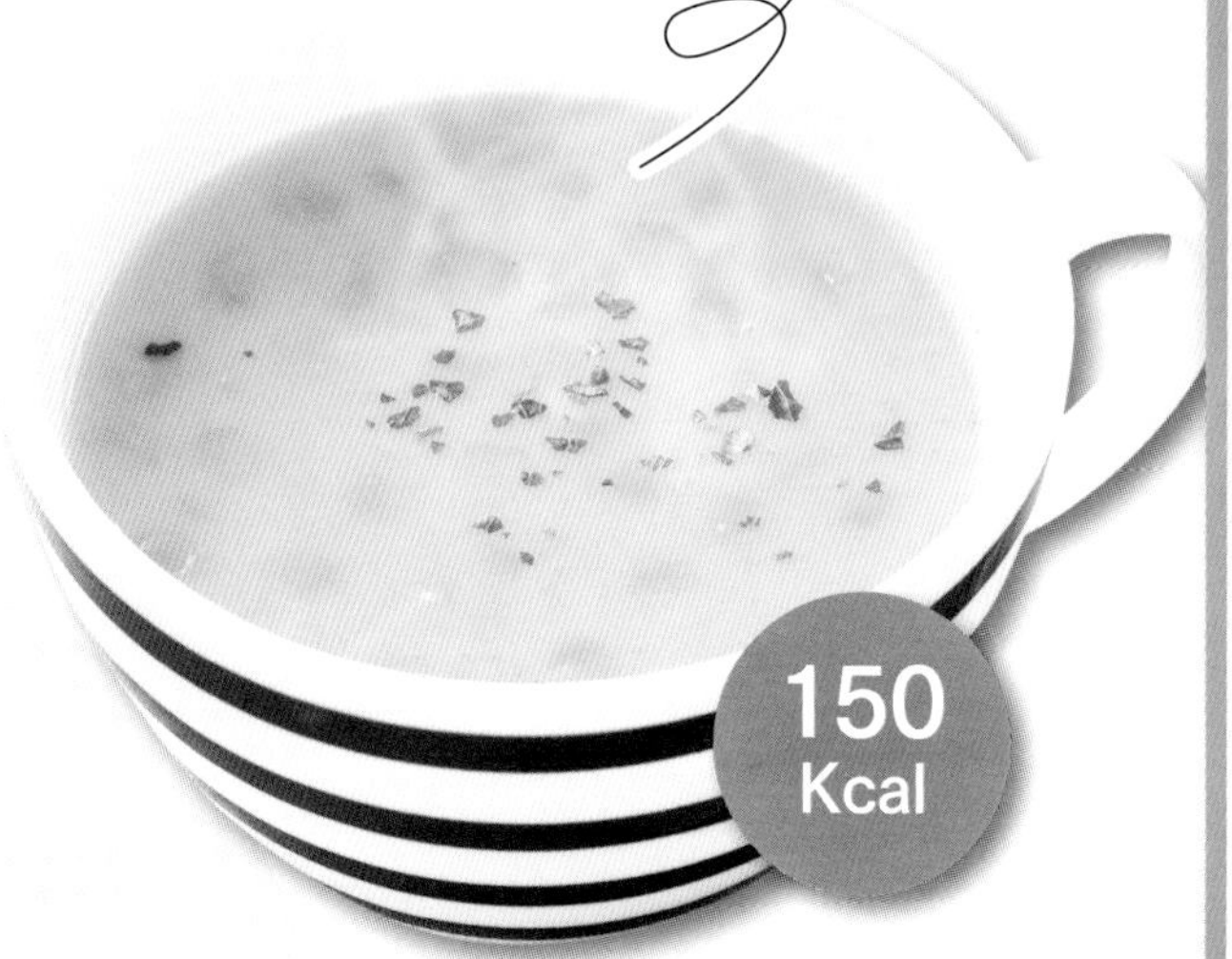

コーンポタージュ

どちらも缶詰、粉末などで簡単につくれるスープですが、太りやすいのはポタージュです。コンソメスープは「洋風だしが効いたプレーンなスープ」。対して、ポタージュは「コンソメに牛乳と野菜（コーン）のピューレが入ったスープ」。つまりポタージュは、**牛乳と野菜の追加分だけカロリーがアップする**のです。

といっても、牛乳と野菜は悪者ではありません。牛乳はたんぱく質とカルシウムの補給源、野菜のピューレは野菜をたっぷり摂ることができます。ところが**粉末**になると話が変わってきます。ポタージュは、使っている野菜の色がついているものの、本来の栄養成分が破壊されていて、**ただのカロリーの塊**でしかないのです。

どっち?

粉末タイプでも低カロリー。
朝昼夕のお手軽スープにおすすめ!

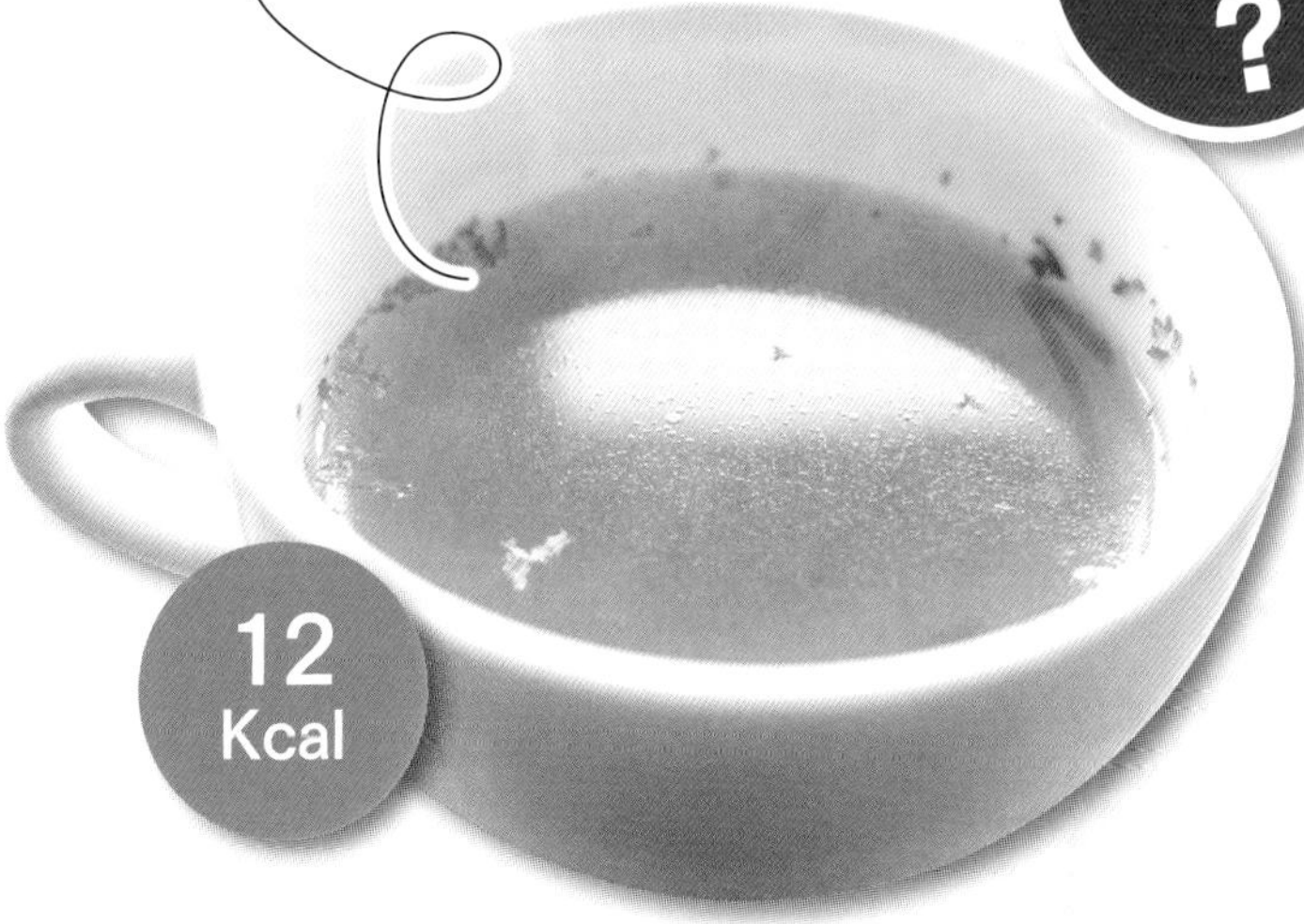

12 Kcal

コンソメスープ

太らないコツ

コンソメはポタージュに比べると野菜が少ないのが欠点。細切りにした野菜（にんじん、たまねぎ、ピーマン、きのこ類など）を追加するだけで、栄養バランスがよくなります。

ポタージュは**缶詰やレトルトなら素材のよさが活かされている**ので、コンソメよりカロリーが高くてもおすすめです。

正解：コンソメスープ

フライは「レモン汁で食べる」のがコツ

1回の目安は1～2個。

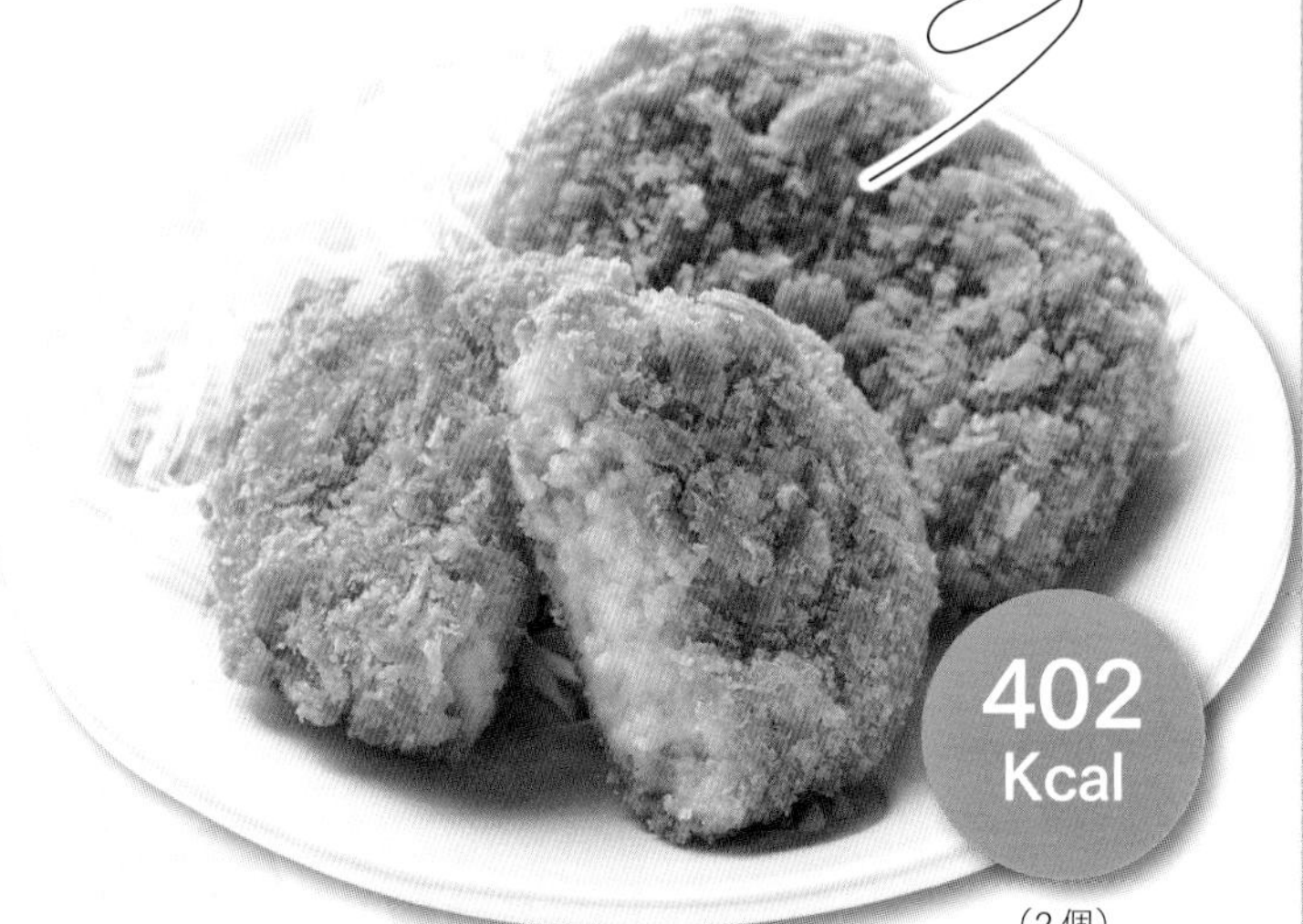

402
Kcal
（2個）

コロッケ

2つのメイン材料「牡蠣」と「じゃがいも」を比べると、牡蠣のほうが、**たんぱく質や亜鉛をはじめとするミネラルが豊富**。

牡蠣フライのほうが圧倒的に太りにくいです。牡蠣に豊富な亜鉛は、体の新陳代謝に欠かせない成分。しっかり亜鉛をとることで太りにくい体にしてくれます。

じゃがいもは量が多いと糖質オーバーで太りやすくなるので、食べすぎに注意が必要です。とはいえ長所もあります。じゃがいもには、**美容に欠かせないビタミンCが豊富**なのです。

意外なことに、じゃがいもには食物繊維も多く含まれています。食べる回数に気をつければ、コロッケは避ける必要はありません。

牡蠣は低脂肪で、
亜鉛が豊富なやせ食材！

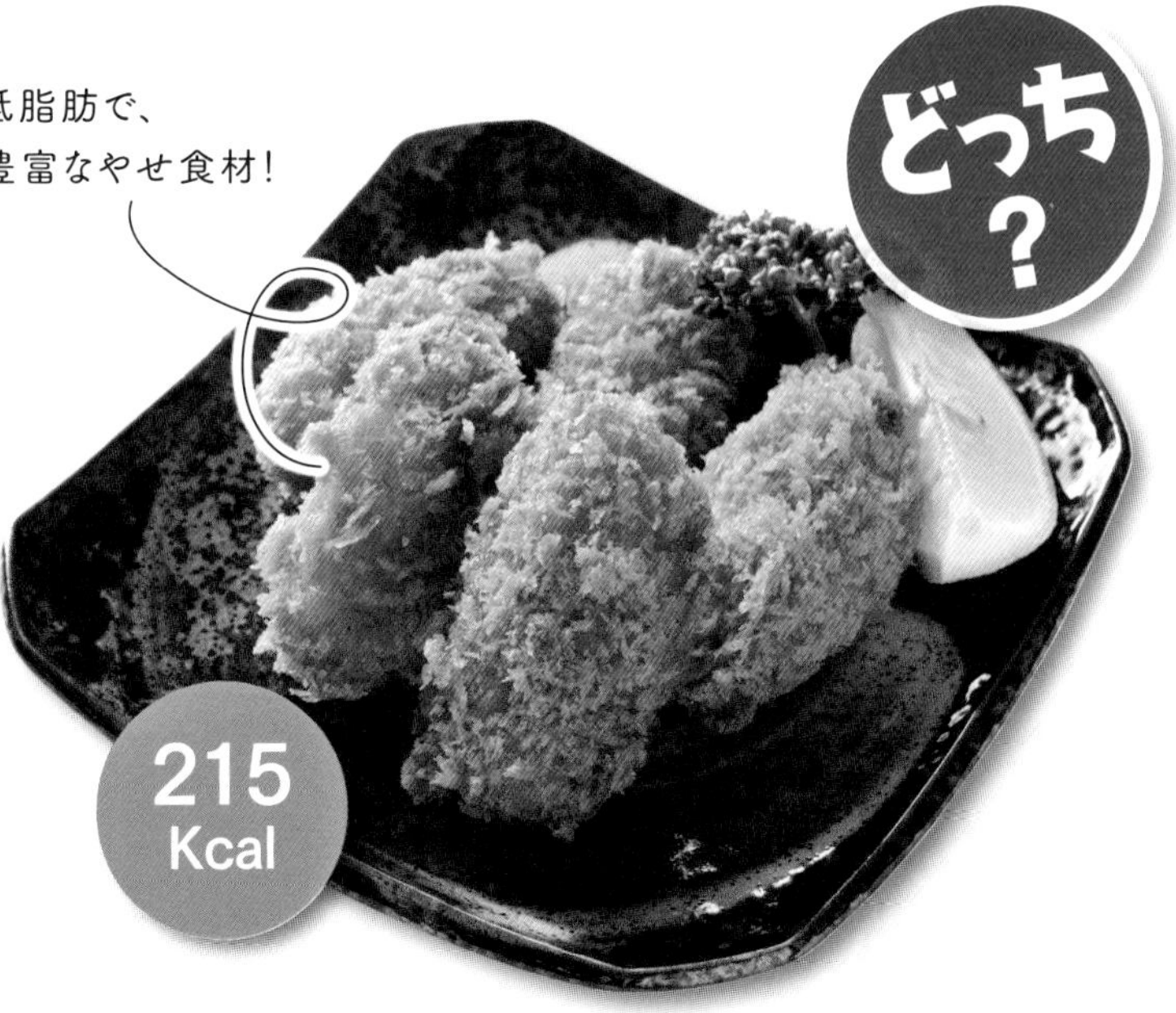

牡蠣フライ

太らないコツ

牡蠣フライといえば、**タルタルソース**です。このタルタルソースが牡蠣フライを太る食べ物に変身させてしまいます。

タルタルソースはマヨネーズがベース。**高カロリー、高脂肪なのでダイエットの大敵**です。できれば、レモン汁やソース、しょうゆなどをつけて食べましょう。

正解：牡蠣フライ

食べても太らない「おかずスープ」

粉末より缶詰、レトルトが
圧倒的に太りにくい!

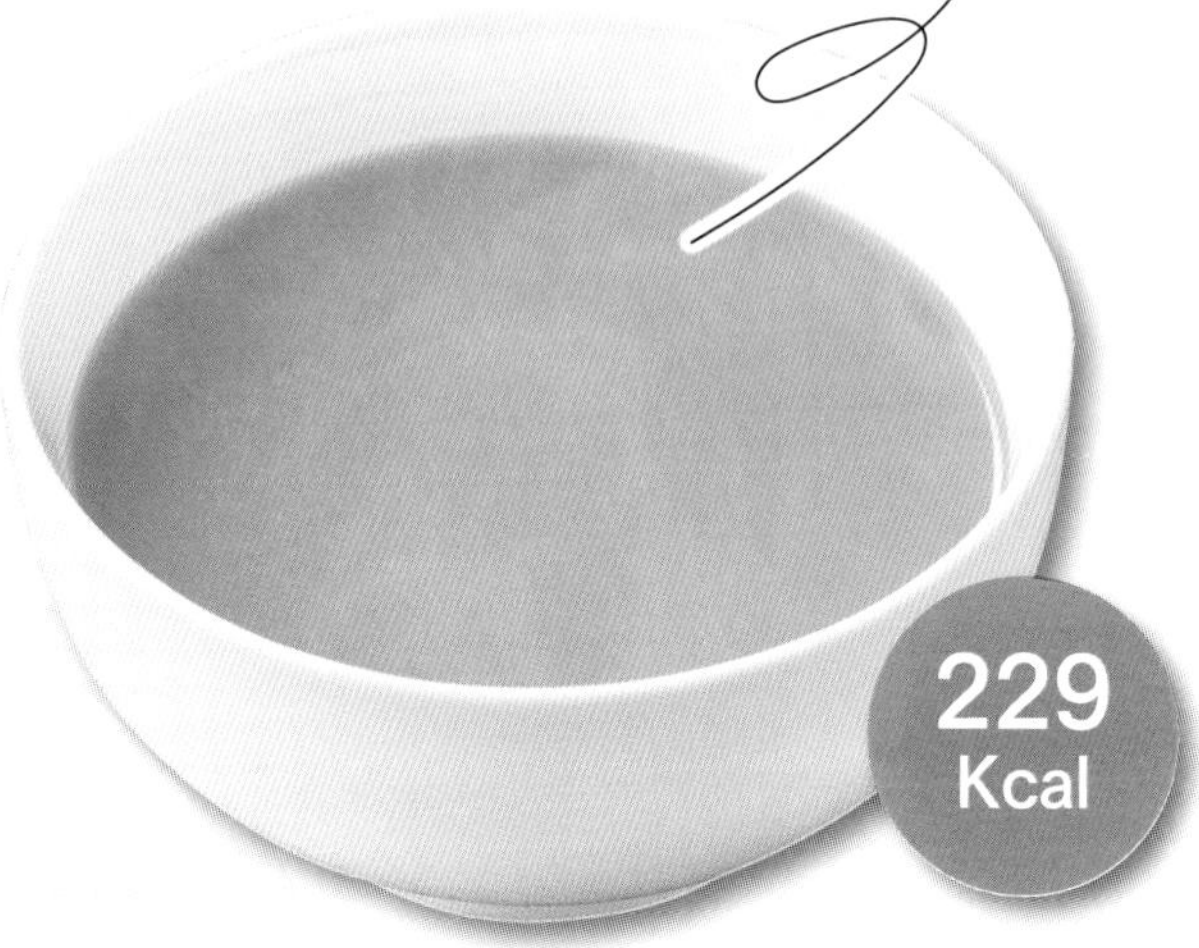

かぼちゃのポタージュ

　豚汁のよさは、「**具だくさん**」なところです。豚肉のほか、ごぼう、大根、にんじん、しいたけなどがたっぷり入っています。

　一方、かぼちゃのポタージュは、かぼちゃのピューレが入っているので、栄養豊富なかぼちゃが食べやすくなっています。しかもポタージュスープには牛乳がしっかり入っているので、たんぱく質とカルシウムが豊富です。

　どちらもそれぞれの良さがありますが、太りにくいのは豚汁です。というのも、豚汁のほうが**野菜が多く脂肪も少ない**からです。

　かぼちゃのポタージュは、案外かぼちゃの量が少ないのが弱点。牛乳のほか、バターを使うレシピで、脂肪が多めになりがちなのです。

具の種類が多いほど、やせ効果大!

どっち?

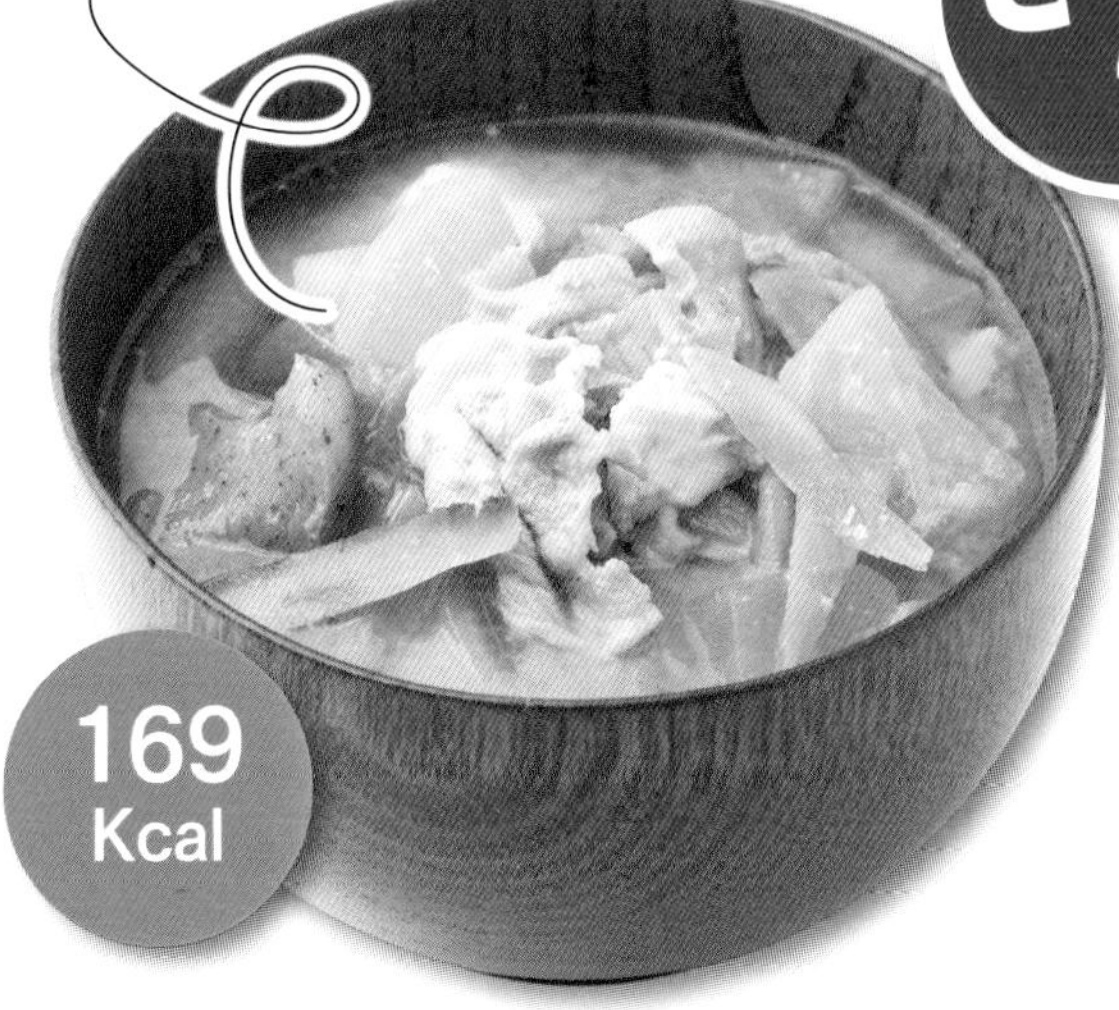

豚汁

太らないコツ

かぼちゃのポタージュは**手づくり、缶詰、レトルトがおすすめ**です。粉末になるとかぼちゃの健康効果がすべて失われてしまいます。

インスタントの豚汁も、野菜がフリーズドライに加工してあるので、栄養成分が破壊されています。手間を省きたいときは、牛丼チェーン店で持ち帰りをするのも手です。

正解：豚汁

「外食」では、メニューの選択肢が多いため、何を食べたらいいのか、悩みどころです。

ヘルシーだと思ったら、じつは高カロリーだったり、こってりだと思ったら、意外に健康的だったり……という勘違いもよくあります。

ここでは、そんな間違いやすい「外食メニュー」を厳選して、太らない選び方を紹介します。

外食をする際の目安にしてください。

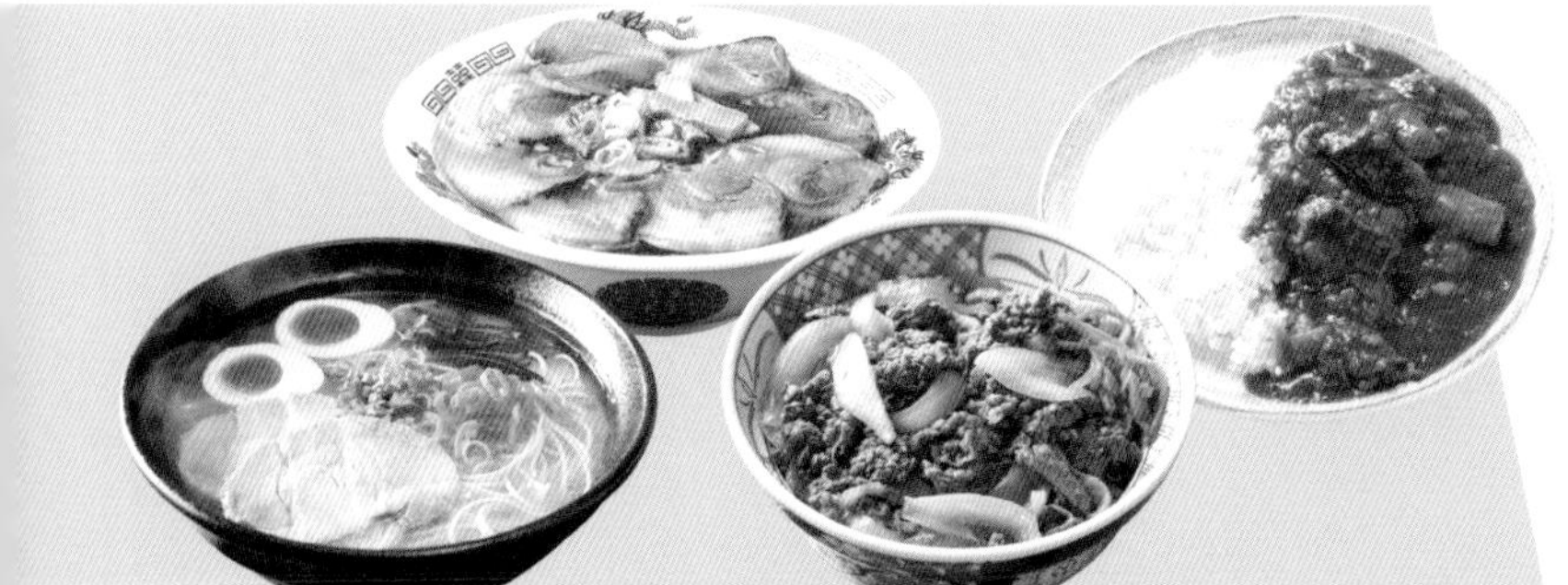

5章

食べても太らない「外食メニュー」は、どっち？

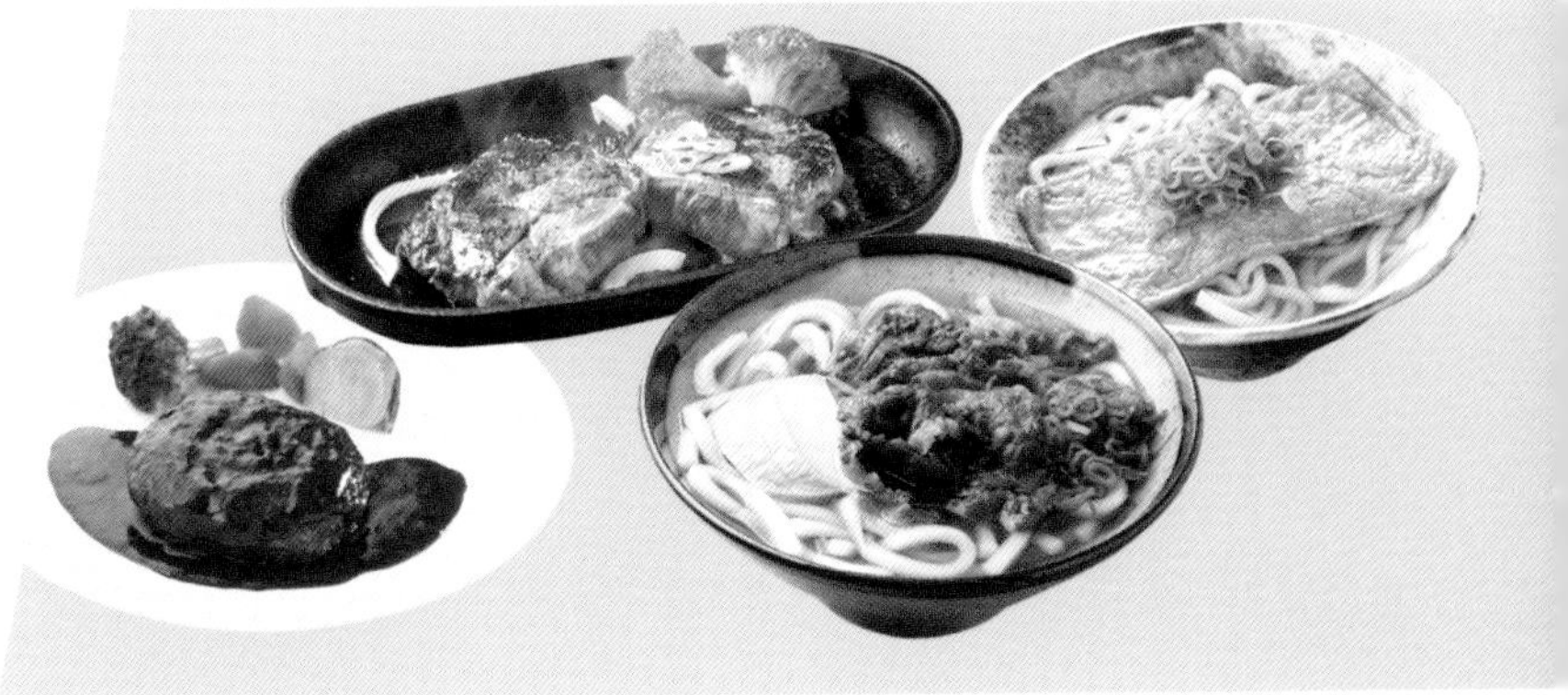

ファーストフード店の「二枚看板」、意外な盲点とは？

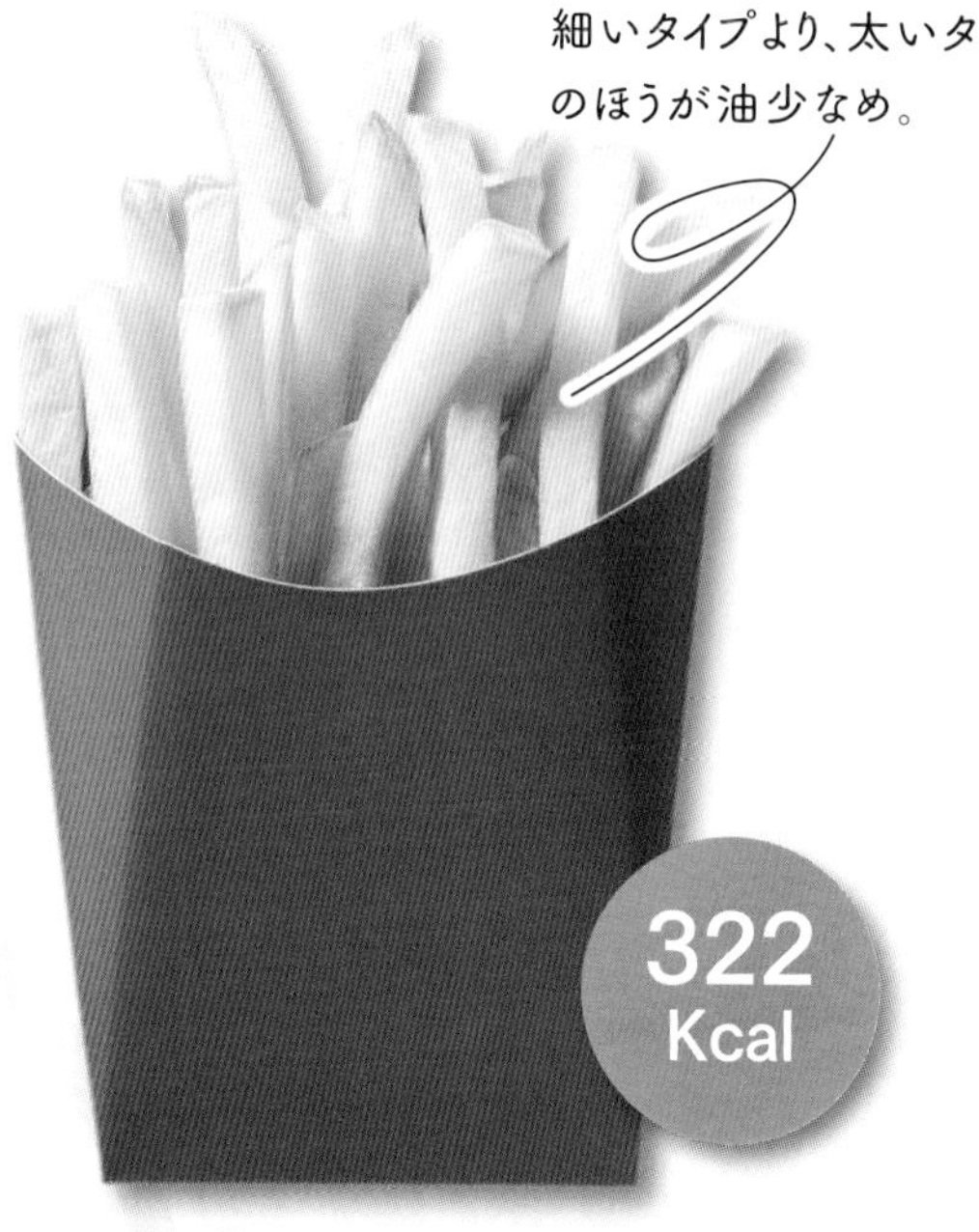
細いタイプより、太いタイプのほうが油少なめ。
322 Kcal

ポテト M

ファーストフード店の二大看板、チーズバーガーとポテト。じつは、この2つのカロリーはほぼ同じ。セットで注文すると、チーズバーガーを2個食べているような状態になるのです。

ただ、糖質と脂肪の分量に大きな差があります。ポテトはじゃがいもの**糖質と揚げ油の脂肪のコンビで太るメニューの筆頭格**。もちろんチーズバーガーにもパンの糖質や、肉とチーズに脂肪が含まれます。でも決定的に違うのは、チーズバーガーには「やせる栄養素」たんぱく質がしっかり入っていること。

しかも、チーズには脂肪の代謝を促すビタミンB_2も豊富。ですから、セットで食べるとポテトのほうが太るのです。

むしろ、ダブルバーガー1個のほうがおすすめ。

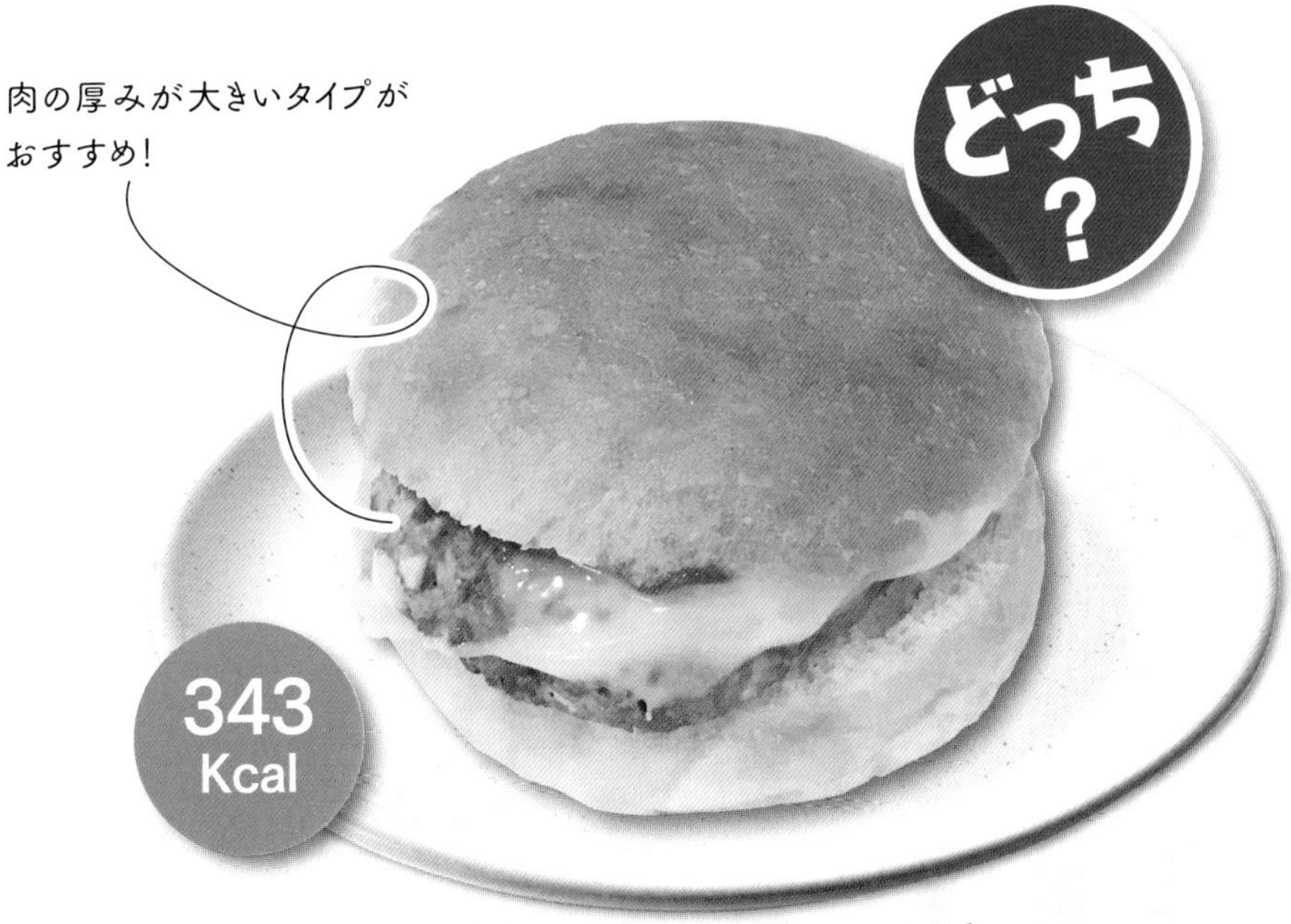
肉の厚みが大きいタイプがおすすめ!
どっち？
343 Kcal

チーズハンバーガー

太らないコツ

ハンバーガーのセットにすると、さらに太りやすくなるのがコーラや炭酸飲料。**ポテトとコーラの組み合わせが最も危険**です。

セットにするなら、ポテトをカットして、ダブルタイプのハンバーガーを1個、そして、コーヒーやウーロン茶、果汁100％のオレンジジュースにすることです。

正解：チーズハンバーガー

意外にヘルシーなハンバーガーは、どっち？

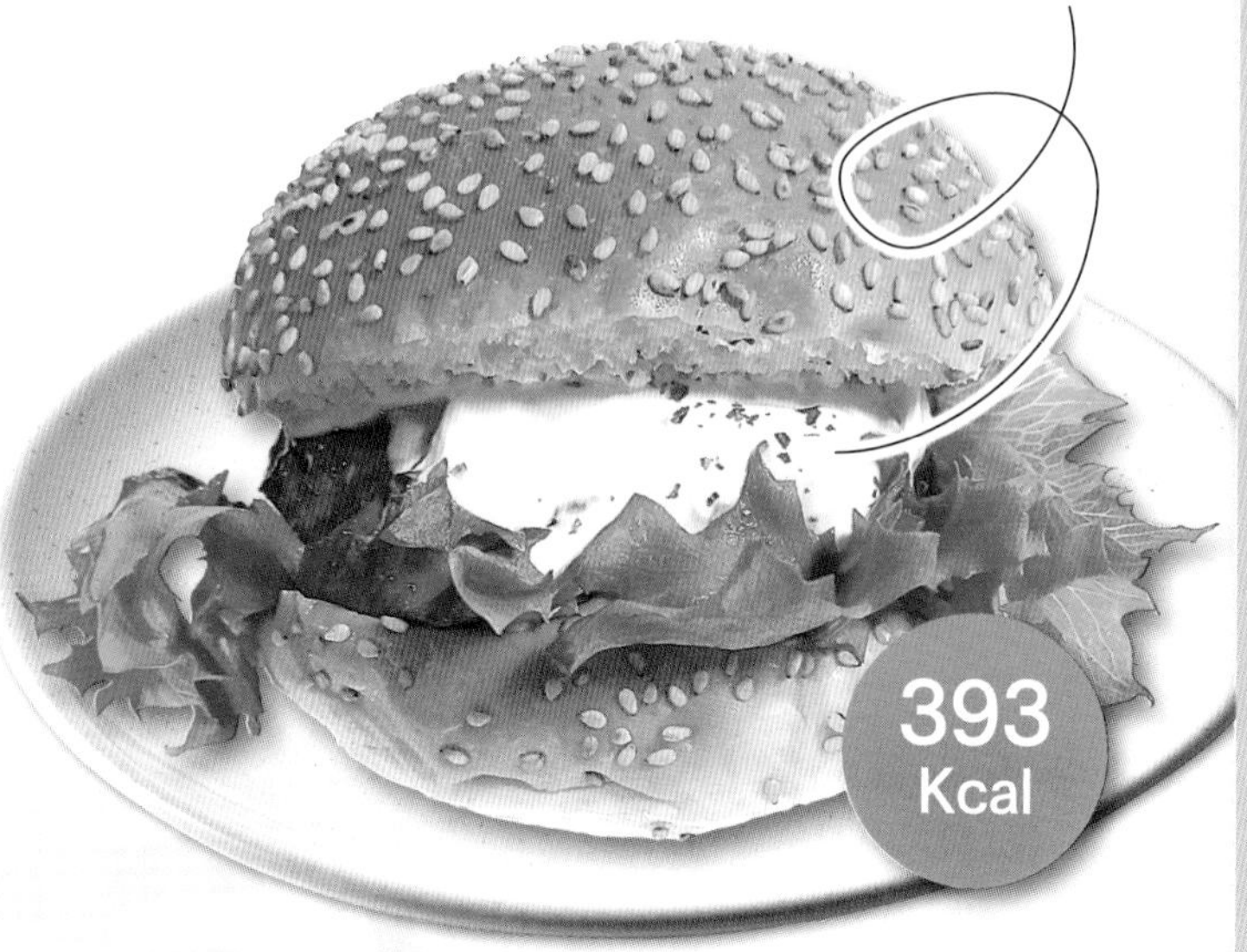
マヨネーズが多いので、
メニューの写真でチェック！
393
Kcal

照り焼きバーガー

この2つの違いは「ライス」か「パン」か。

焼き肉バーガーは、手でつかんで食べやすいように、お米をぎゅっと圧縮してバンズ（パン）のようにつくられています。**見た目よりも、お米の量が多め**なので、バンズに比べて糖質は高いです。

といっても、カロリー差はあまりありません。

ただ、脂肪の量（比率）はかなり違います。これが太りやすさの決め手になります。

照り焼きバーガーのおいしさは、照り焼きソースに**マヨネーズがたっぷりかかっている**から。

対して焼き肉バーガーは、焼き肉のタレだけ。焼き肉の脂身が気になったとしても、マヨネーズの脂肪の多さに比べたら、問題にはなりません。マヨネーズを使っていないタイプを選びましょう。

どっち?

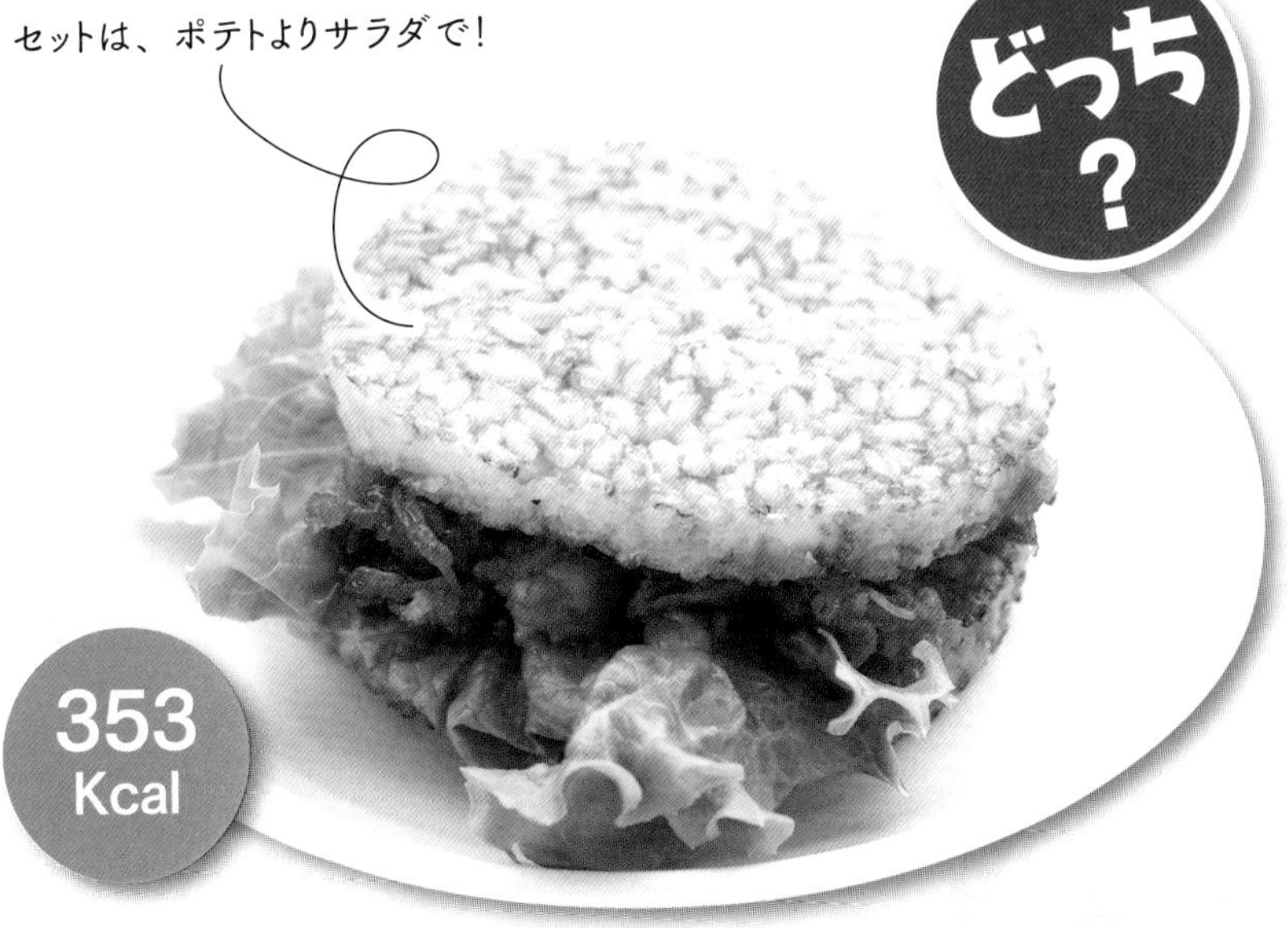
セットは、ポテトよりサラダで!
353
Kcal

焼き肉ライスバーガー

太らないコツ

セットにするサイドメニューやドリンクで太りやすさが大きく変わってきます。サラダだと50キロカロリー程度ですが、ポテトMだと250～400キロカロリーもあります。

ポテトを食べたいときは**Sサイズ**に変更し、ドリンクは**無糖タイプ**や**カフェオレ**、**果汁100％のジュース**を選びましょう。

正解：焼き肉ライスバーガー

野菜の分量は同じでも、ここで差がつく

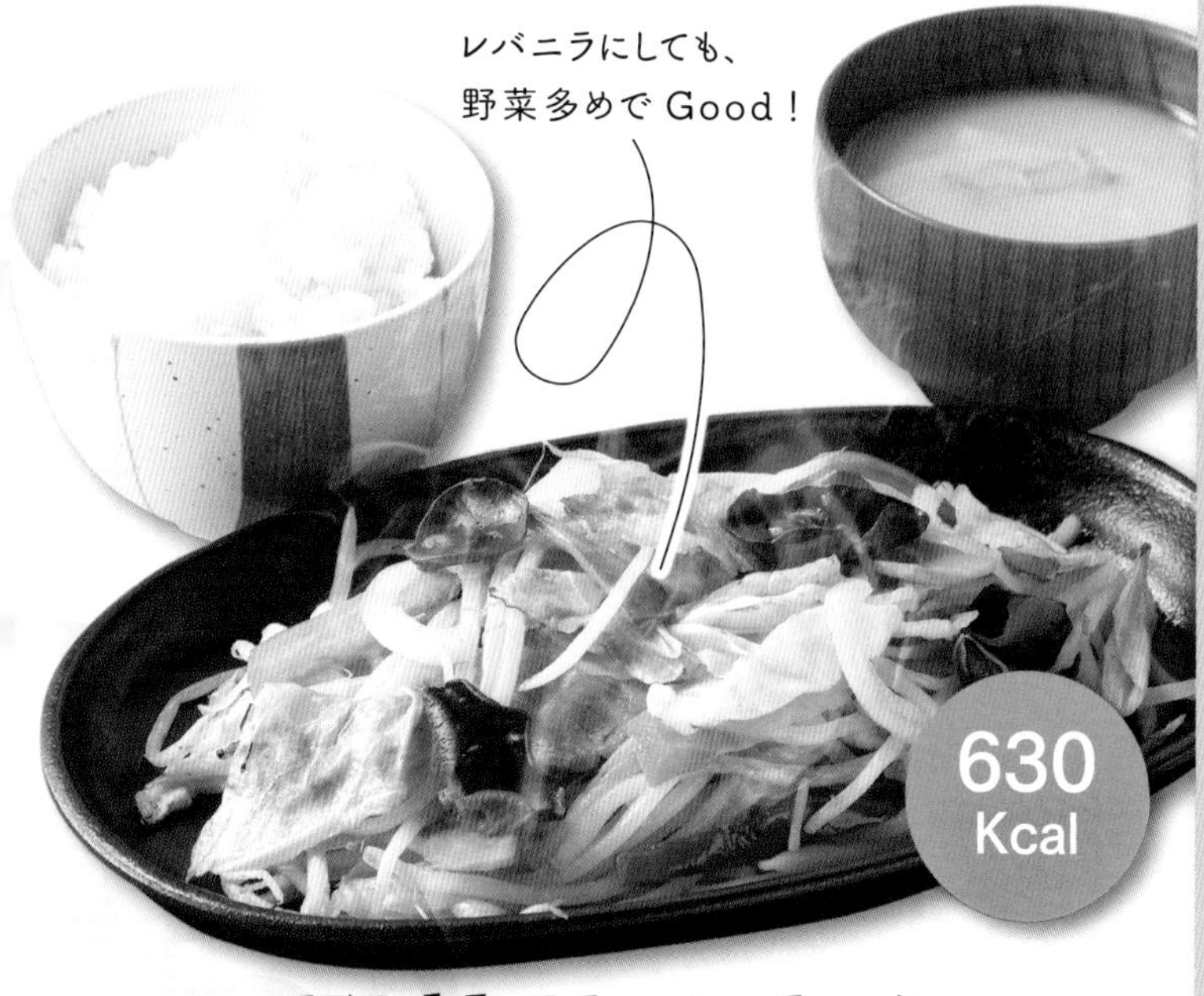
レバニラにしても、
野菜多めでGood！
630
Kcal

野菜炒め定食

野菜炒め定食は、野菜をたくさん食べることができる貴重なメニューです。野菜は炒めるとカサが減るので、**生野菜になおすと見た目の2倍ぐらいの量**を食べられます。

しょうが焼き定食も、意外に野菜がたっぷり。つけ合わせの生野菜の量が多いからです。

この2つのメニューの**「太りにくさ」はたんぱく質の量で決まります。**

野菜炒め定食は、豚肉が少し混じっている程度ですが、しょうが焼き定食は豚肉がしっかり入っています。豚肉の量が多ければ、脂肪の代謝に必要なたんぱく質、ビタミンB_1、ビタミンB_2も豊富だということです。

豚肉量が多いしょうが焼き定食がおすすめです。

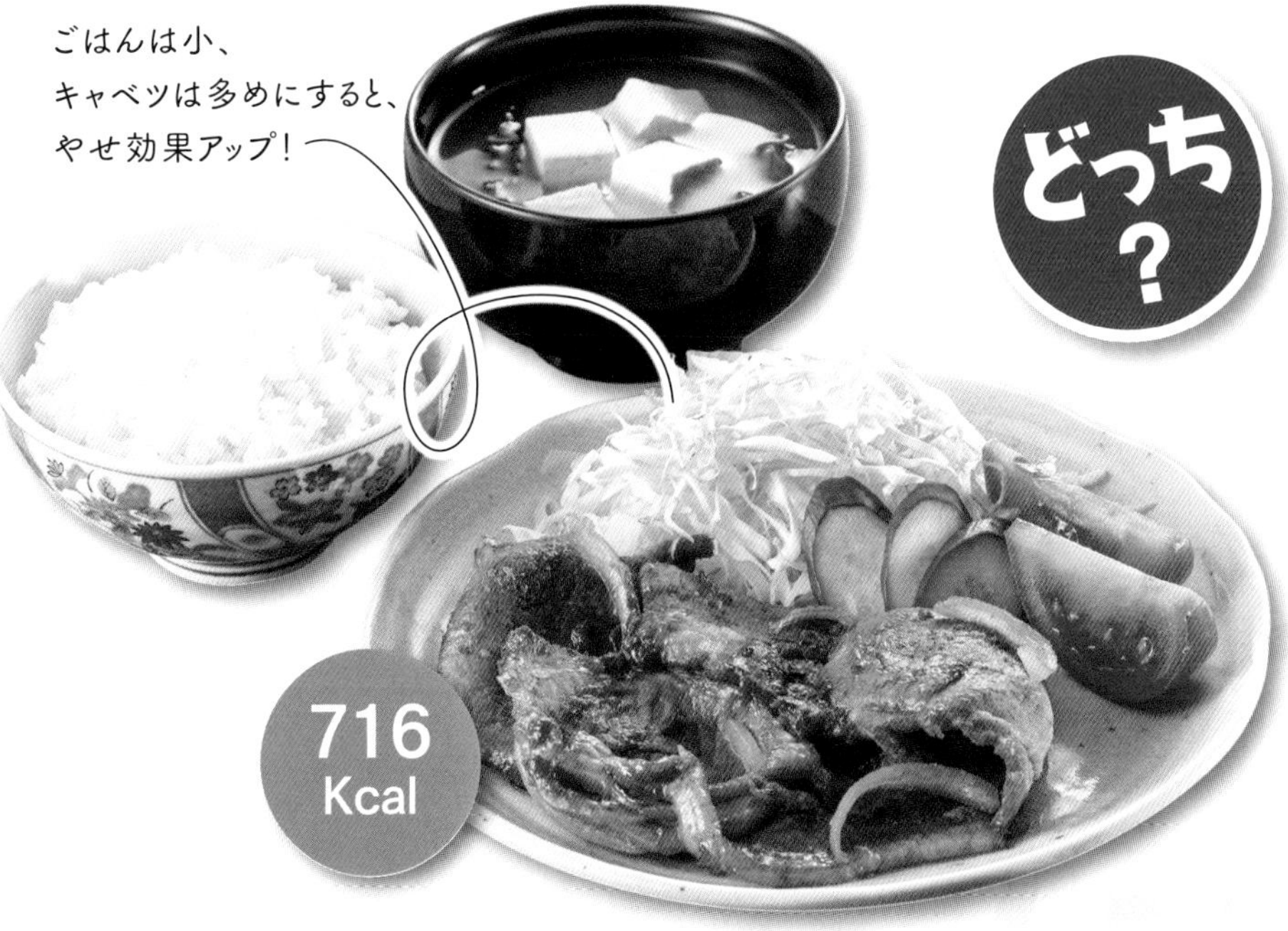
ごはんは小、
キャベツは多めにすると、
やせ効果アップ！
716
Kcal

どっち？

しょうが焼き定食

太らないコツ

野菜炒め定食は、**野菜不足に悩む人におすすめ**。定食類の中でもカロリーが低く、食物繊維も豊富です。「豚肉も野菜もしっかり摂る」なら、肉野菜定食もいいですね。

ただ、どちらも塩分が高め。次の食事で生野菜をたくさん食べて塩分を追い出しましょう。

正解：しょうが焼き定食

おいしい「魚定食」の太らない選び方

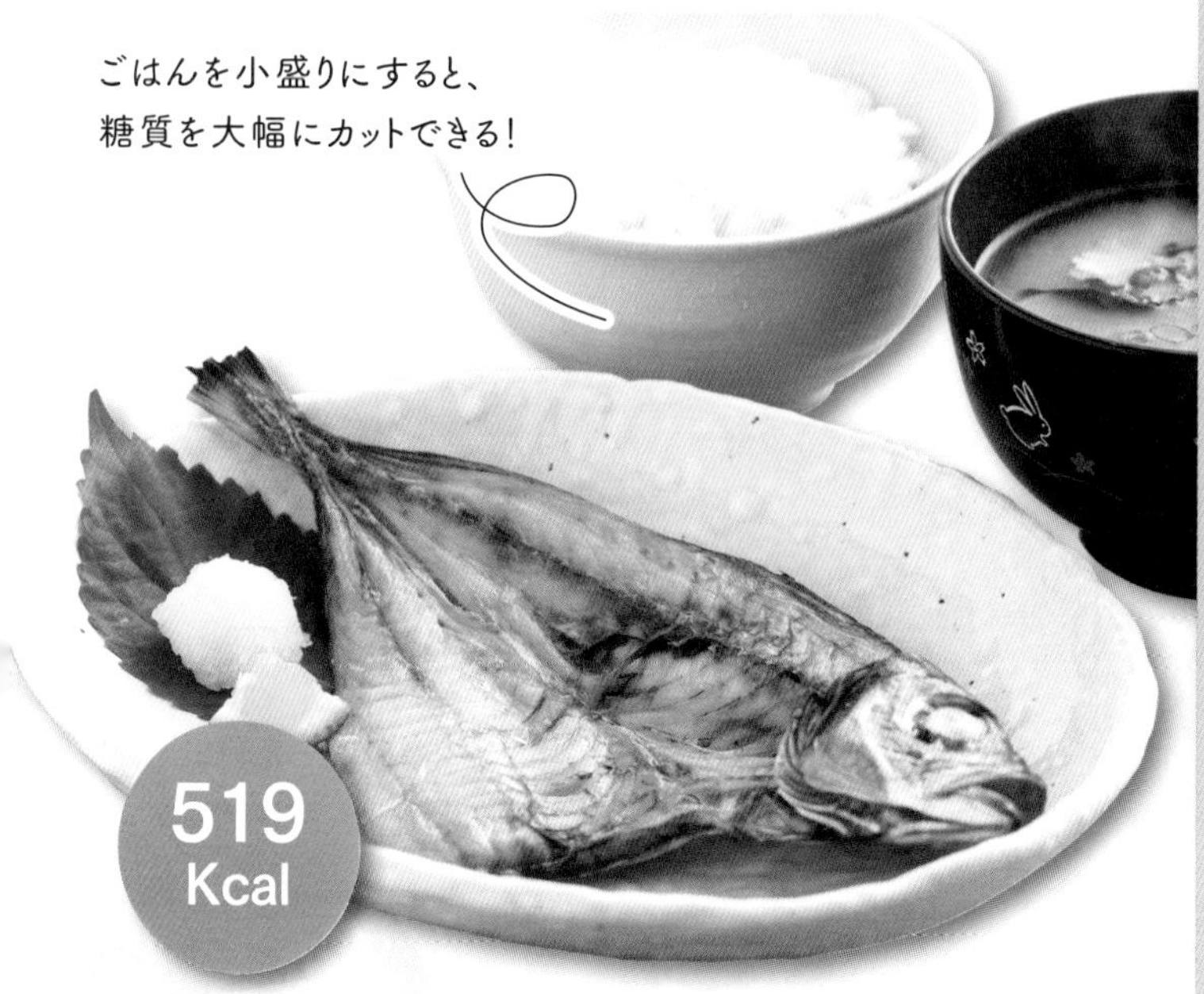
ごはんを小盛りにすると、
糖質を大幅にカットできる!
519
Kcal

アジの塩焼き定食

サバとアジという青魚を使った健康的な定食。どちらも太りにくいメニューです。ただ、「サバ」か「アジ」かという、魚の種類によって意外な差がつきます。

カロリーが低いのはアジの開きですが、目を向けるのはほかにもあります。サバの味噌煮のほうがサバの分量が多く、**たんぱく質と脂肪の量が多い**のです。しかもサバは、ビタミンB_1、ビタミンB_2、ビタミンB_6、ビタミンB_{12}、ナイアシンなど、**糖質や脂肪をエネルギーに変える栄養素**をたくさん含んでいます。

ちなみに、サバとアジの脂肪は、血管の詰まりを溶かしたり、コレステロールや中性脂肪を下げる効果があるので、体にいい脂肪です。

どっち？

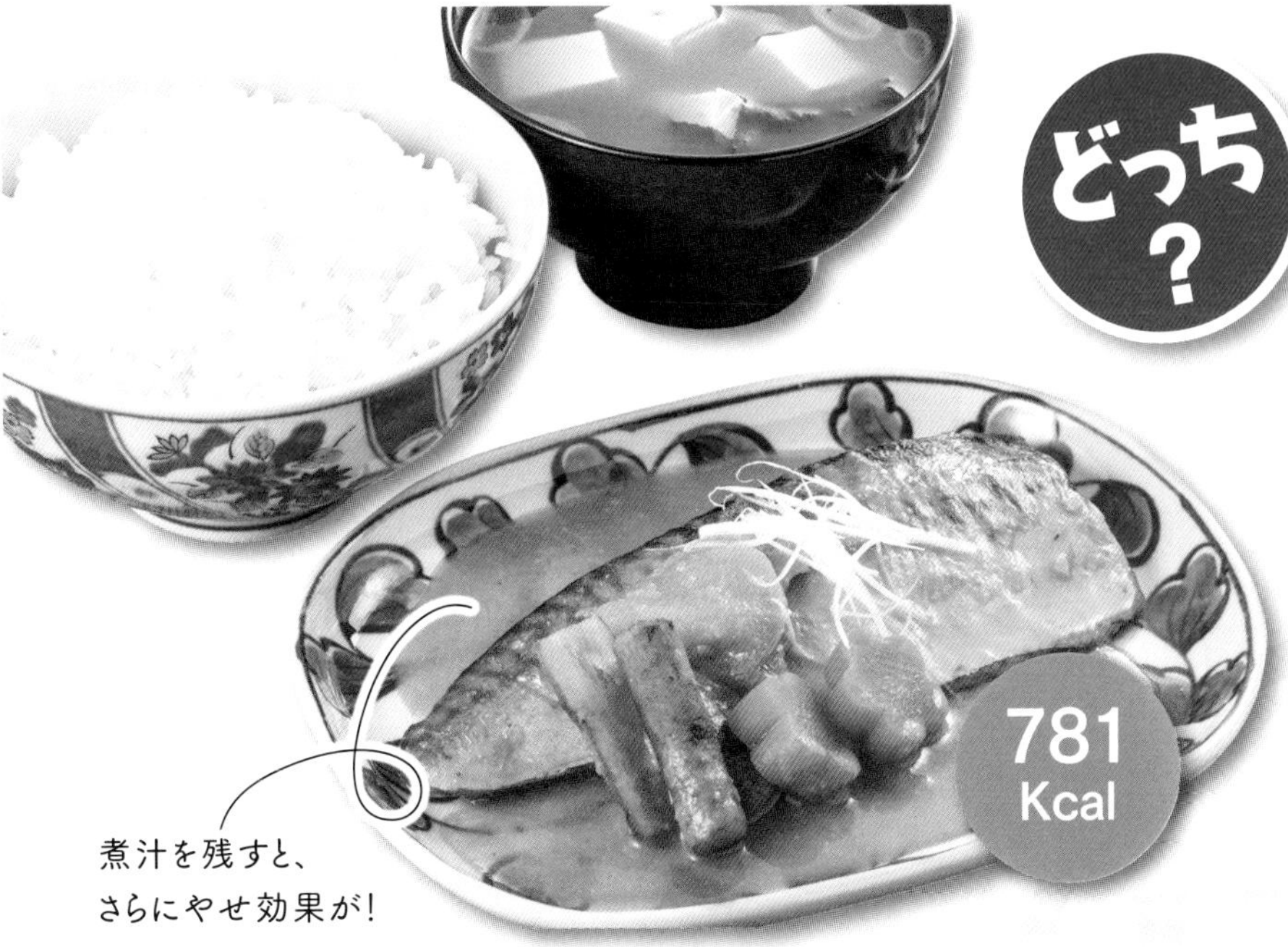

煮汁を残すと、
さらにやせ効果が！

サバの味噌煮定食

太らないコツ

アジは、糖質をエネルギー源に変えるビタミンB_2が豊富。しかもアジは良質なたんぱく質源です。サバに比べてカロリーが低いという良さもあるので、太らない食事には欠かせない食品です。

アジは刺身や塩焼きで食べると太らない食生活にぴったりです。

正解：サバの味噌煮定食

ランチは、この「お肉定食」で決まり！

主食は、パンより
ライスがおすすめ！

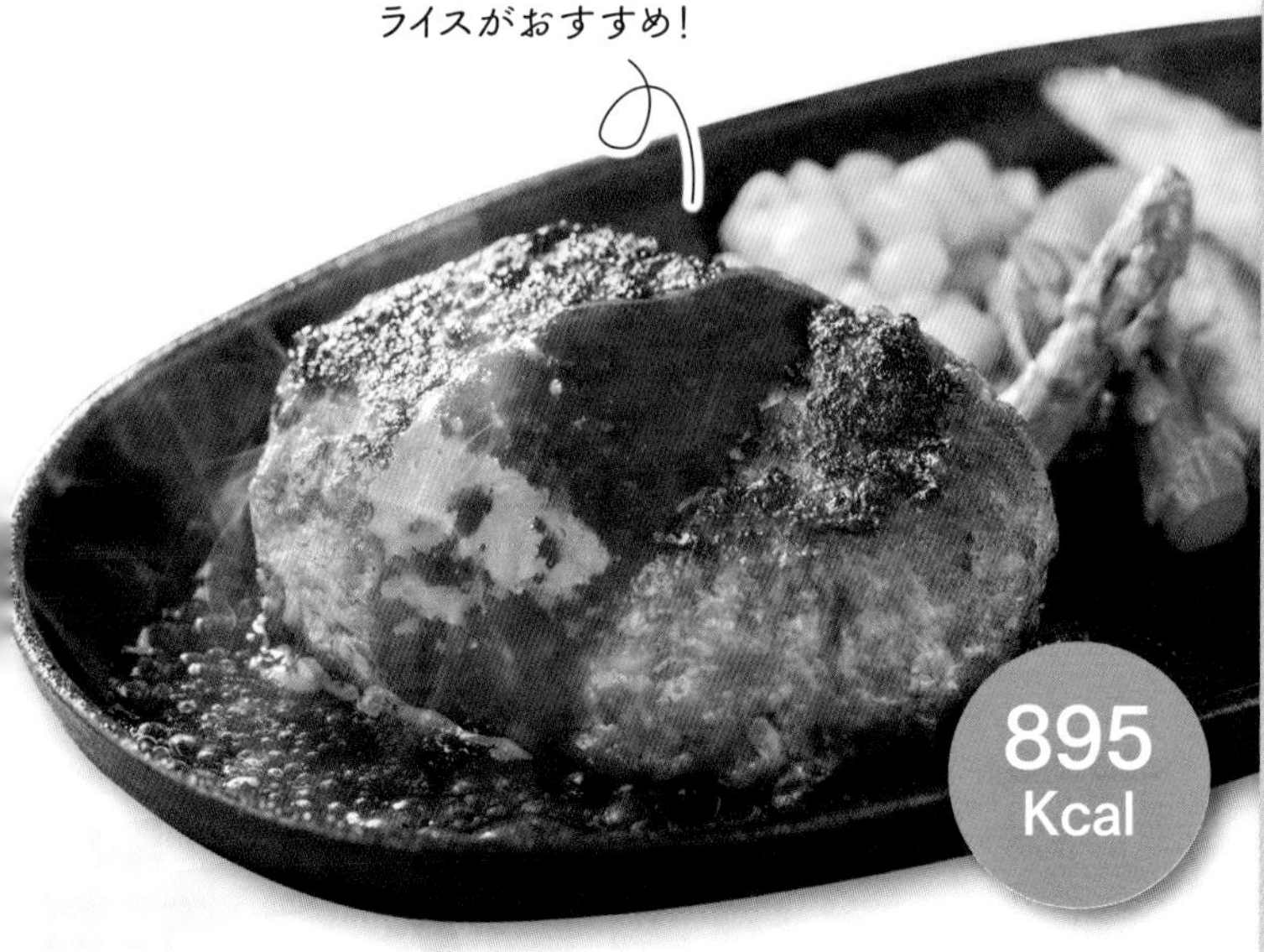

ハンバーグ定食

揚げ物のほうが太りそうですが、じつは違います。ハンバーグの「ひき肉」には脂肪がたっぷり。特に肉汁がジュワッと出るタイプは脂肪が多い証拠です。この肉汁には、**うま味成分と同時に溶けた脂肪がたくさん入っている**のです。

一方、チキンカツは揚げ物で脂肪は多いものの、チキンが脂肪の少ない胸肉を使っているために、全体では脂肪量は抑えめです。

つけ合わせにも差があります。

ハンバーグには、必ずフライドポテトがついてきます。**脂肪と糖質の塊**で太りやすくなります。

チキンカツは、キャベツの千切りなど生野菜がセットになっていることが多く、脂肪とカロリーが抑えられているのです。

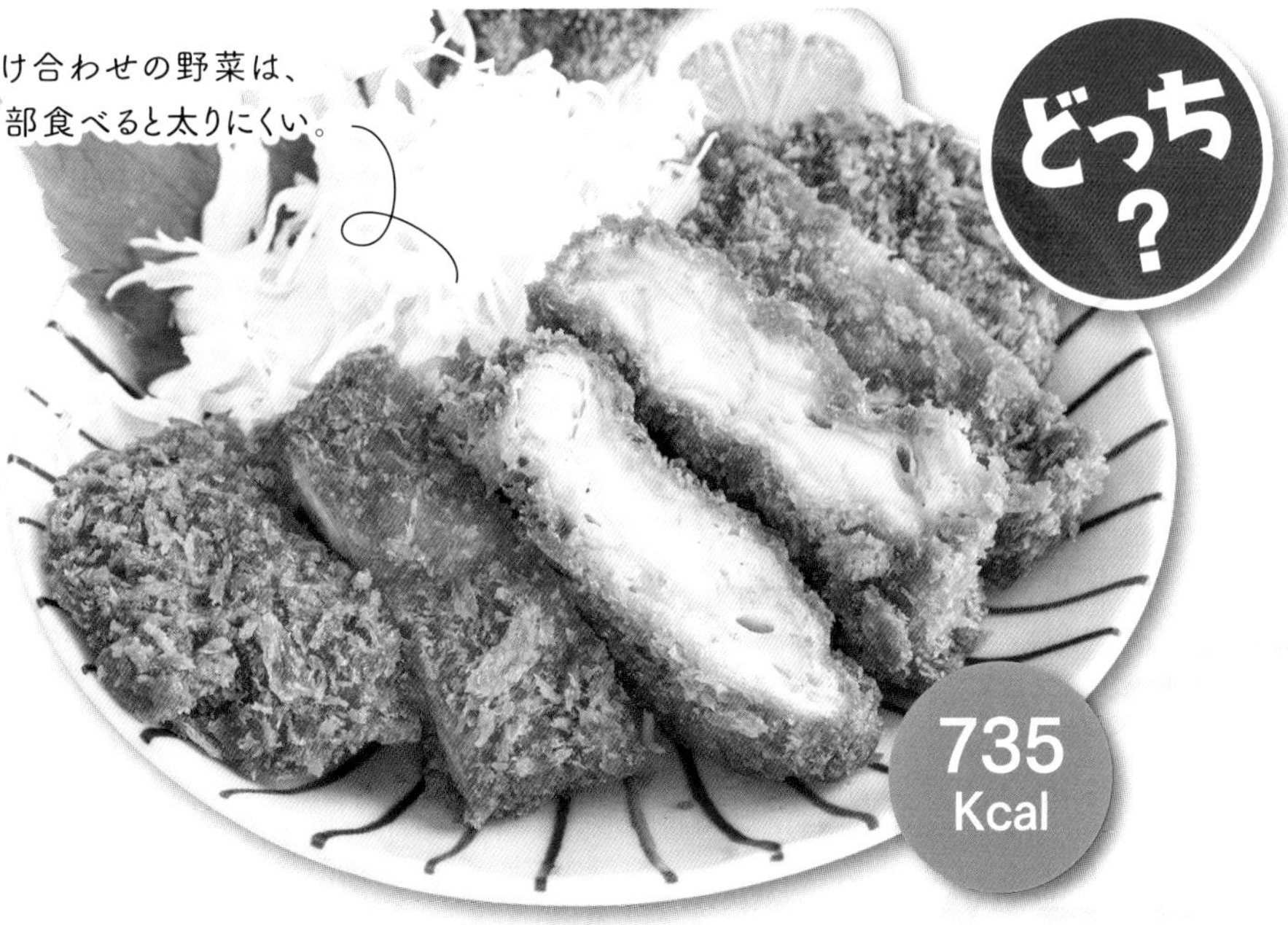
つけ合わせの野菜は、
全部食べると太りにくい。
どっち？
735
Kcal

チキンカツ定食

太らないコツ

ハンバーグは悪者ではありません。味もおいしく、食事を楽しみたいときにはおすすめ。

ただ、**チーズ入りは危険**です。脂肪が多めのハンバーグに、高脂肪のチーズが追加されると、完全に脂肪オーバーになります。チーズ入りを選ぶなら、3回に1回程度の頻度にするのがコツです。

正解：チキンカツ定食

うまさの頂上対決——意外にも太るのは、こっち！

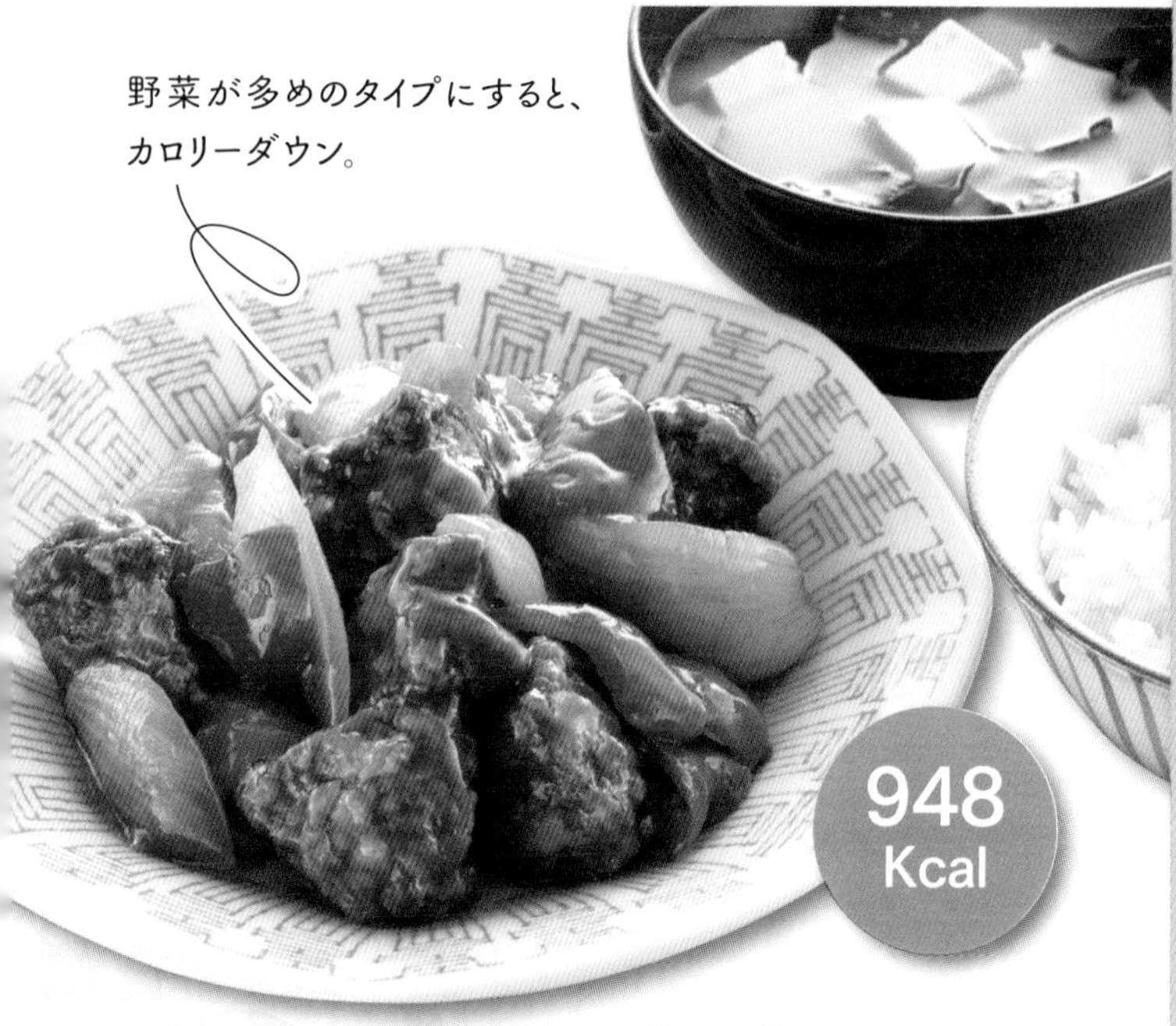
野菜が多めのタイプにすると、カロリーダウン。
948 Kcal

酢豚定食

酢豚は酢が利いていて、野菜も多いので太りにくそうな印象があります。一方、ヒレカツは揚げ物なので、カロリーが高そうに見えます。

ところが、実際に太りやすいのは酢豚です。

酢豚の豚肉、野菜類はすべて油通し（素揚げ）してあるからです。

酢豚の豚肉は、比較的脂肪の少ないロース肉ですが、**ヒレのほうがさらに脂肪量が少なめ**です。

また酢豚には、酢の味をマイルドにするため**ケチャップや砂糖が多め**。とろみをつける片栗粉からも糖質がプラスされています。

対して、ヒレカツはカツ用ソースだけなので余計な糖質がついてきません。

選ぶなら、ヒレカツで決まりです。

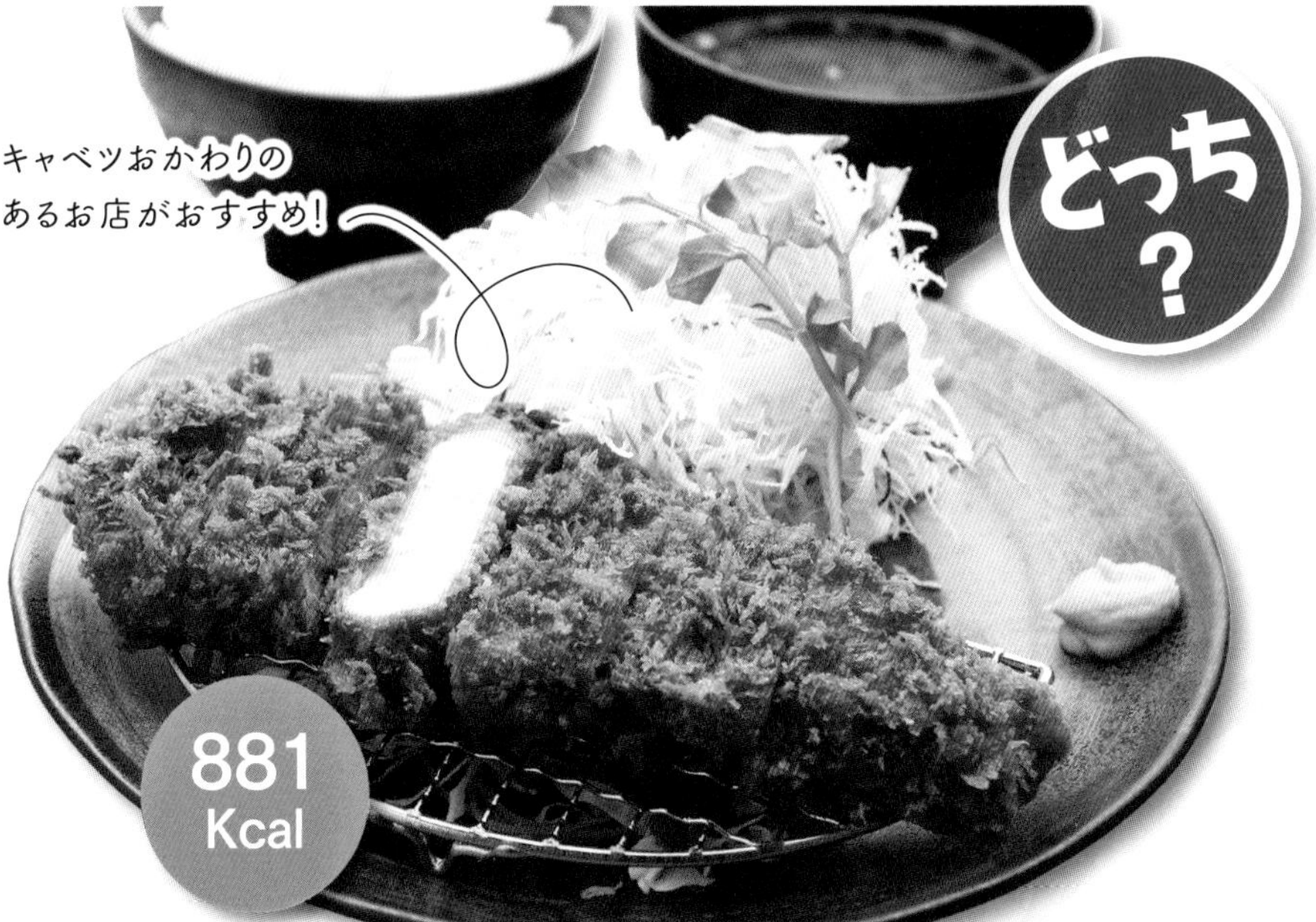
キャベツおかわりの
あるお店がおすすめ!
どっち
?
881
Kcal

ヒレカツ定食

太らないコツ

外食では野菜が不足しがちですが、野菜が豊富な酢豚はもってこい。頻繁に食べるのはおすすめできませんが、栄養のバランスをとりやすくしてくれるメニューです。

甘酸っぱい味は疲労回復にも効果的です。疲れるとムダな食欲がわいて太りやすくなるので、疲れを感じたときに食べましょう。

正解：ヒレカツ定食

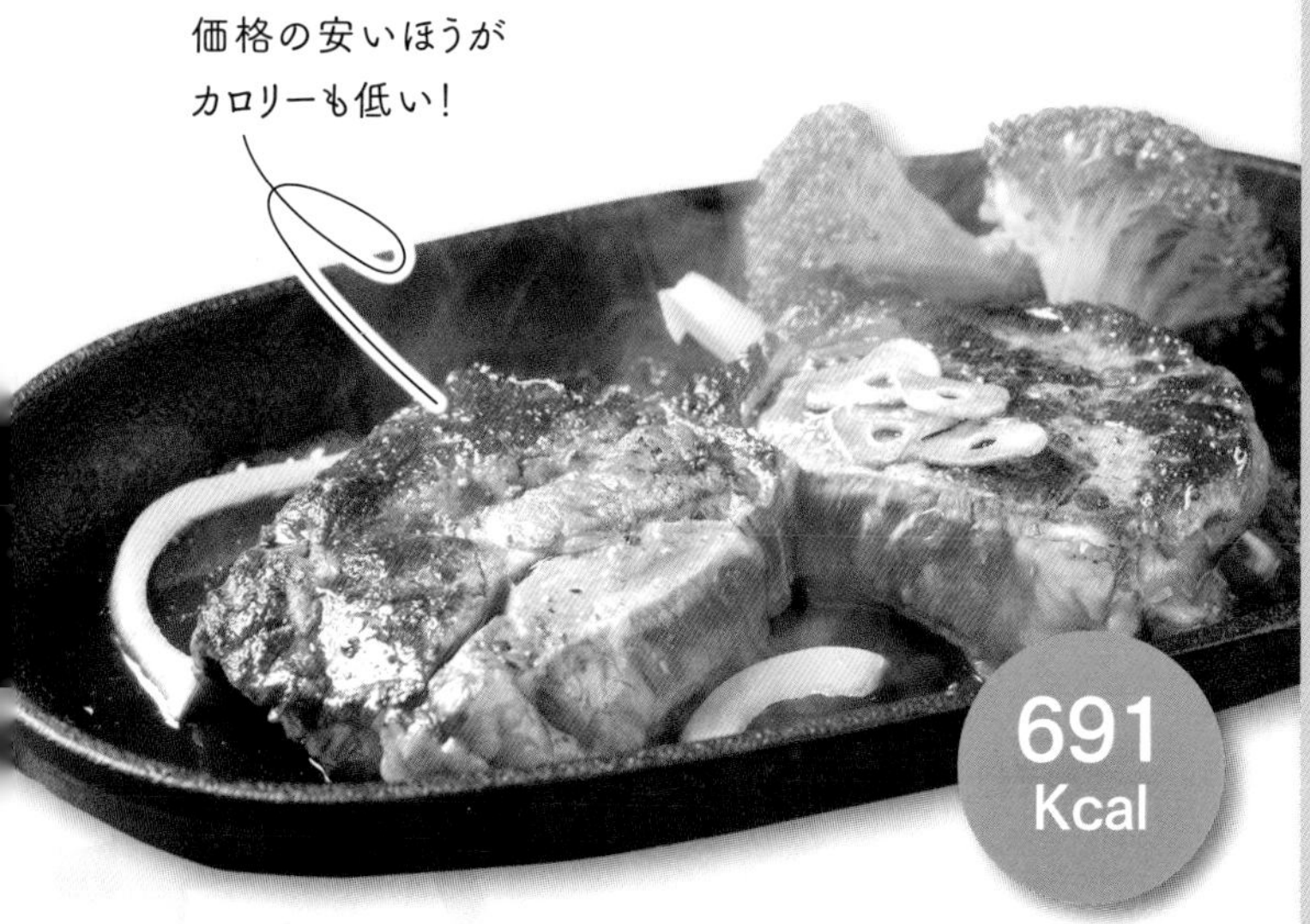
価格の安いほうが
カロリーも低い!
691
Kcal

ステーキ

ステーキは、サーロインやフィレなど部位によってカロリーや脂肪の量が変わってきます。でも、牛肉の赤肉の栄養的な成分に違いがあるわけではありません。なんといってもステーキには**牛肉ならではの「やせる栄養素」**がたくさん入っています。

牛肉の良さは良質なたんぱく質源であること。それに加え、糖質や脂肪をエネルギーに変えて燃やしてしまうビタミンB群や、新陳代謝を活発にする亜鉛が豊富です。亜鉛が十分にあると、食事の**カロリーをどんどんエネルギーとして使える**ようになります。

ハンバーグは牛肉と豚肉のひき肉をブレンドしてあるため、牛肉の良さが活かしきれないのです。

どっち?

ソースを和風おろしにすると
カロリーダウン。

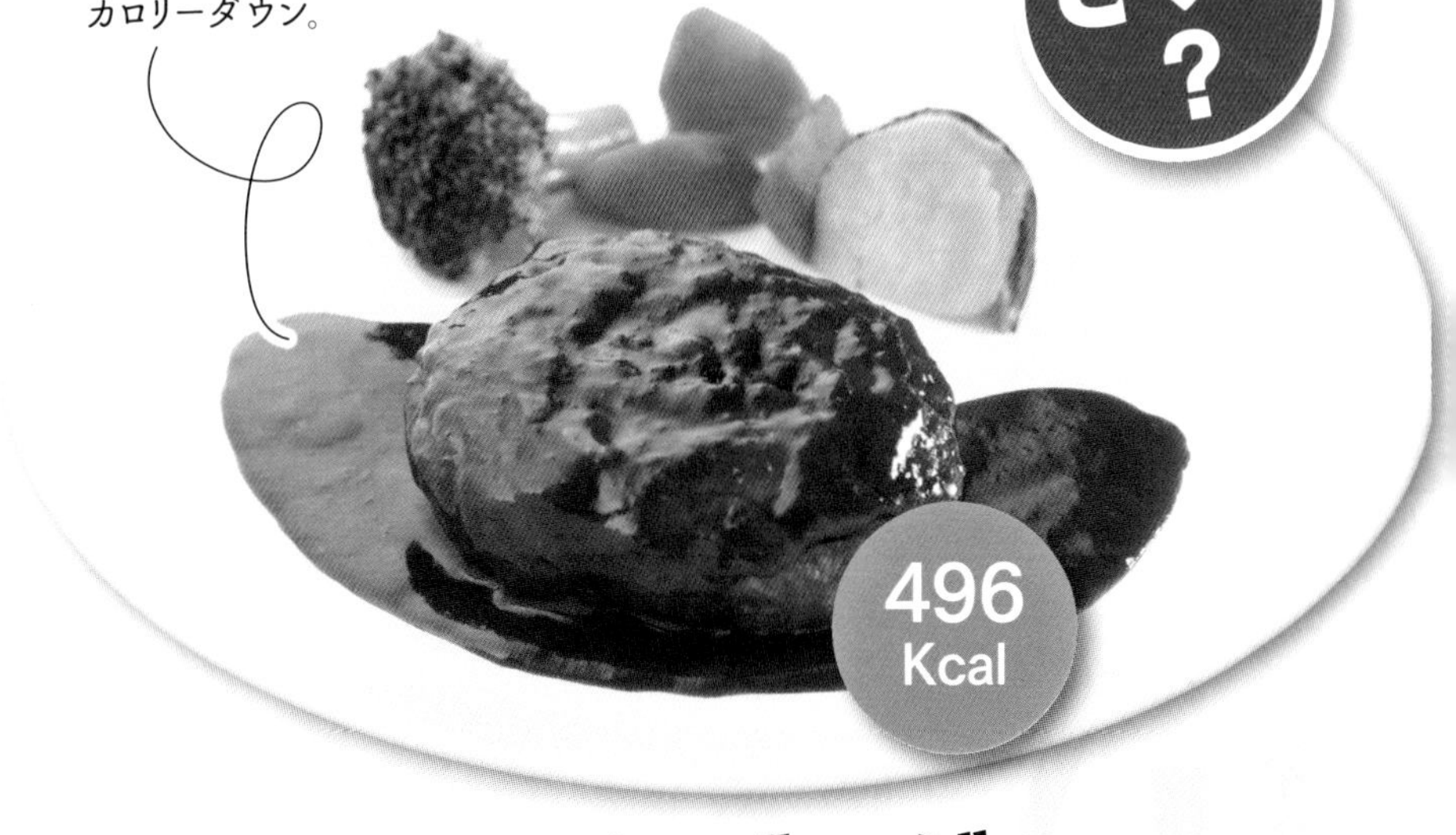

ハンバーグ

太らないコツ

　ステーキの脂身は、脂肪とコレステロールのかたまり。脂身が少ない部位を選びましょう。また和牛や特選といったサシの入った肉は、**見た目が白っぽくなるほど脂肪が多め。**

　赤身や輸入牛のほうが余計な脂肪が少ないです。ステーキは**高級品より価格が手頃なもののほうが太りにくい**です。

正解：ステーキ

同じうどんでも、太りやすさはこんなに違う！

関西では、きつねそばを
「たぬき」と呼びます。

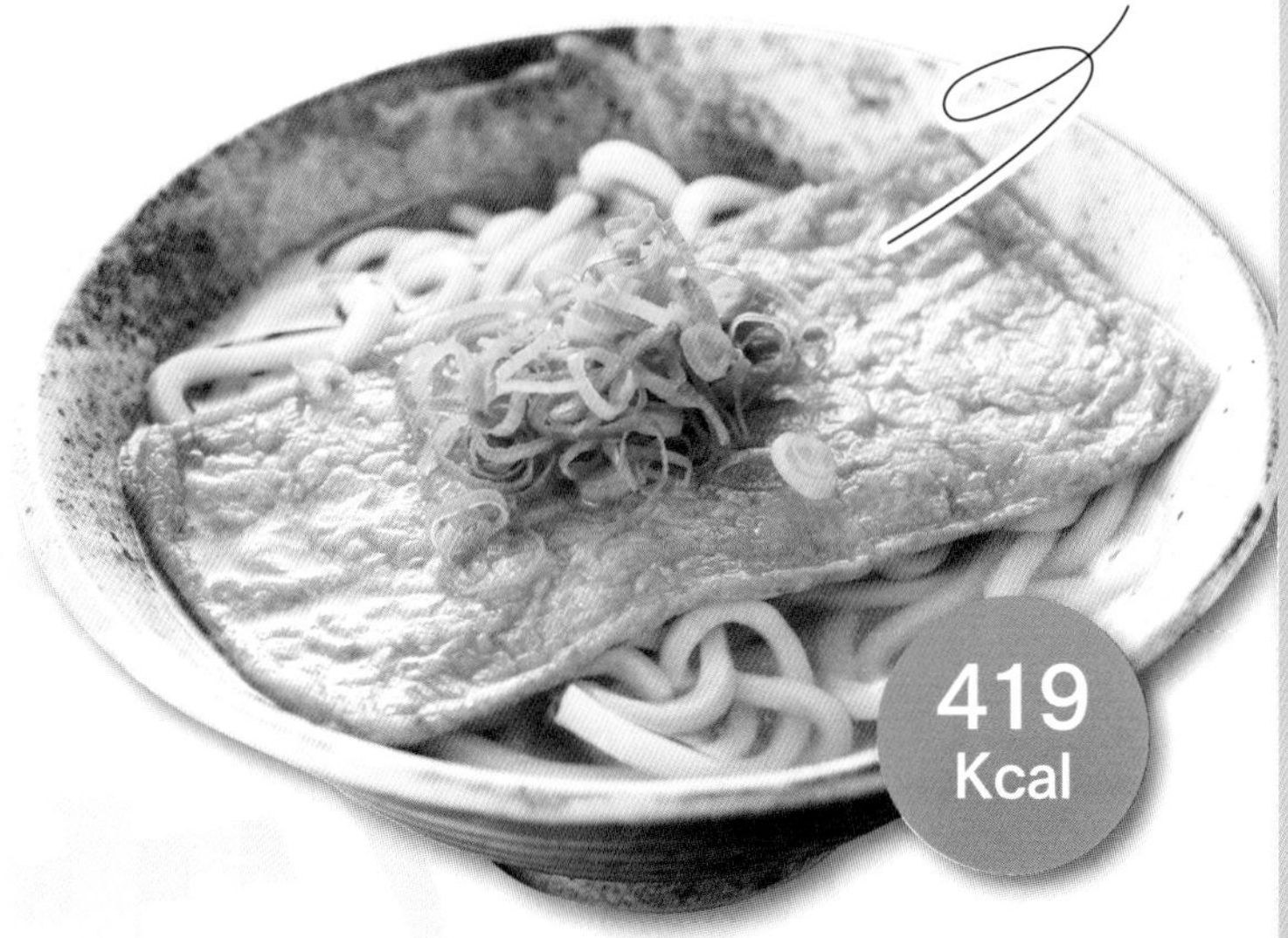

きつねうどん

きつねうどんは、かけうどんに甘く煮た油揚げ（きつね）を乗せたもの。

肉うどんは、かけうどんに牛肉、豚肉を甘辛く煮たものを具にしたもの。

どっちが太りにくいかというと、意外にも「肉うどん」です。きつねのほうがさっぱりしていて太りにくそうに思えますが、じつは**油揚げには脂肪が多く含まれている**のです。

肉うどんの具材であるお肉には、「やせる栄養素」のたんぱく質が豊富。たんぱく質は、毎食欠かさず食べると体の代謝が活発になります。

糖質に偏りがちのうどんですが、**肉類を追加すると、太りにくい食べ物に変わります**。

鶏肉・豚肉、温・冷どちらでもOK!

どっち?

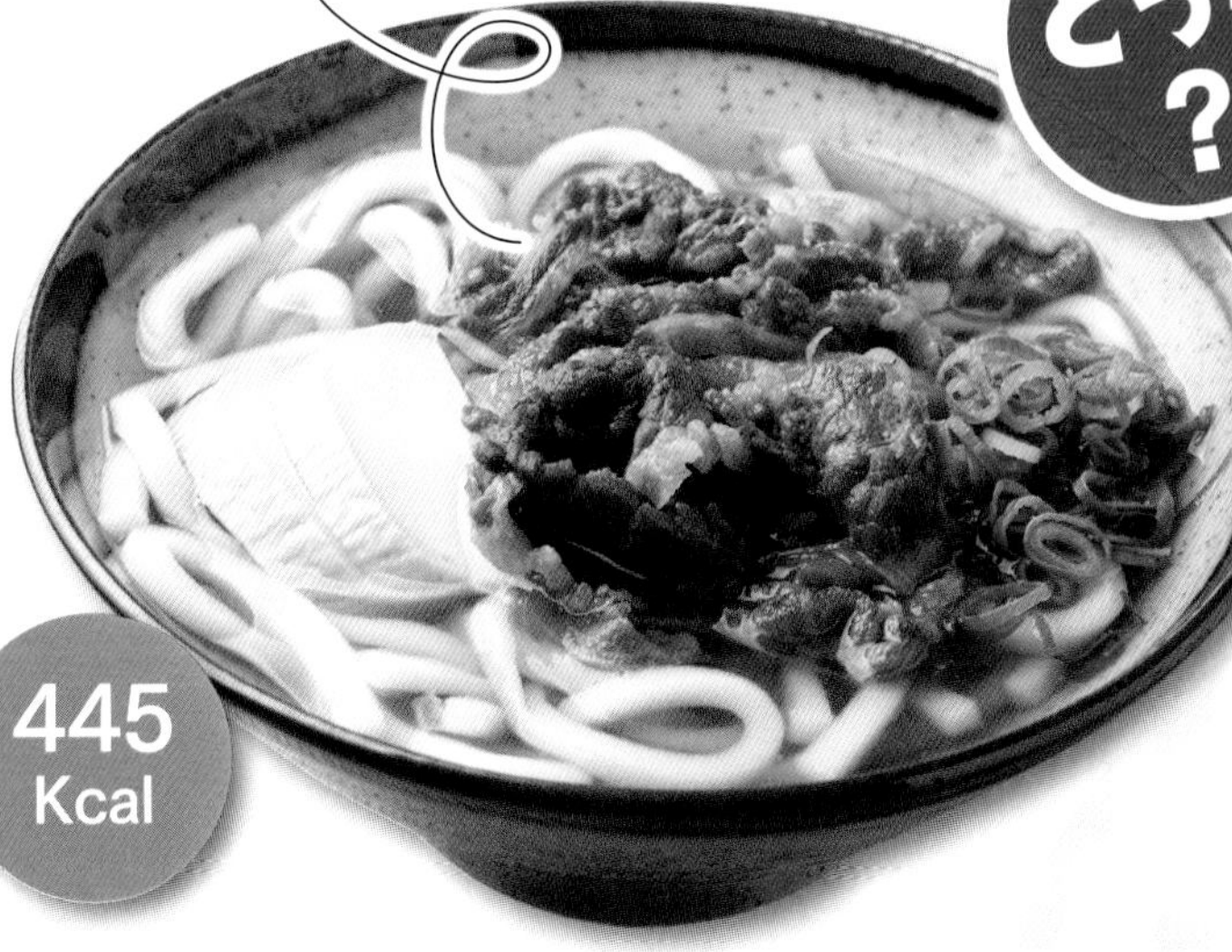

445 Kcal

肉うどん

太らないコツ

うどんにいなり寿司やミニ丼などをセットにしたり、麺を大盛りにすると、糖質の摂りすぎになります。できれば避けたいところ。

すき焼きや鍋物のシメにうどんを入れる場合。鍋料理の具で肉類を食べているはずですから、うどんの量は**1人前で1／2玉ぐらいが目安**。卵などを追加する必要もありません。

正解：肉うどん

カロリーにこだわると、思わぬ落とし穴が……

かき揚げは油が多すぎなのでNG。

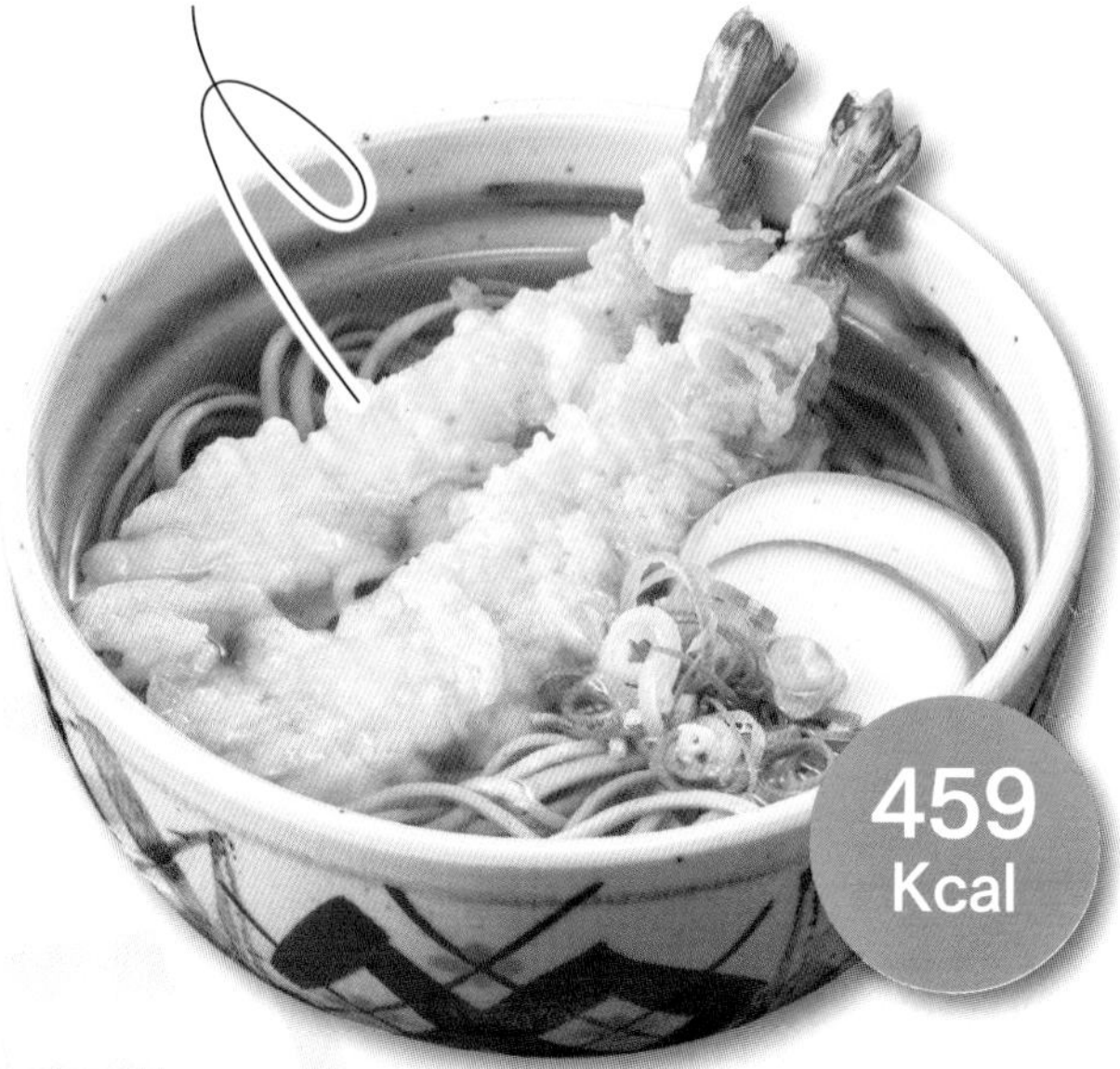

天ぷらそば

低カロリーメニューの代表格が「ざるそば」。天ぷらそばは、揚げ物が入っているので太りそうです。カロリーを比較するとざるそばは２８４キロカロリー、天ぷらそばは４５９キロカロリー。明らかに天ぷらそばのカロリーが高いですね。

でも、**カロリーが高いから悪いとは言えません。**

ざるそばの成分は麺の糖質だけ。じつは糖質は、2時間半ぐらいで消化されてしまいます。

一方、天ぷらに含まれる脂肪は消化が悪く、胃の中で4時間以上とどまることになります。

ざるそばは食後2時間程度で胃がカラになるので、**小腹が空いてつい間食を食べてしまいます。**

結果、ざるそばと間食の総カロリーが、天ぷらそばのカロリーを上回ってしまうのです。

どっち？

カロリーが低すぎて、
逆に太りやすい!?

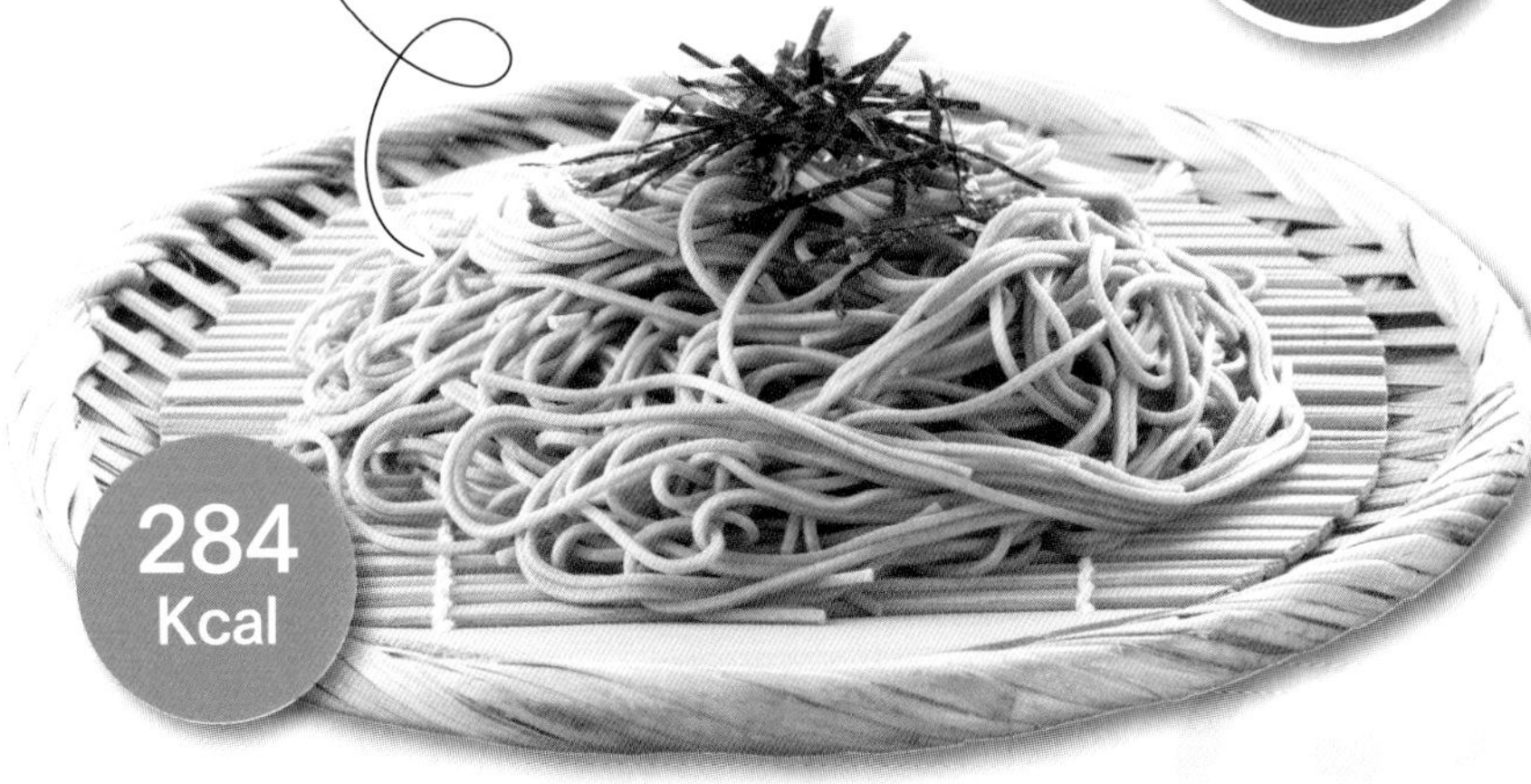

284
Kcal

ざるそば

太らないコツ

そばに乗せる具は、天ぷらでなくてもかまいません。**肉類**や**卵**、**えび**、**イカ**など**たんぱく質のものを選ぶと太りにくくなります。**

野菜だけの天ぷらだと、油を吸い込みすぎていたり、たんぱく質源の食品から得られるビタミン・ミネラル類によるやせ効果の栄養素を得にくいのです。

正解：天ぷらそば

太らないスープは「しょうゆ」と「味噌」、どっち？

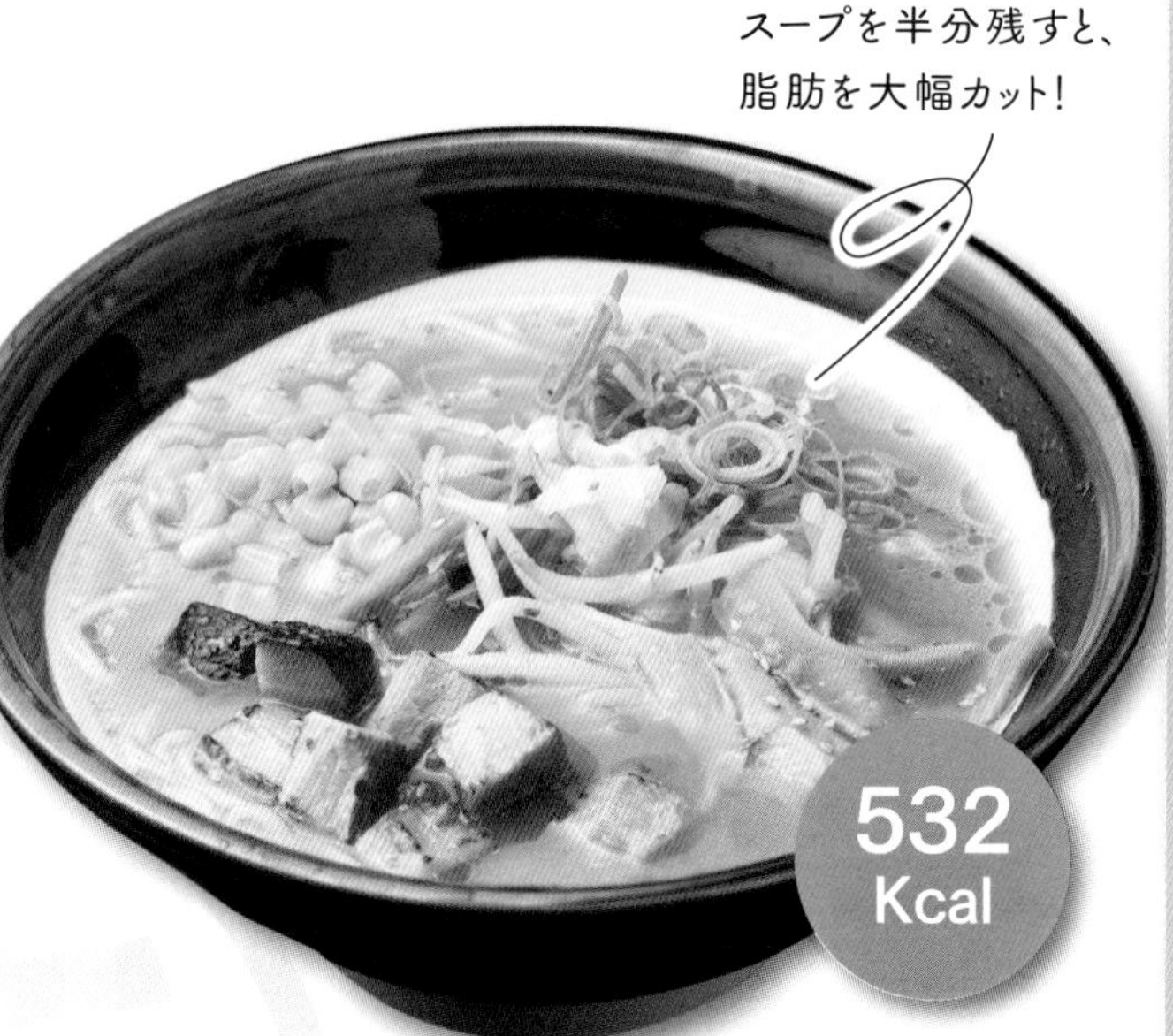
スープを半分残すと、
脂肪を大幅カット!
532
Kcal

味噌ラーメン

しょうゆラーメンは数あるラーメンの中ではあっさりめで、カロリーや脂肪の量もベースライン。対して、味噌ラーメンは基本のラーメンに味噌という変化球をつけたものです。

味噌ラーメンは、味噌とスープの味の相性をよくするために、**スープの脂肪量が多め**になりがち。また、麺やトッピングにも変化ができます。

しょうゆラーメンの麺は細めか普通サイズなのに対して、味噌ラーメンは**太麺**に変わります。これだけでも麺の量が多くなります。

さらに、チャーシューが**脂身の多い部分を使うようになる**のです。

味噌ラーメンは麺の糖質、スープとチャーシューの脂肪が多いので、太りやすくなります。

中華そばタイプが太りにくい!

どっち?

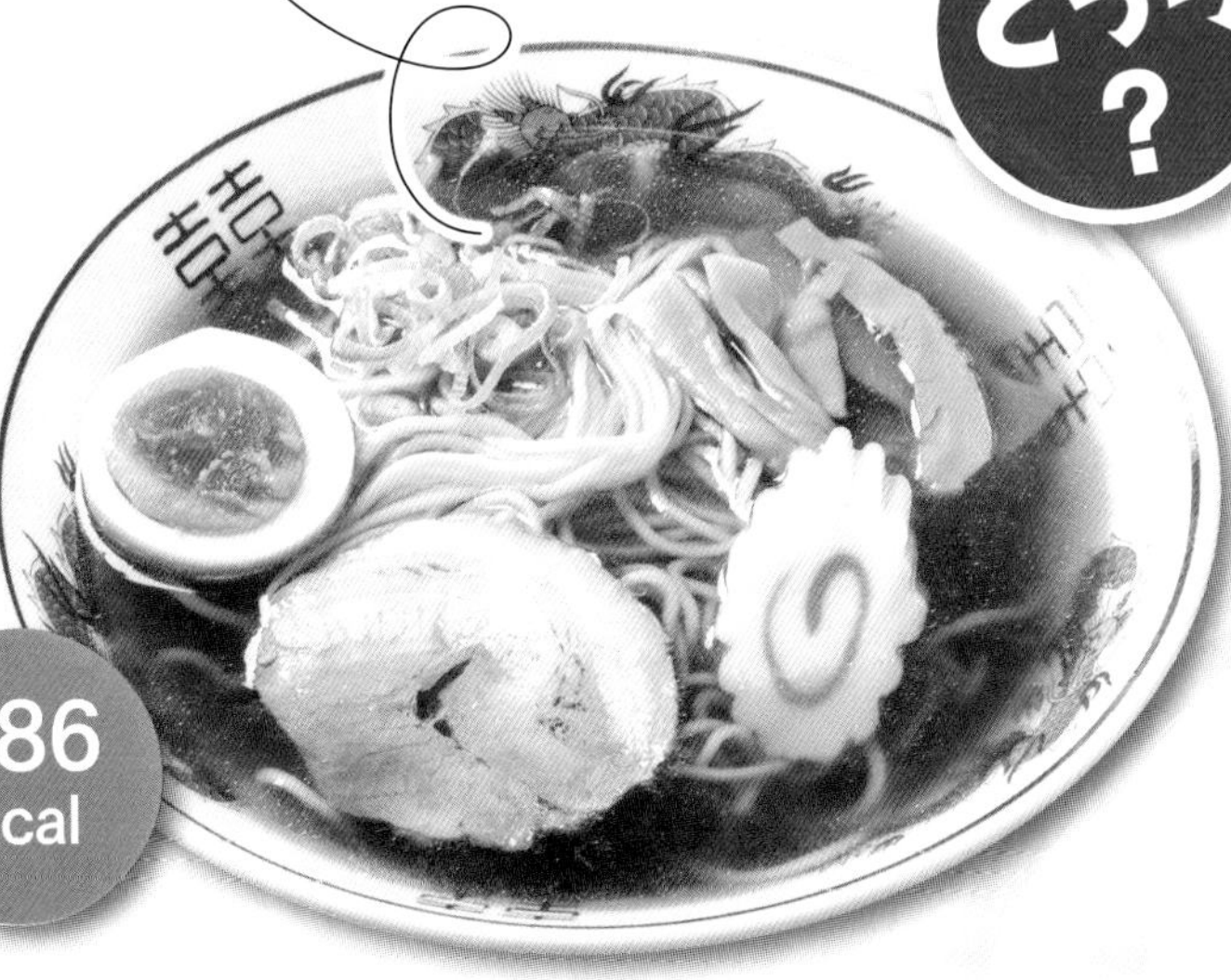

486 Kcal

しょうゆラーメン

太らないコツ

札幌味噌ラーメンのように、トッピングにバターを乗せると太りやすさに拍車がかかります。最初から外して注文するのがコツです。

バターやスープの脂肪は、コレステロールのかたまりなので、**トッピングにワカメを入れる**のが重要。ワカメはほぼカロリーがなく、余計なコレステロールを外に出してくれます。

正解：しょうゆラーメン

「こってりラーメン」の食べても太らない法

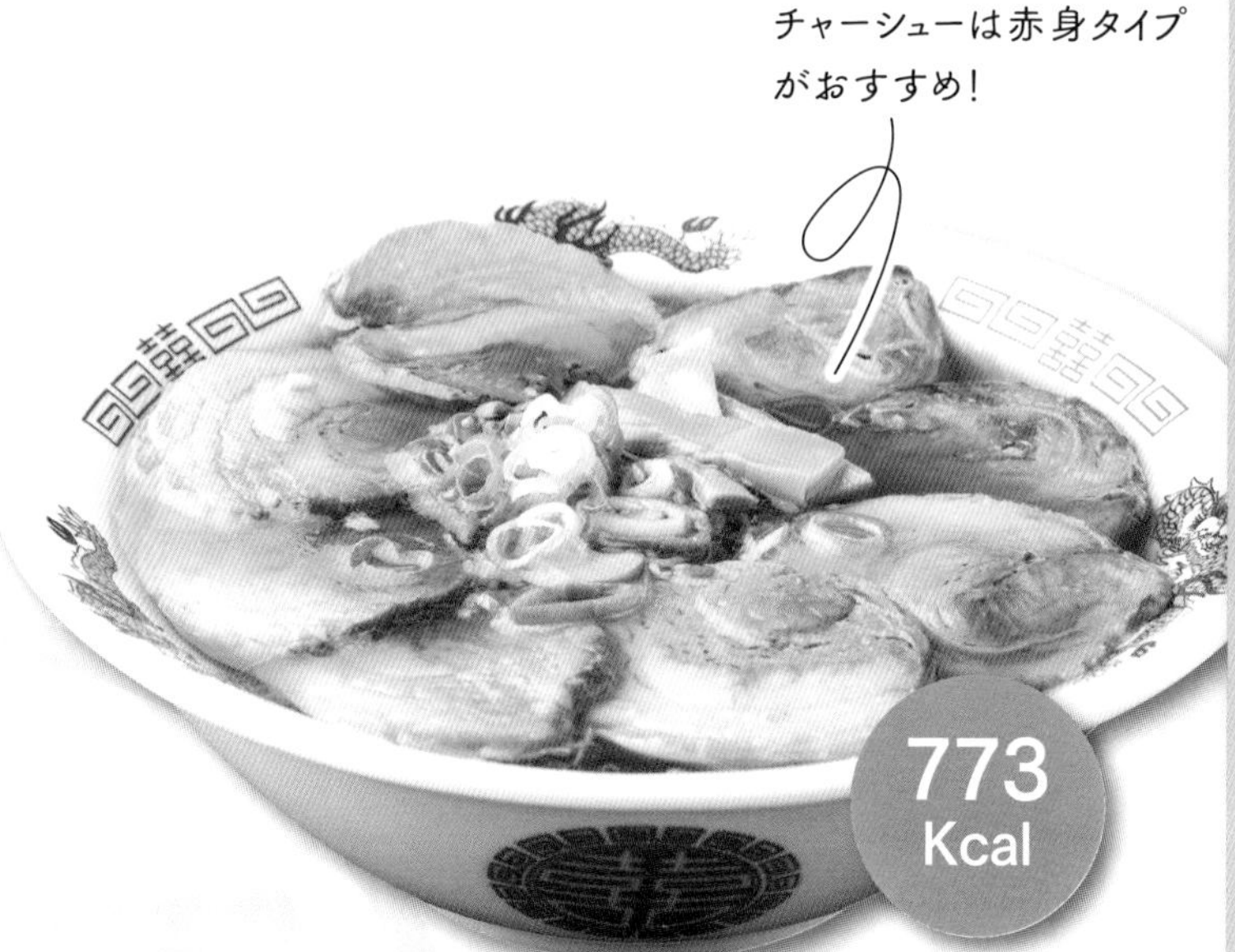
チャーシューは赤身タイプ
がおすすめ!
773
Kcal

チャーシュー麺

とんこつラーメンはうま味成分と脂肪がスープに溶け込んで、こってりした味わい。トッピングにもチャーシューはほどほどで、煮卵など脂肪が少ないたんぱく質源が入っています。

一方、チャーシュー麺はチャーシューの材料である豚肉のたんぱく質と脂身がしっかりあります。スープそのものにも脂肪があるので、脂身がたっぷりです。

ただ、チャーシュー麺のチャーシューを多めに見積もっても、**とんこつスープの脂肪の多さにはかないません**。とんこつラーメンに野菜の具が多く入っていても、全体の量が増えるだけで、口から入る脂肪の量が減ることはありません。

とんこつラーメンのほうが太りやすいのです。

どっち？

トッピングで
野菜を増やすのがコツ。

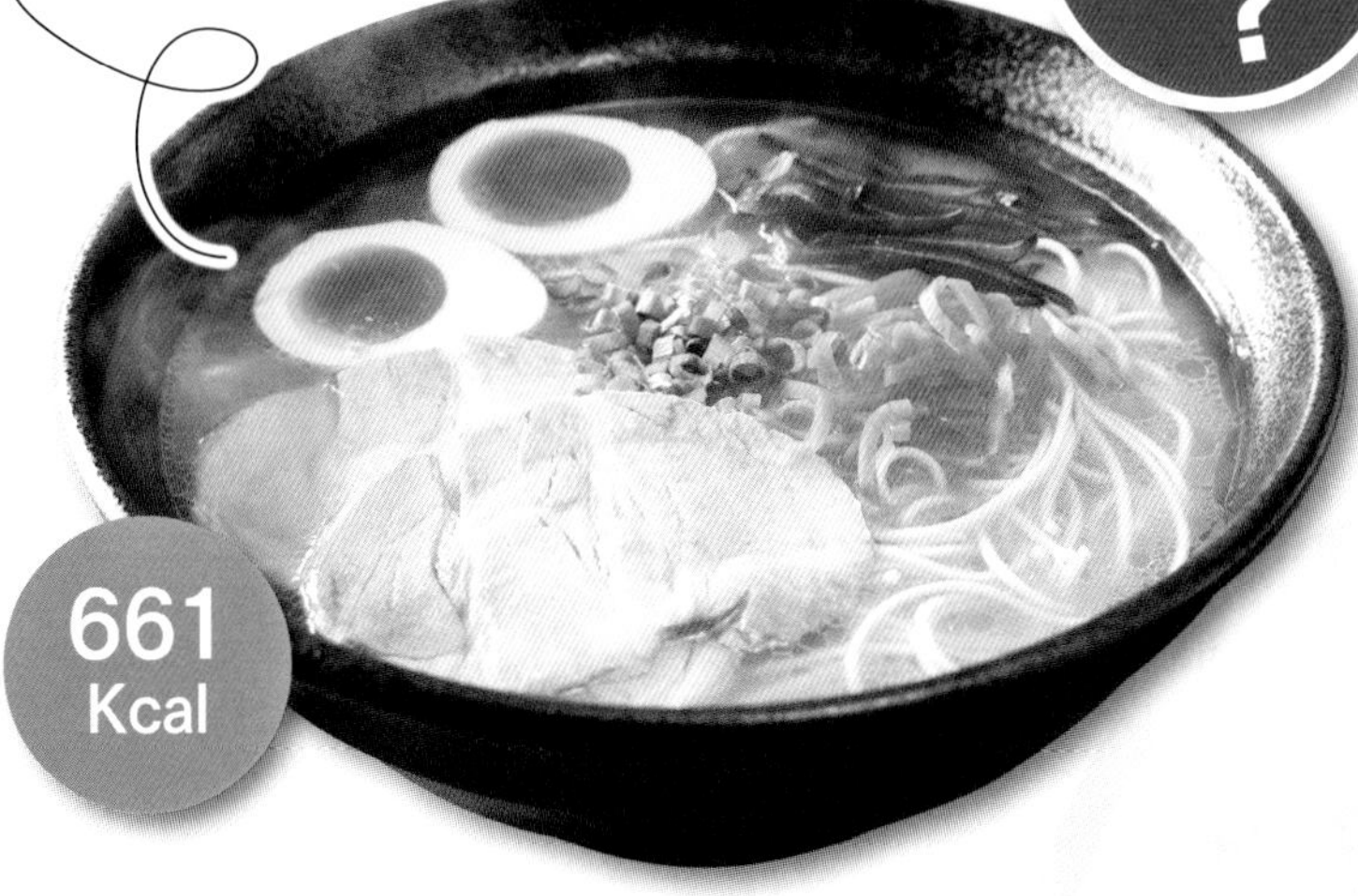

とんこつラーメン

太らないコツ

とんこつラーメンにつきものなのが、きくらげ。**きくらげは食物繊維が豊富**です。

噛む回数が少ない麺類と、きくらげの組み合わせは名コンビ。この2つが一緒にあることで、知らないうちに噛む回数を増やして、食事の満腹感を長持ちさせてくれます。

スープは1／3ほど残すのがおすすめ。

正解：チャーシュー麺

喫茶店の人気メニューは「味つけ」が決め手

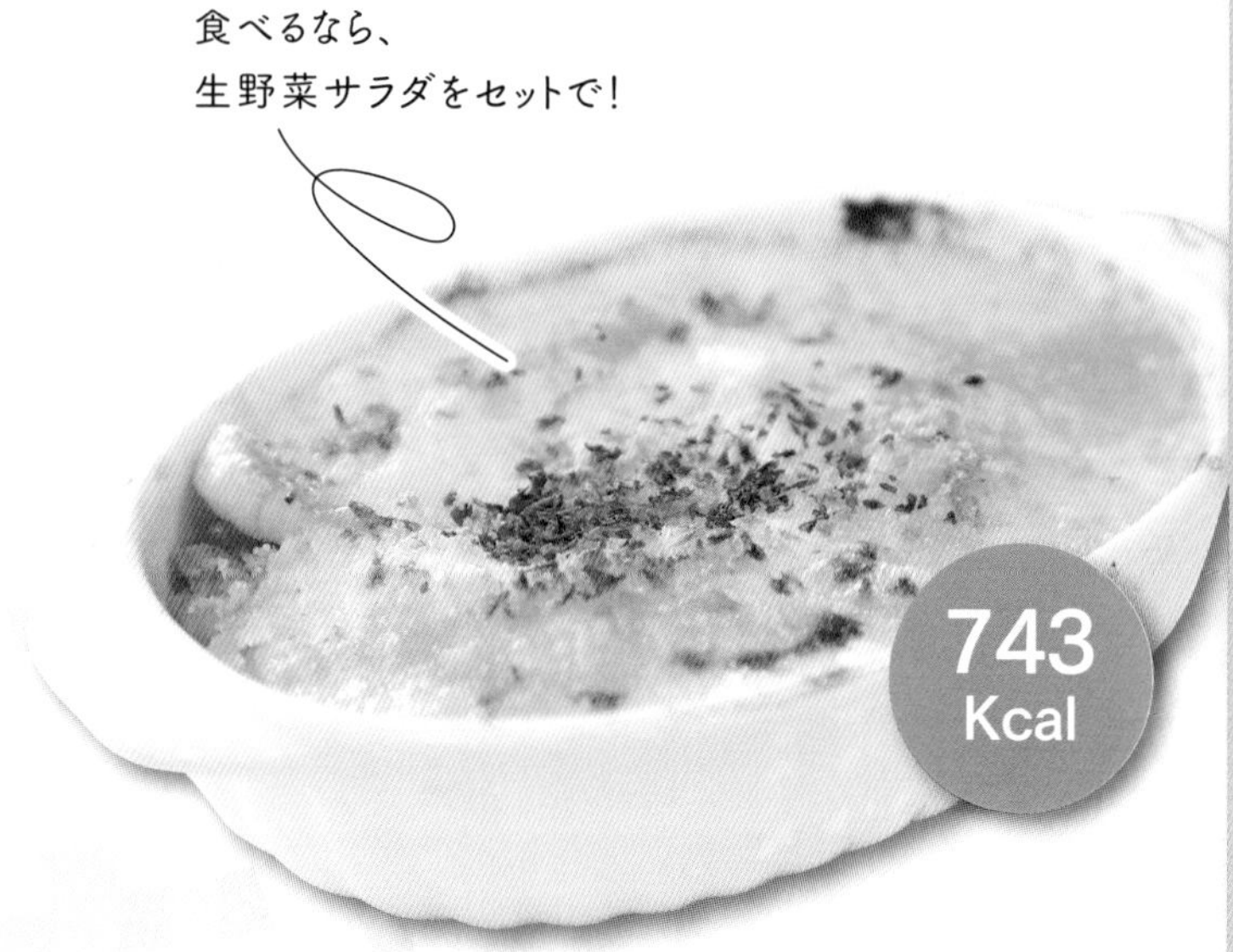
食べるなら、
生野菜サラダをセットで!
743
Kcal

エビドリア

ナポリタンの特徴はパスタソースではなく、ウインナーや野菜を炒めてケチャップであえてあるところ。炒め油やバターで案外脂肪が多くなっています。麺の**糖質と脂肪はコンビになって太りやすい組み合わせ**。

ドリアもごはんや具にバターを使い、チーズを乗せるので脂肪が多そうに思えます。ナポリタンと同じく太りやすそうなメニューです。

この2つの決定的な違いは「味つけ」。

ナポリタンはほぼケチャップだけですが、ドリアはホワイトソースとチーズ。この**ホワイトソースとチーズが、圧倒的に脂肪が多い**のです。

ドリアは量が少なめに見えてもじつは高脂肪。ドリアのほうが太りやすくなります。

イタリア料理ではなく、
日本のオリジナル料理。

どっち？

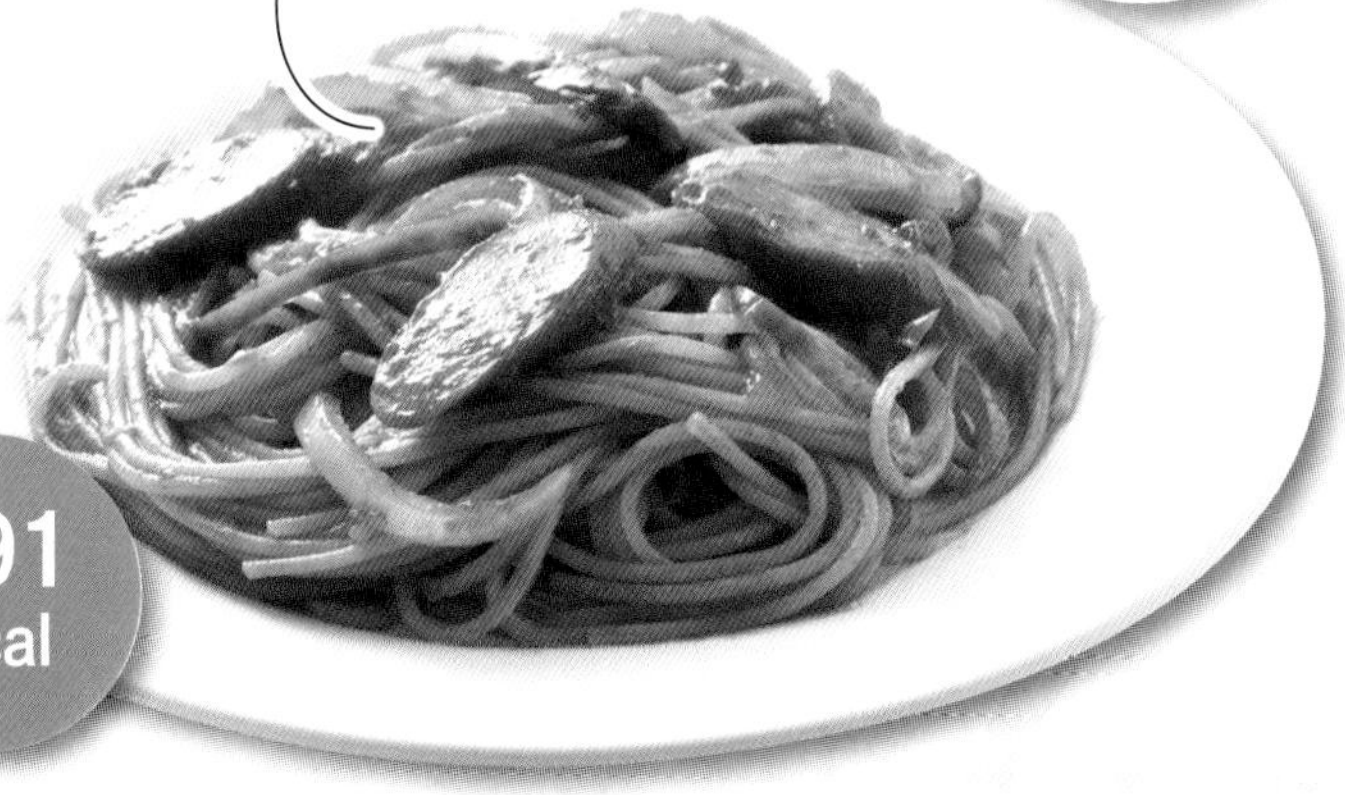

691
Kcal

ナポリタン

太らないコツ

ドリアは野菜が飾り程度にしか入っていないので、**生野菜のサラダをセットにする**と1食全体のカロリーや脂肪の量を抑えることができます。

また、すぐに食べ終わってしまうので、満腹感が足りないことがあります。無糖のドリンク類を飲んで、余計な食欲を消しましょう。

正解：ナポリタン

今日のパスタは、何味にしましょうか？

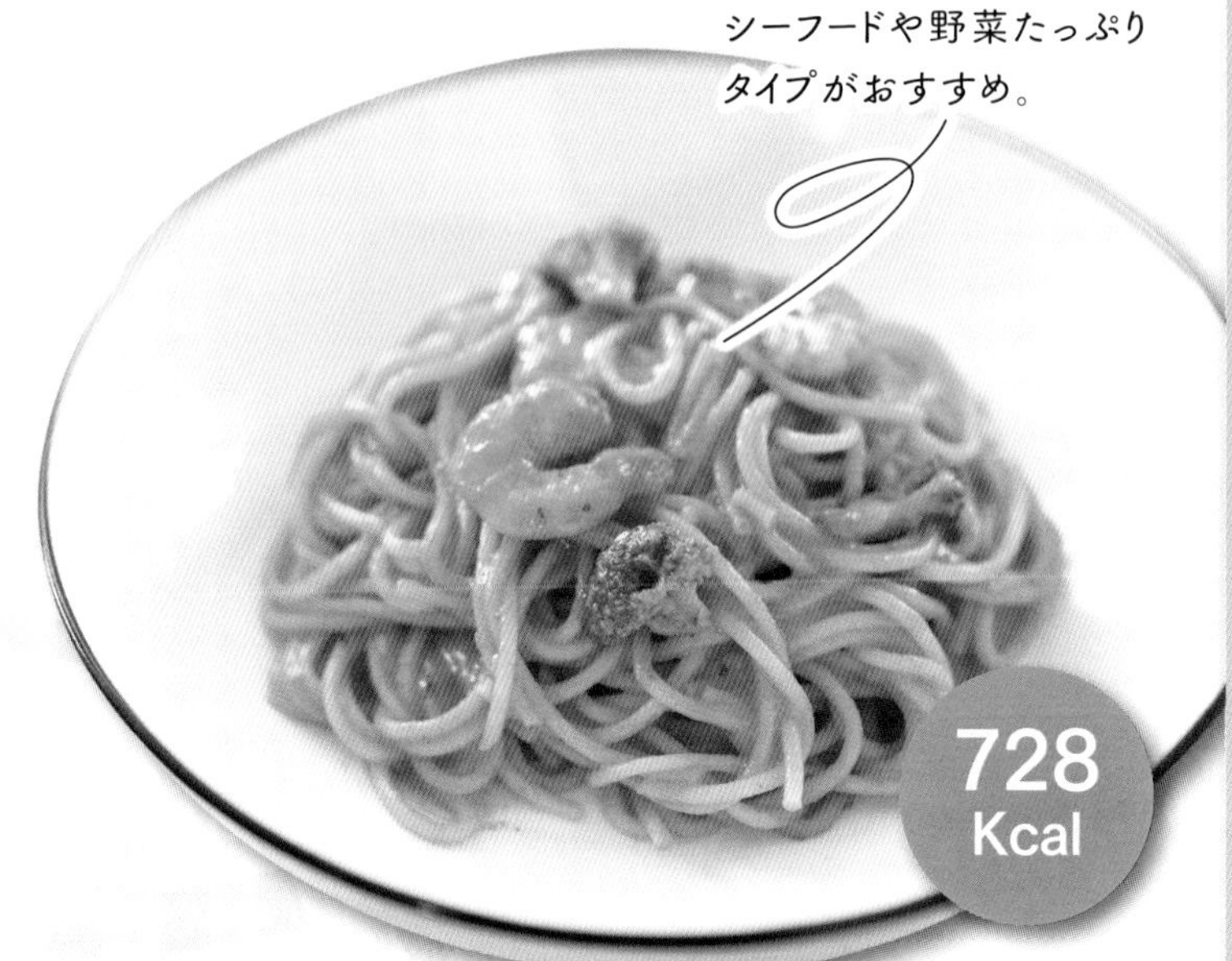
シーフードや野菜たっぷりタイプがおすすめ。
728 Kcal

トマトクリームソース

ジェノベーゼソースは、バジルなどハーブがたくさん入っているので健康的なイメージ。

トマトクリームソースもトマトがたっぷり。こちらも野菜がたくさん使ってあります。

この2つは、バジルとトマトの違いというよりもベースになっている**オリーブオイルとクリームソースの影響が大**です。

バジルは風味だけで味があまりない食品。たっぷり使ってあってもあくまで香りづけです。おいしくコクを出すために、ジェノベーゼソースにはオリーブオイルがたくさん使われているのです。

トマトソースにはうまみ成分のグルタミン酸が豊富なうえに、具だくさんです。

ジェノベーゼソースはたまに食べる程度に。

シンプルだから太らないとは限らない!?

どっち?

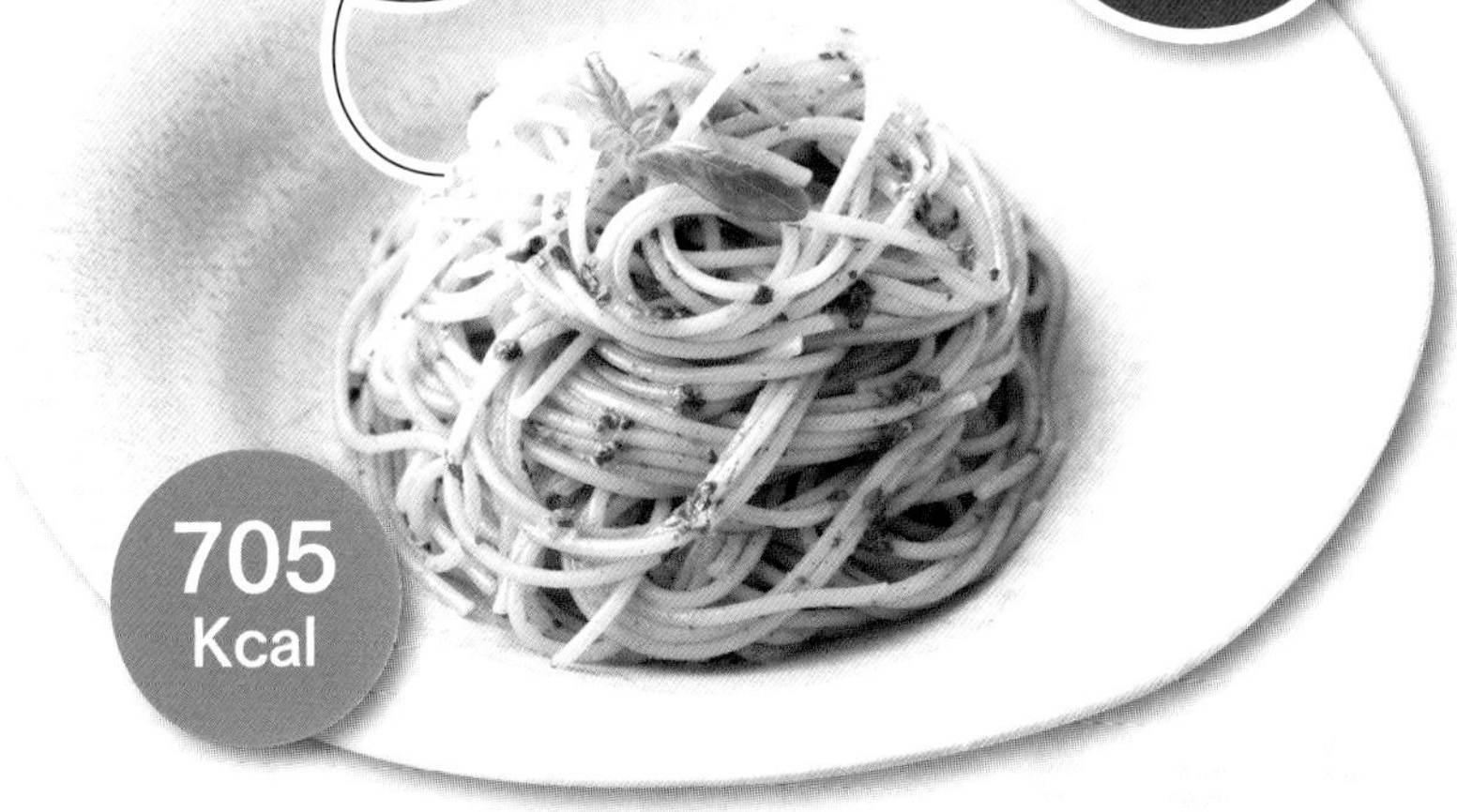

ジェノベーゼソース

太らないコツ

どちらのパスタも単品ではなく**サラダとドリンクのセット**を選びましょう。パスタソースに野菜が使ってあっても量は少なめです。

ドリンクは無糖のコーヒーも悪くはないのですが、**果汁100%のオレンジジュース**がおすすめ。野菜が足りない分、果物でカバーをするのに向いています。

正解：トマトクリームソース

濃厚な味を楽しむなら、このパスタソースがおすすめ！

次の食事を、和風など
低脂肪メニューにして帳消しに！

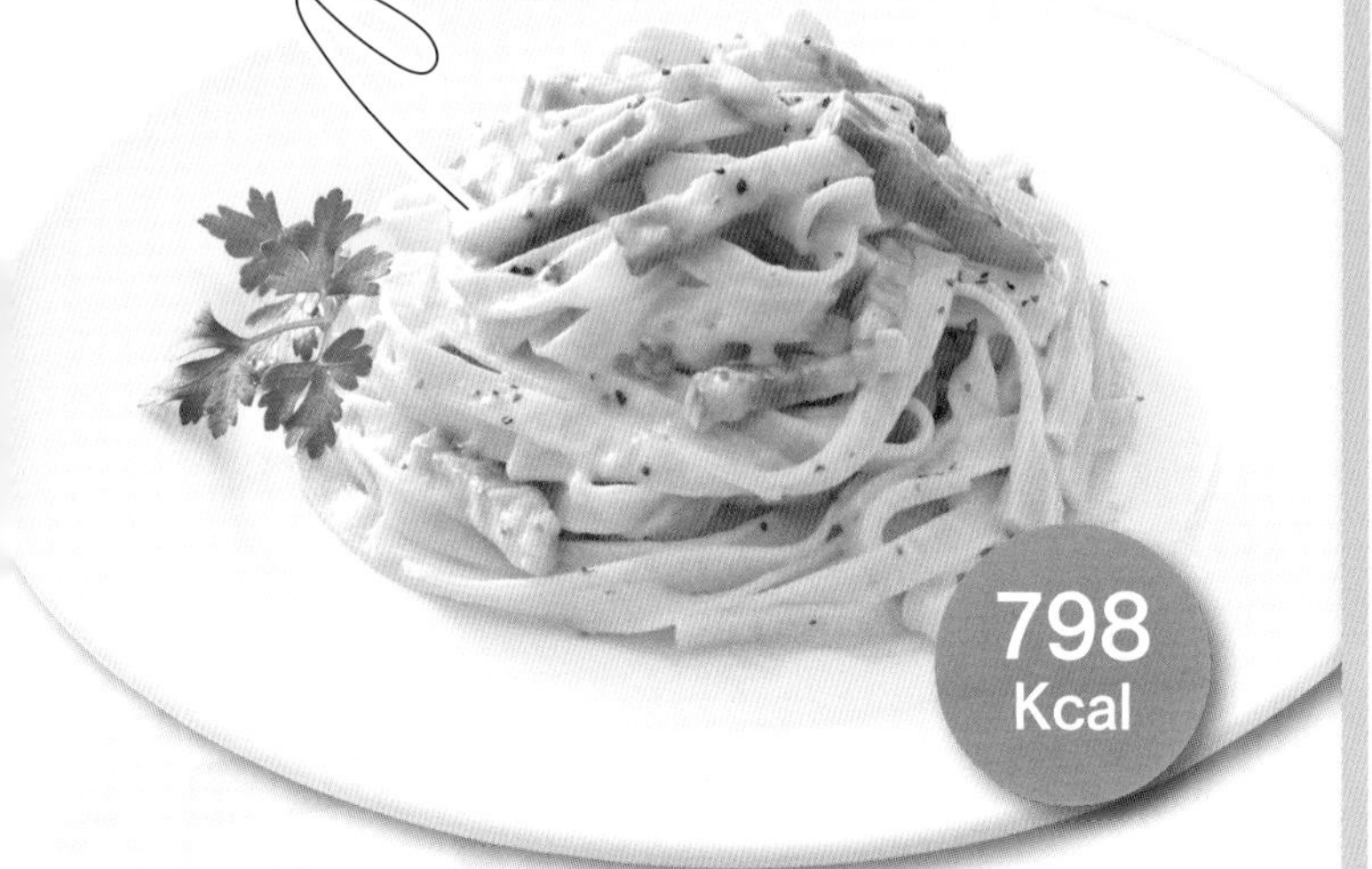

カルボナーラ

どちらも人気のメニューで、濃厚な味わいが楽しめます。どちらが太りやすいかは、**パスタソースの材料で判断**することができます。

ミートソースは、トマトソースにひき肉を加えたものにトッピングとして粉チーズをかけたもの。ひき肉には脂肪が多いですが、トマトソースにはあまり脂肪が入っていません。

カルボナーラは、ベーコンに卵、生クリーム（牛乳）、チーズ、黒コショウと、脂肪の量が多いものばかり。じつは様々な**パスタ料理の中で、最も脂肪が多いのがカルボナーラ**なのです。

ミートソースの脂肪量が22・1グラムなのに対し、カルボナーラは45・1グラムもあります。脂肪の量が約2倍とは驚きですね。

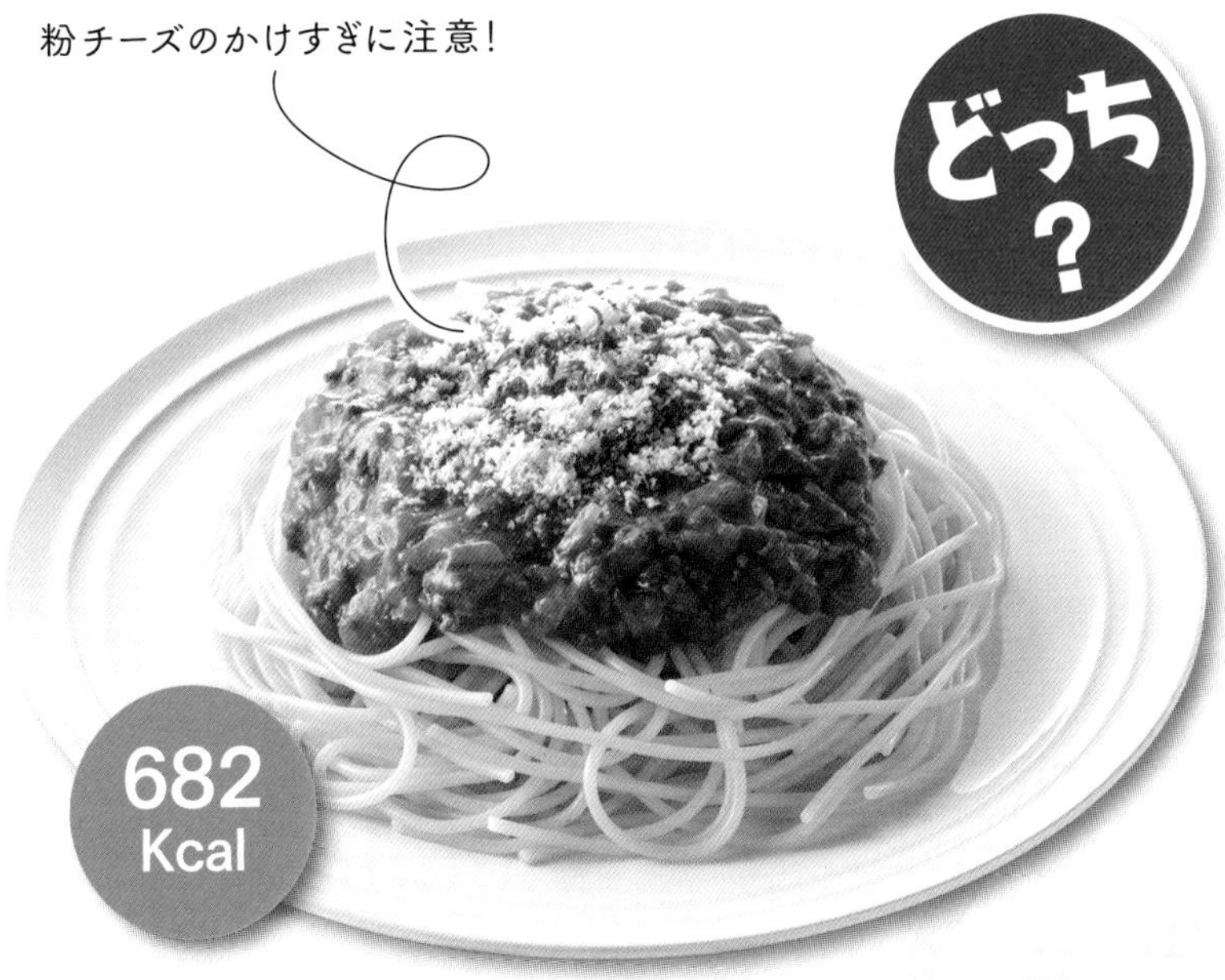
粉チーズのかけすぎに注意!
どっち?
682
Kcal

ミートソース

太らないコツ

カルボナーラは脂肪の量が多いので、**ランチに食べる**のがおすすめ。夕食に食べると、余分な脂肪として体にため込みやすくなります。

カルボナーラはカロリーも高めの料理。次とその次の食事はあっさりめの脂肪が少ないメニューにして、調整しましょう。

正解：ミートソース

外食でもテイクアウトでも人気のごはんもの対決！

ごはんは、皿に乗せると
実際の量より少なく見えるので注意！

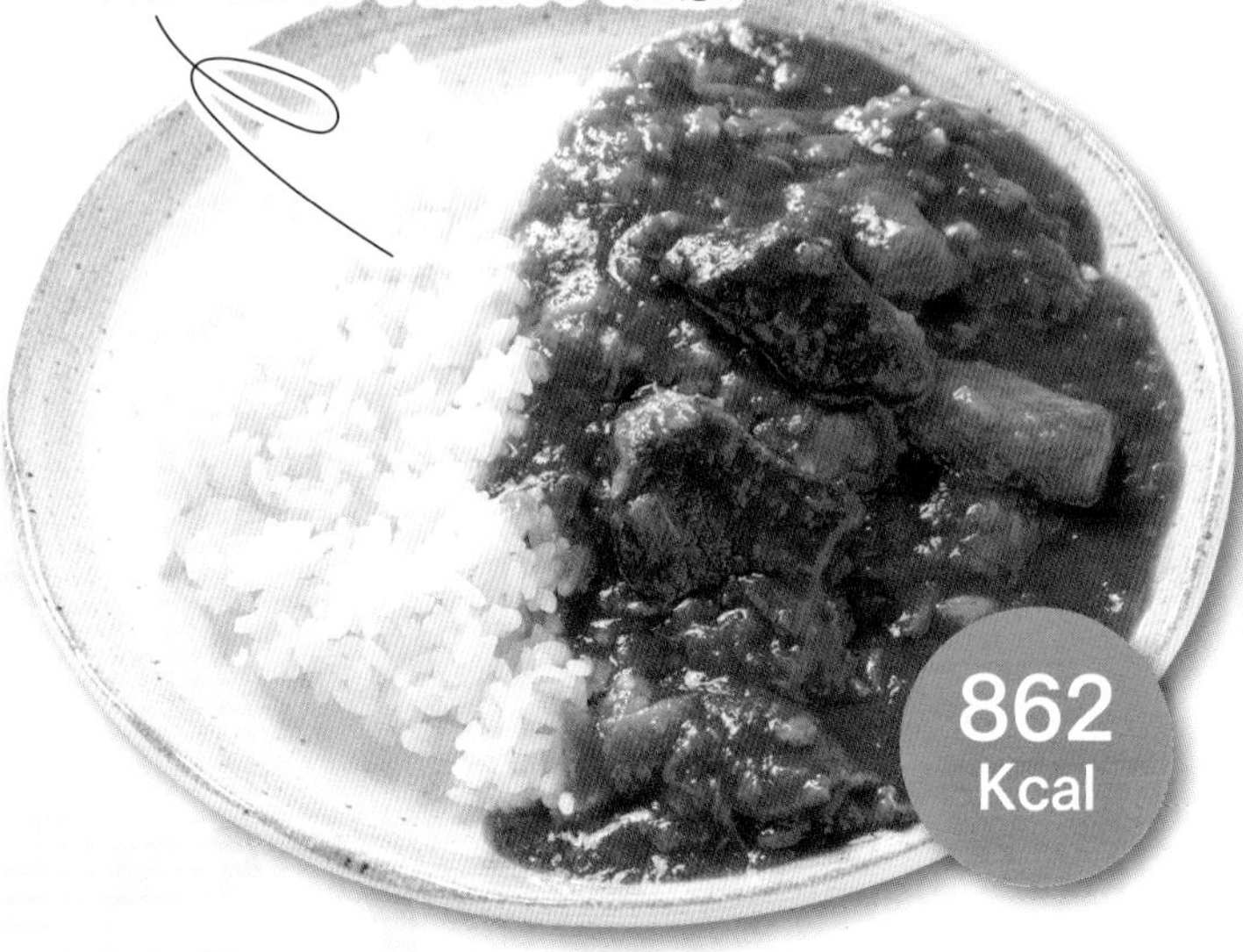

ビーフカレー

丼ものとカレーは、１人前にしてはごはんが多すぎる外食の筆頭です。

外食の牛丼とカレーのごはんは２５０〜３００グラム。お茶碗１杯で１５０グラムですから、約２倍近いごはんを食べていることになります。

２つのメニューのたんぱく質の量はほとんど変わりません。脂肪の量は、使っている牛肉の部位や分量で変わってきます。

なんといっても**大きな違いはごはんの量**です。

カレーは牛丼に比べて、ごはんの量が多くなりがちです。スパイスの味で**ごはんを多めに食べないと満足しきれない**からです。

しかもカレールーには小麦粉（糖質）を多く使っています。糖質オーバーに要注意です。

豚汁をセットにすると、
太りにくさアップ！

どっち？

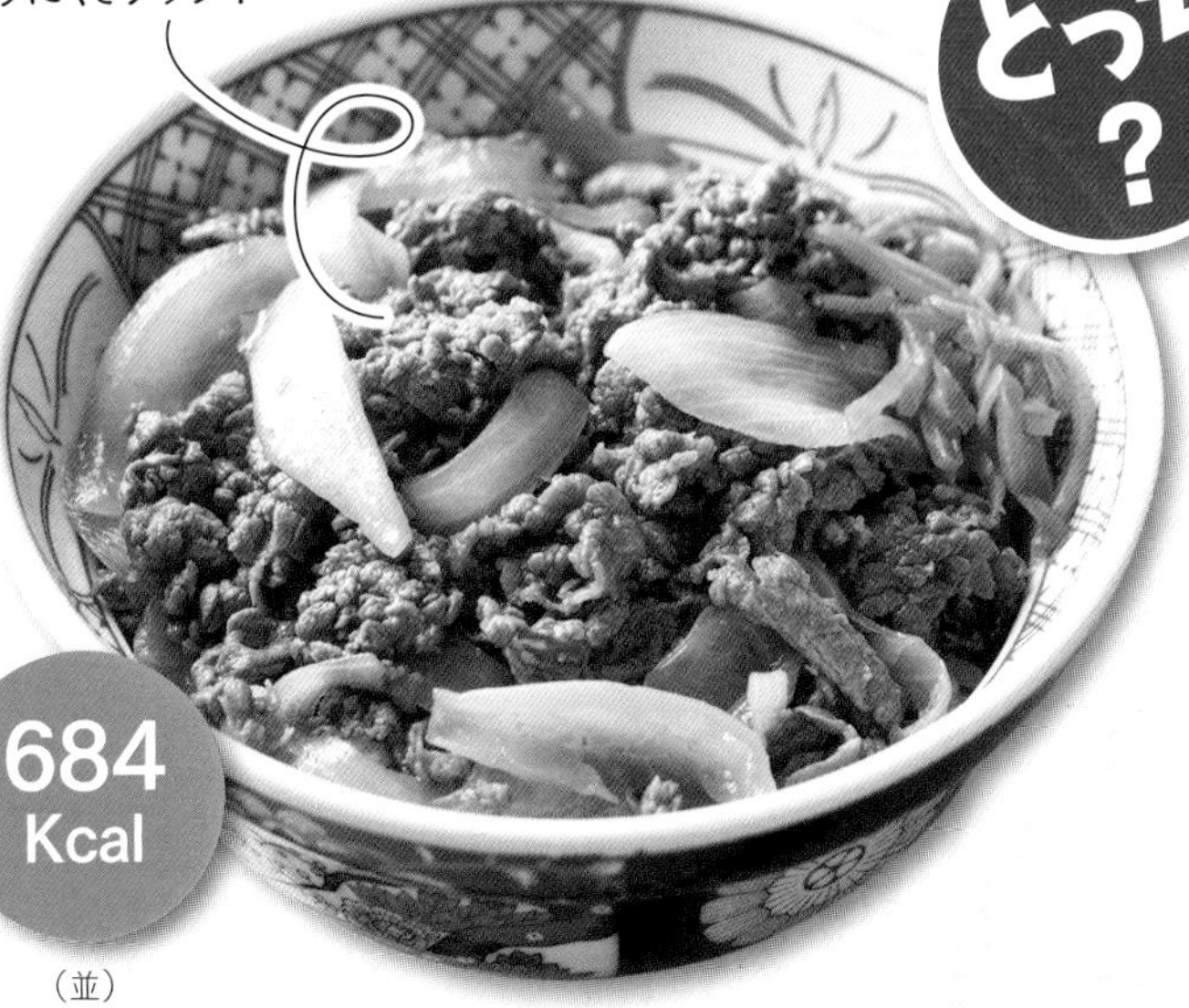

684 Kcal
（並）

牛丼

太らないコツ

食べるときは、ごはんの量に注意が必要です。牛丼は、牛皿とごはんを別々にすると食べすぎを防げます。**カレーはごはんの量が200グラムぐらいが目安**です。

夜の10時～深夜2時は体の脂肪の合成が活発になる時間帯。食べるなら活動が活発になる昼食にしましょう。

正解：牛丼

具がたっぷりの中華は「炭水化物」に気をつける！

ゴマだれより、
酢しょうゆがおすすめ。

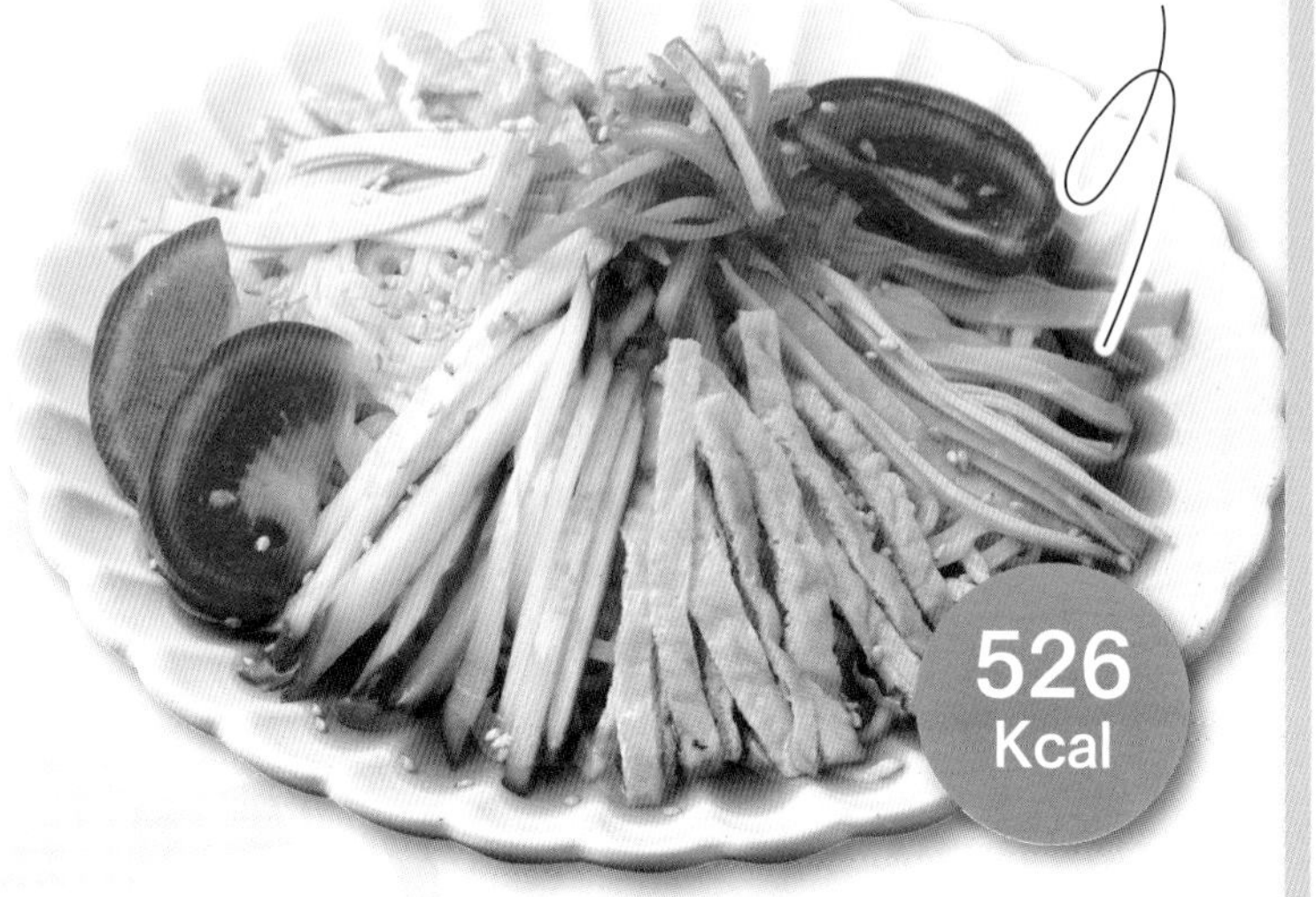

冷やし中華

この2つの共通点は、具のバラエティーが豊富なところ。肉や卵からたんぱく質が、野菜からは食物繊維が摂れるので、栄養バランスも良好です。ただ、太りやすさという点で見ると、中華丼のごはんの量は見すごせません。

中華丼のごはんの量は「**どんぶりサイズ**」です。これは、明らかに冷やし中華の1人前の麺の量に比べて多いのです。

丼ごはんと麺のカロリーを比べると、**丼ごはんのほうが麺より1・3倍も多くなります。**

ちなみにお茶碗1杯のごはんの量が150グラムなので、丼のごはんは通常の1・5倍入ります。それを覆い尽くすほどの具が入っている中華丼は、冷やし中華に比べて太りやすいのは当然です。

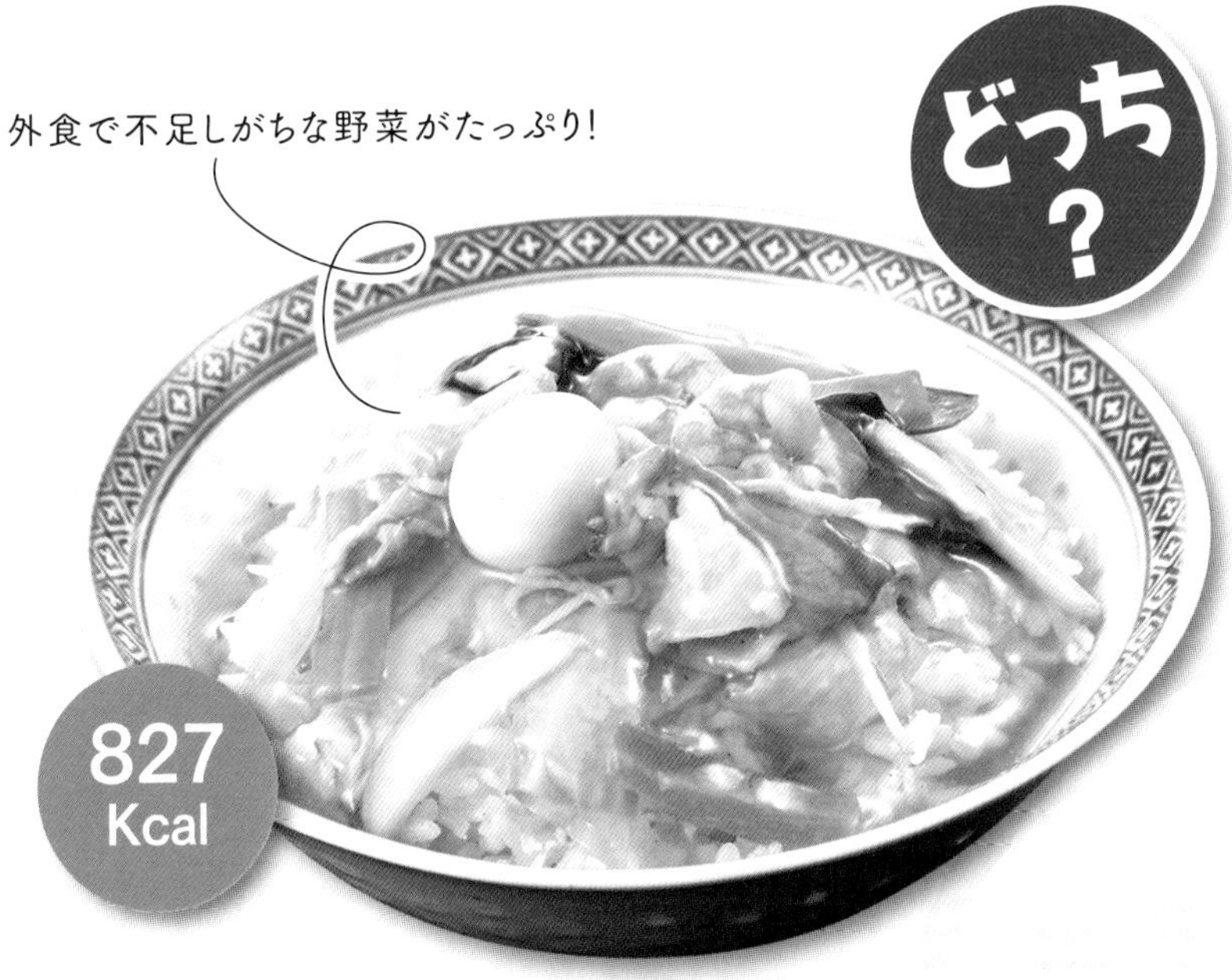
外食で不足しがちな野菜がたっぷり!
どっち?
827
Kcal

中華丼

太らないコツ

中華丼は、肉や魚、卵、野菜を同時にたくさん食べられるので、活用しないのはもったいないです。

そこで「**注文時にごはんを少なくする**」ことをおすすめします。男性は小盛り、女性なら半分に減らしておけばOKです。

正解：冷やし中華

最後に、みなさんが日頃、よく飲んでいる「ドリンクの太らない選び方」を紹介します。

ビール、チューハイ、ワインといったおなじみのお酒、カフェオレ、ミルクココア、果物ジュースなどのソフトドリンク……。意外にも、糖質量が多くて、太りやすいドリンクはあります。

居酒屋、コンビニ、ファミレスなどで迷ったときに、ぜひ参考にしてください。

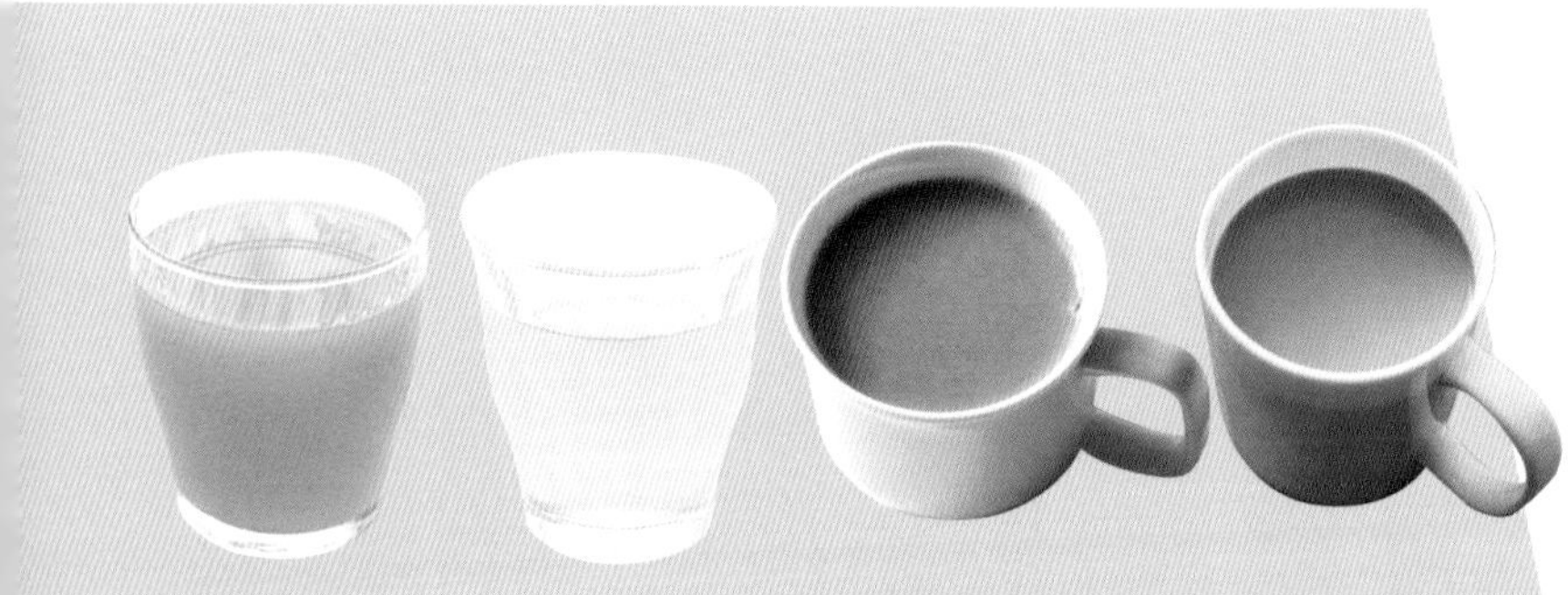

6章

飲んでも太らない「ドリンク」は、どっち？

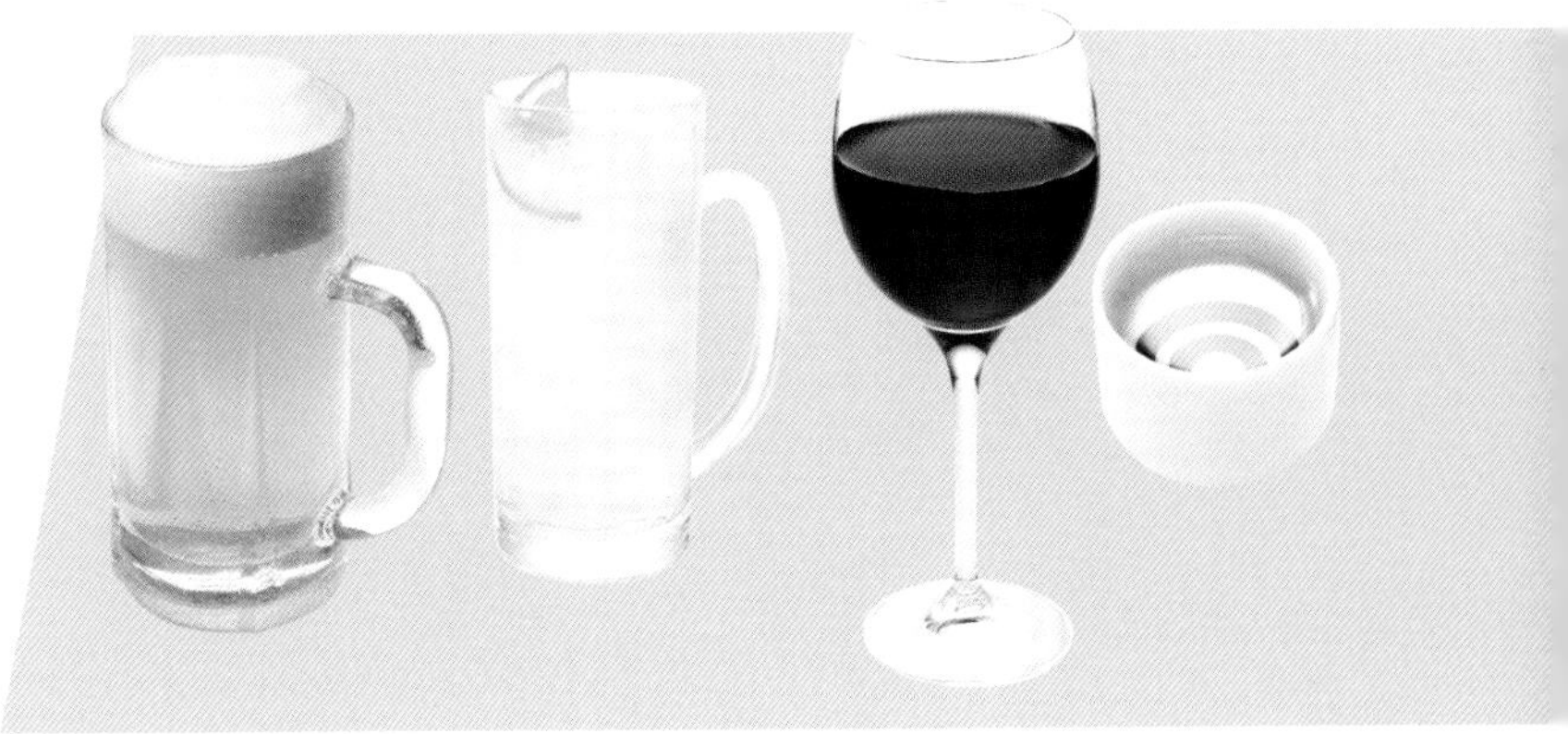

「最初の一杯」は、とりあえずこれで決まり！

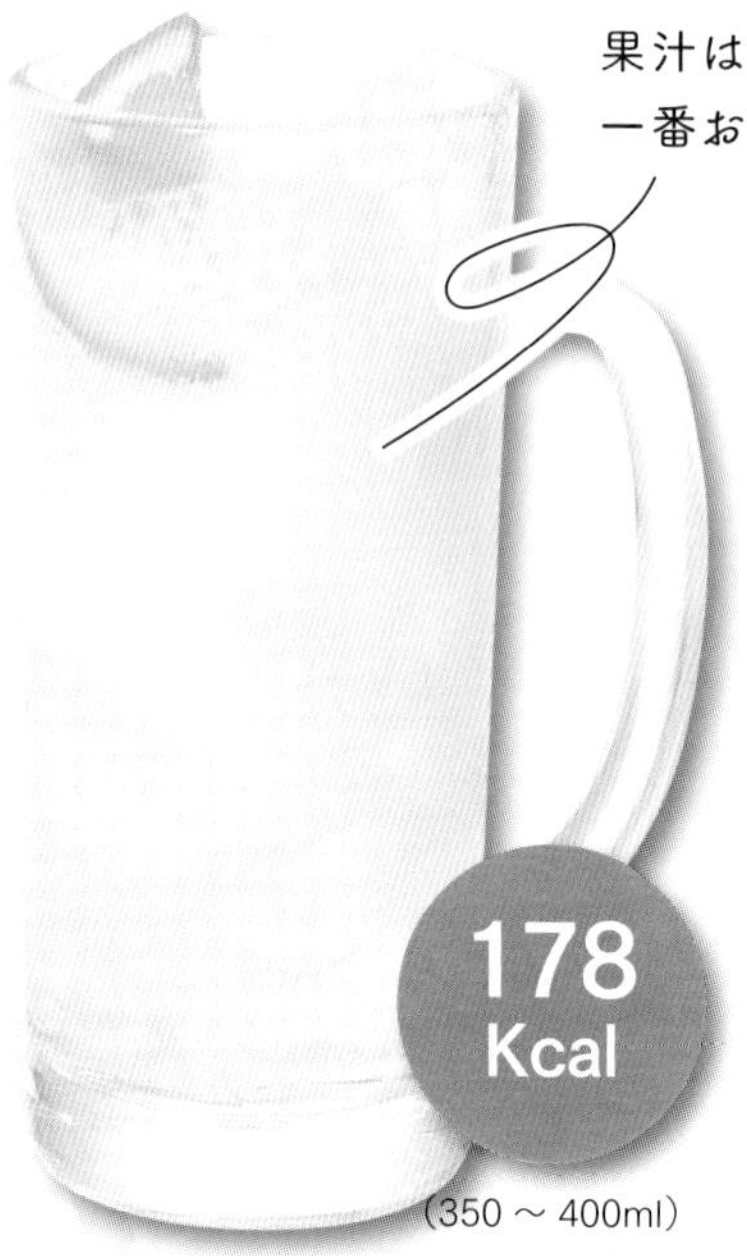
果汁はレモンが
一番おすすめ！
178
Kcal

（350～400ml）

チューハイ

居酒屋でも家呑みでも、真っ先に飲むのは、ビールかチューハイという人は多いでしょう。

チューハイとは、蒸留酒をベースとして、炭酸水と果汁などで割ったカクテルの総称です。

ビールは乾杯にもってこいですが、外出先と家庭では飲む量が変わってきやすいお酒。外では中ジョッキ500ミリリットル程度になります。

また、**350ミリリットル中、糖質は約10・9グラム**含まれています。

チューハイはジョッキサイズでも、氷が入るので350～400ミリリットル程度です。見た目ほどお酒の量は多くありません。

チューハイは蒸留酒を使っているので、その分、糖質が少なめ。ビールより太りにくいです。

どっち?

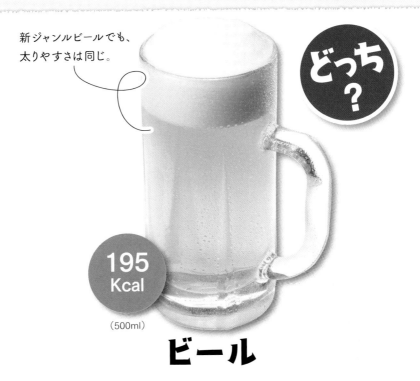

新ジャンルビールでも、
太りやすさは同じ。

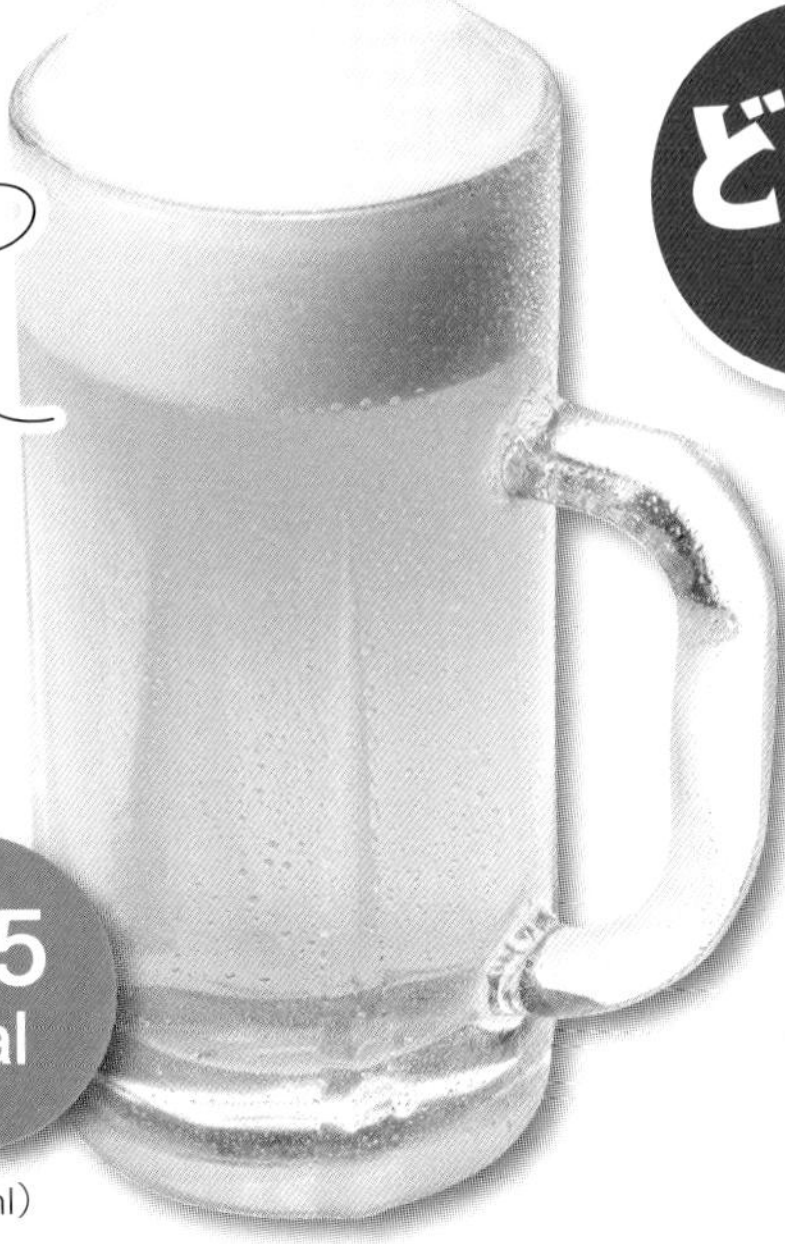

195
Kcal
（500ml）

ビール

太らないコツ

ビールが悪者、というわけではありません。炭酸が多く入っているのでお腹がふくれやすい特徴があります。

また、ビールは枝豆やだし巻き卵など低カロリーのおつまみと相性がいいです。**おつまみをうまく選ぶと太りにくくなります。**

正解：チューハイ

こだわりのお酒を味わいたい日は……

地酒など銘柄が変わっても、
太りやすさは変わらない。

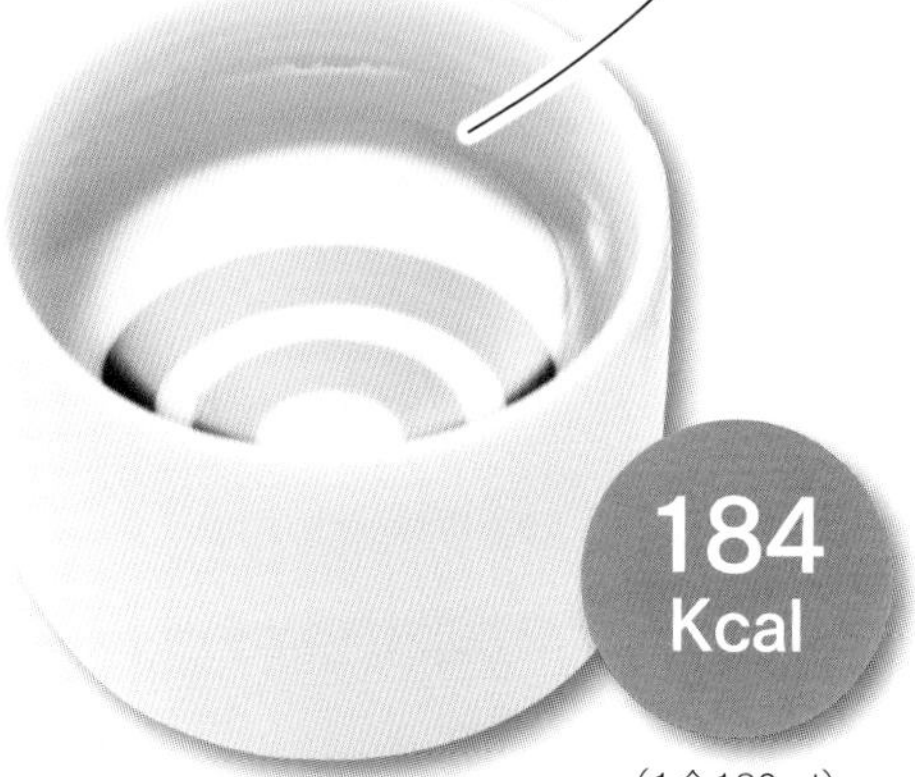

（1合180ml）

日本酒

日本酒とワインは、度数の高いお酒。

じつはアルコールは、1グラムにつき7キロカロリーと、れっきとしたカロリー源。アルコールの度数が高いほど、カロリーをしっかり取っていることになるのです。

しかし、この2つの場合、**太りやすさは一緒に食べるおつまみで決まります。**

日本酒なら冷や奴やおでんのような和風の煮物が中心。ワインはチーズやチョコレートなど脂肪の多いメニューが合います。

あっさりとしたおつまみと濃厚なおつまみでは、どちらが太りやすいかハッキリしていますね。

日本酒とワインは、お酒そのものよりも、おつまみで太りやすさが変わるお酒の代表です。

どっち？

赤ワインは色が濃いほど
ポリフェノールが豊富。

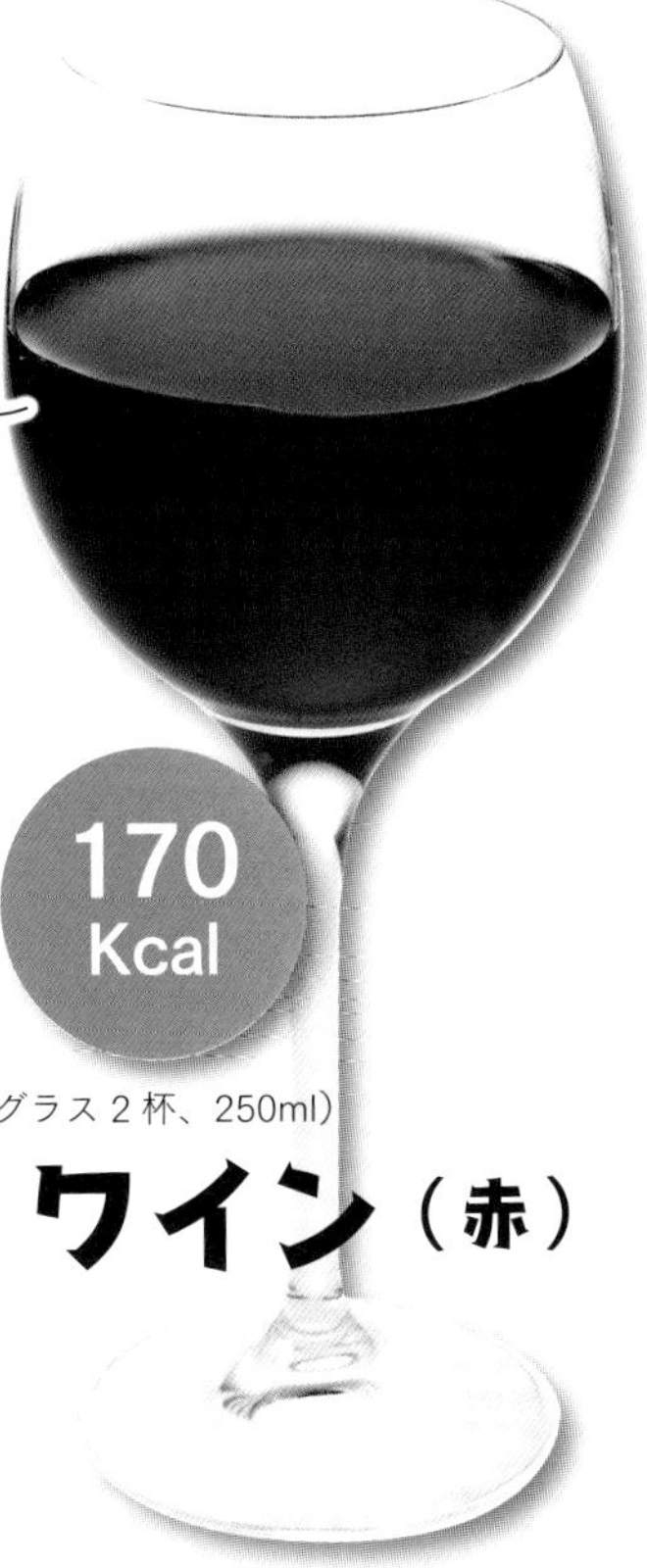

170
Kcal

（グラス２杯、250ml）

ワイン（赤）

太らないコツ

アルコール度数は**日本酒で12・3%**、**ワインなら白で9・1、赤で9・3%**です。

1回に飲む量は、ワインならグラス2杯（250ミリリットル）で、日本酒は1合（180ミリリットル）が目安。アルコール量はほぼ同じになります。飲む量にも気をつけたいですね。

正解：日本酒

女性に人気のお酒——太らない飲み方のコツ

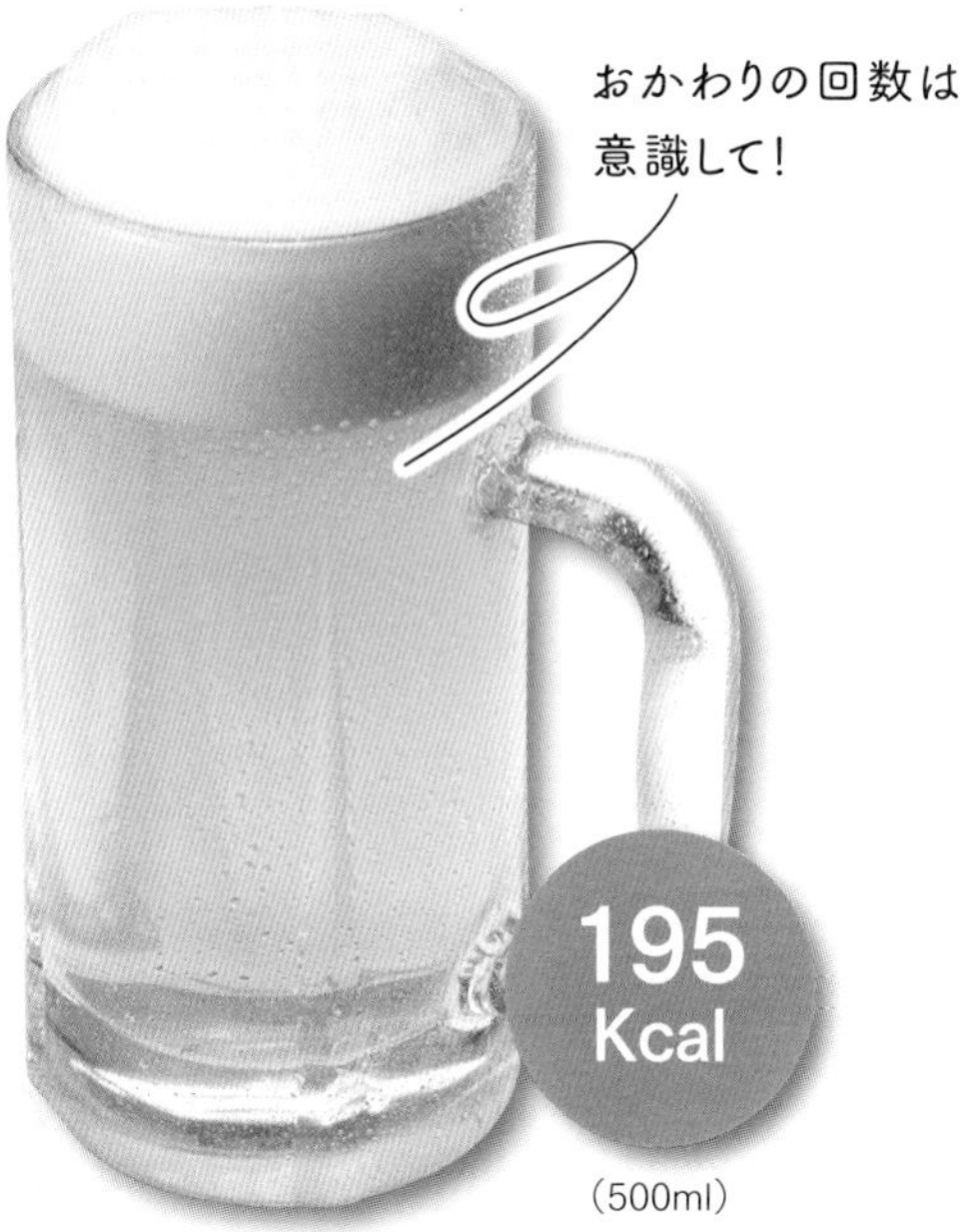
おかわりの回数は
意識して！
195
Kcal
（500ml）

ビール

カシスオレンジは女性に人気なお酒。オレンジの甘酸っぱさがあって飲みやすいお酒です。

カシスオレンジはカシスリキュールが1：オレンジジュースが4の割合でブレンドされています。オレンジジュースを使っているので、糖分が心配な人もいるかもしれません。

実際、カシスオレンジは**炭水化物（糖質）の量が22・6グラム**と、ビール15・5グラムに比べると高めです。

カロリーは、カシスオレンジ1杯は約１５０キロカロリー。ビール1杯は１９５キロカロリーで、あまり差がありません。

ですから、糖質量が多い分、カシスオレンジのほうが太りやすいと言えるのです。

氷が多いので、
見た目ほどお酒は
入っていません。

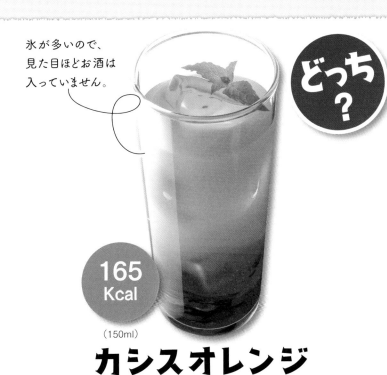

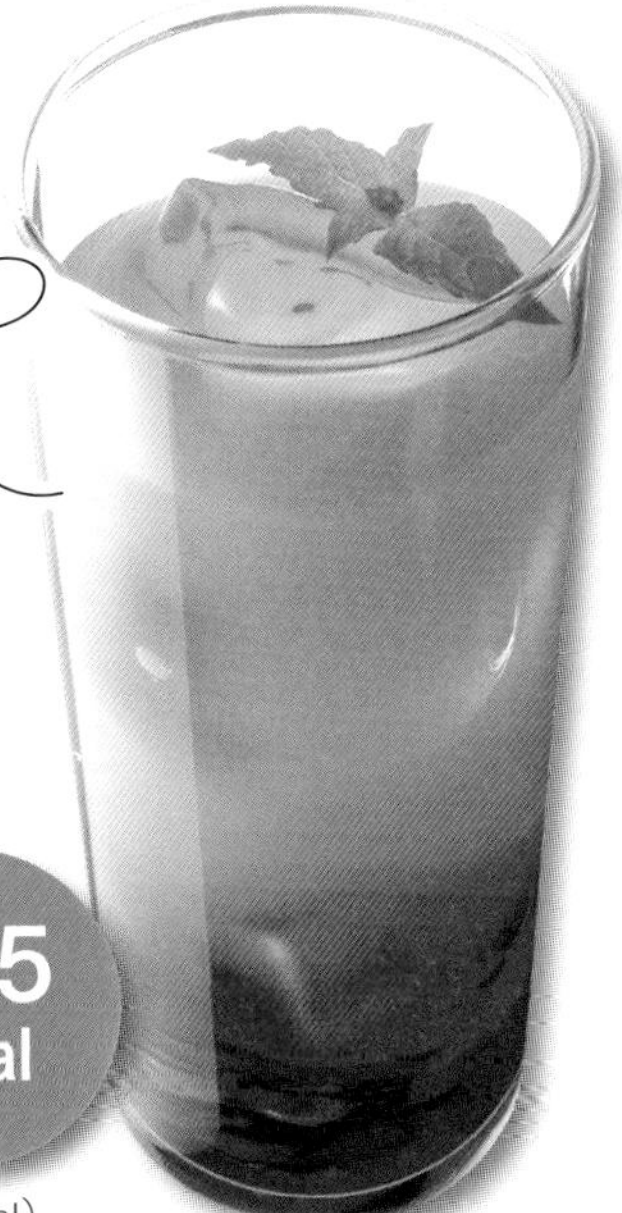

どっち？

165
Kcal
（150ml）

カシスオレンジ

太らないコツ

一般的なカシスオレンジのアルコール度数は、1杯あたり約4～5％。ビールとほとんど変わりません。

でも、ビールより**飲みやすいので、ついつい飲みすぎてしまう**ことがあります。おかわりの量には十分注意しましょう。

正解：ビール

ミルクのやさしい甘さで、ほっとひと息

牛乳効果で、
カフェインの刺激がマイルドに。

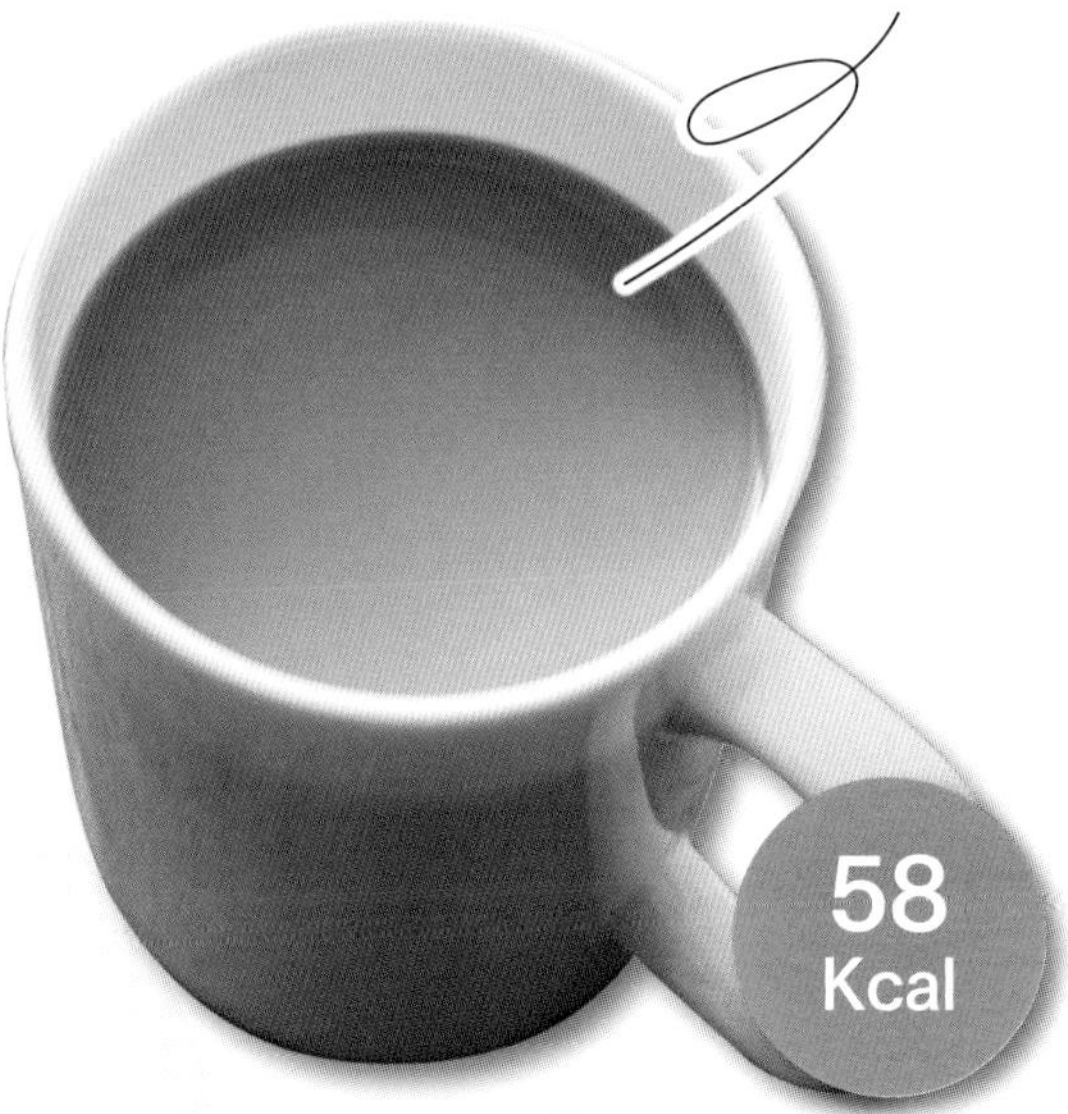

カフェオレ

ココアには種類があります。砂糖や添加物が一切入らない「**純ココア**（ピュアココア）」と、砂糖や粉末ミルクなどを混ぜた「**ミルクココア**（調整ココア）」です。

カフェオレはコーヒーに牛乳をブレンドしたもの。無糖と加糖がありますが、甘い味が人気。

ココアの別称はカカオで、チョコレートの原料であるカカオ豆を粉末に加工したものです。

ココア特有の味は、コーヒーに比べてベースになる材料にコクがあります。ココアの濃厚な味を引き立てるために使う**砂糖や牛乳**は、コーヒーに比べて**分量を多くしなければおいしくなりません。**ですから、ミルクココアのほうがカロリーが高くなります。

どっち？

牛乳とココアをしっかり混ぜると
おいしさアップ！

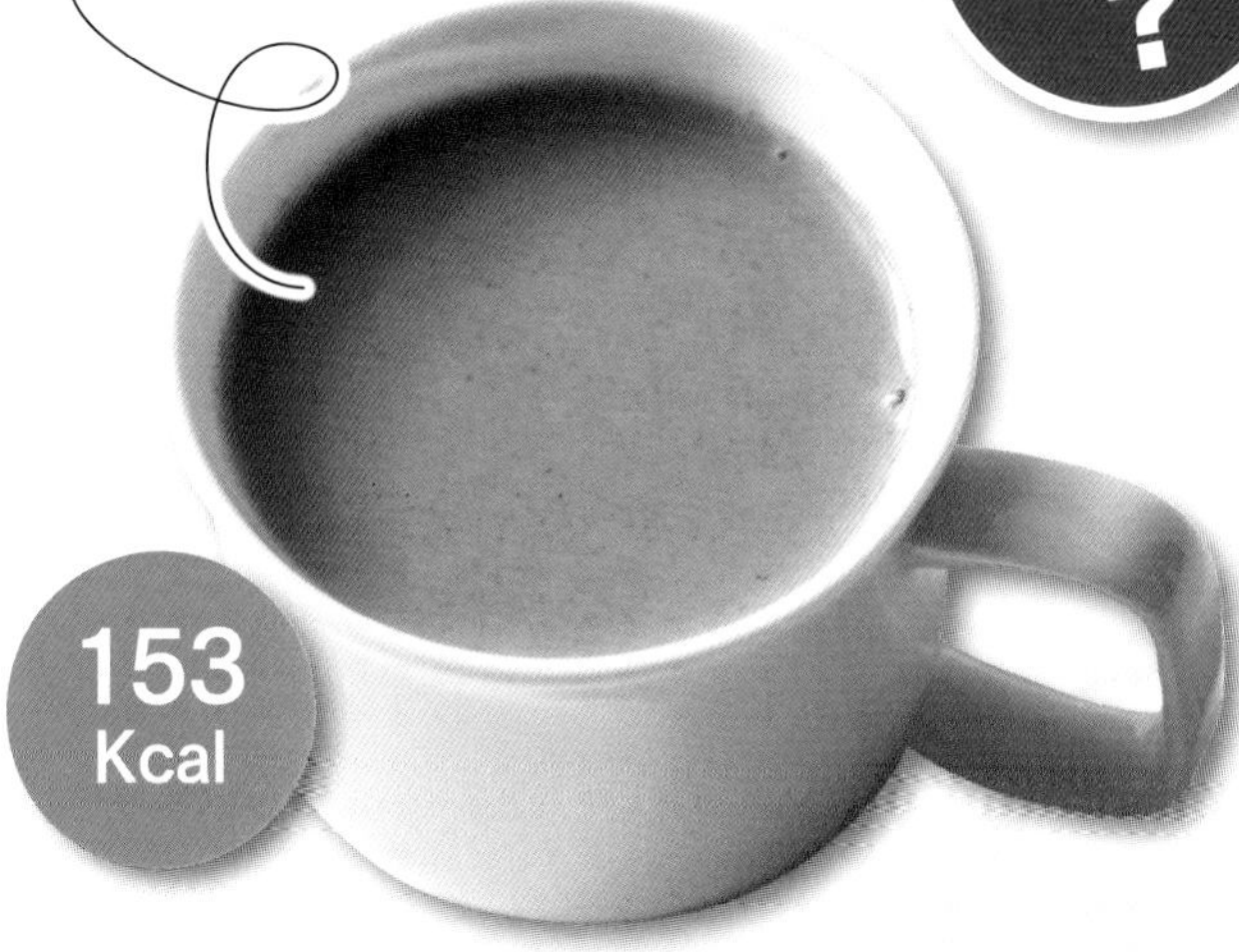

ミルクココア

太らないコツ

　コーヒーやカフェオレが飲みづらい人にミルクココアは楽しみですよね。ミルクココアを楽しむなら、**回数を調整する**と太りにくくなります。
　ほかにも果汁100パーセントのオレンジジュースやブレンド茶などを取り混ぜるのがおすすめです。

正解：カフェオレ

ヨーグルトは「食べる派?」「飲む派?」

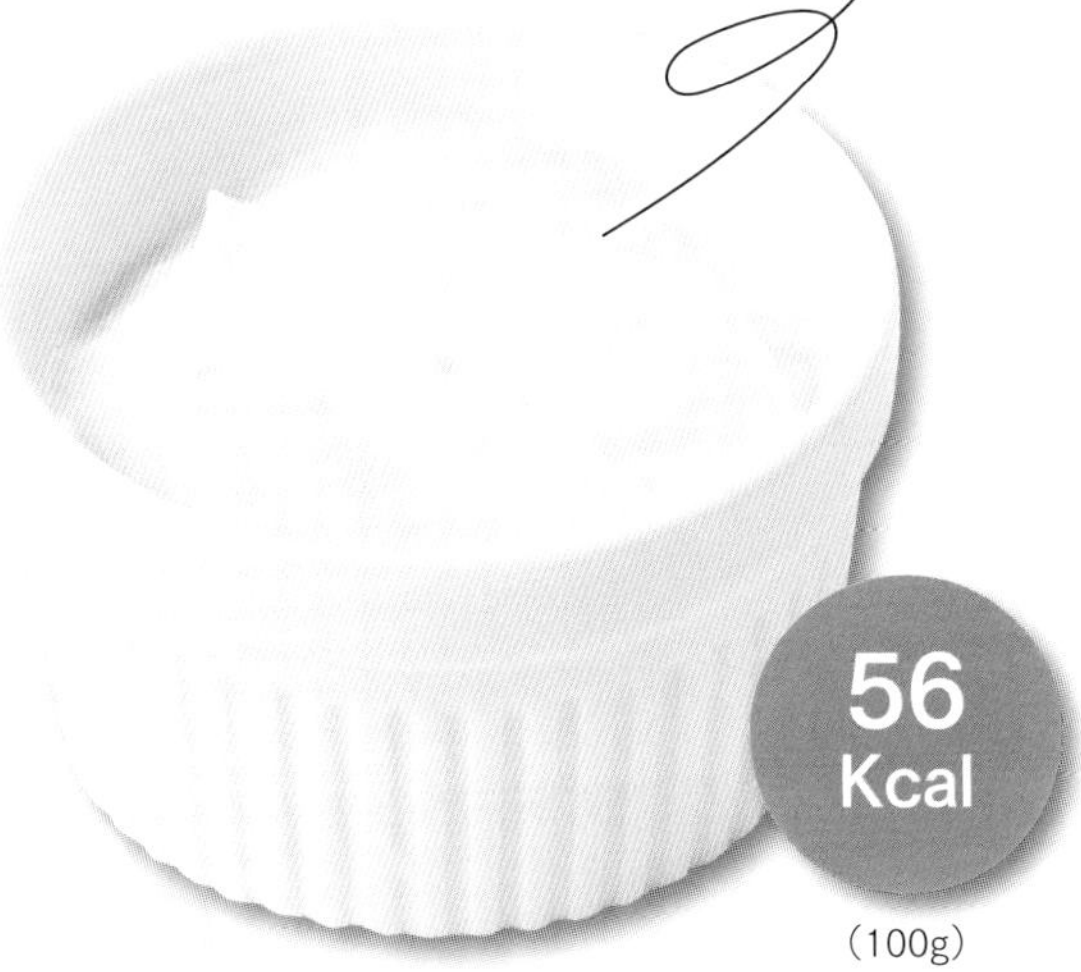
果物入りより、
プレーンがやせ効果大!
56
Kcal
（100g）

ヨーグルト

ヨーグルトが手軽に摂れるため「飲むヨーグルト」が人気です。ただ、健康効果については、はっきりとはわかっていません。

しかもヨーグルト特有の酸味を消し、飲みやすくするために甘みがつけてあります。**予想以上に砂糖のような糖分が多く入っている**のです。

一方、プレーンヨーグルトは、「お腹の調子を整える」トクホ（特定保健用食品）の商品があります。無糖なうえに善玉菌が豊富。ヨーグルトの善玉菌は便秘解消にとても役立つので、ぽっこりお腹をへこませてくれる効果があります。

ヨーグルトは「飲む」より「食べる」です。

ヨーグルトの酸味が
苦手な人におすすめ。

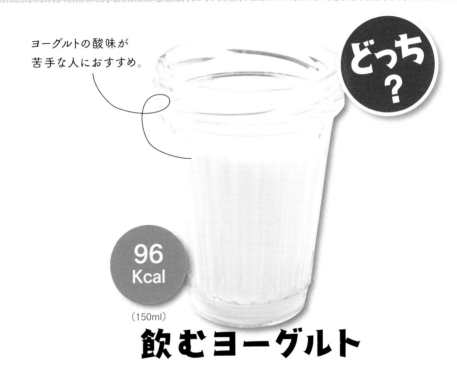

どっち？

96
Kcal

（150ml）

飲むヨーグルト

太らないコツ

　甘みが少ないためにプレーンヨーグルトが食べにくい人もいます。その場合は、**加糖タイプを選ぶのもひとつの方法**です。
　飲むヨーグルトを選ぶ場合は、善玉菌がしっかり入っている「**トクホ（特定保健用食品）**」のマークがついているものにしましょう。

正解：ヨーグルト

スポーツドリンクは本当に体にいい？

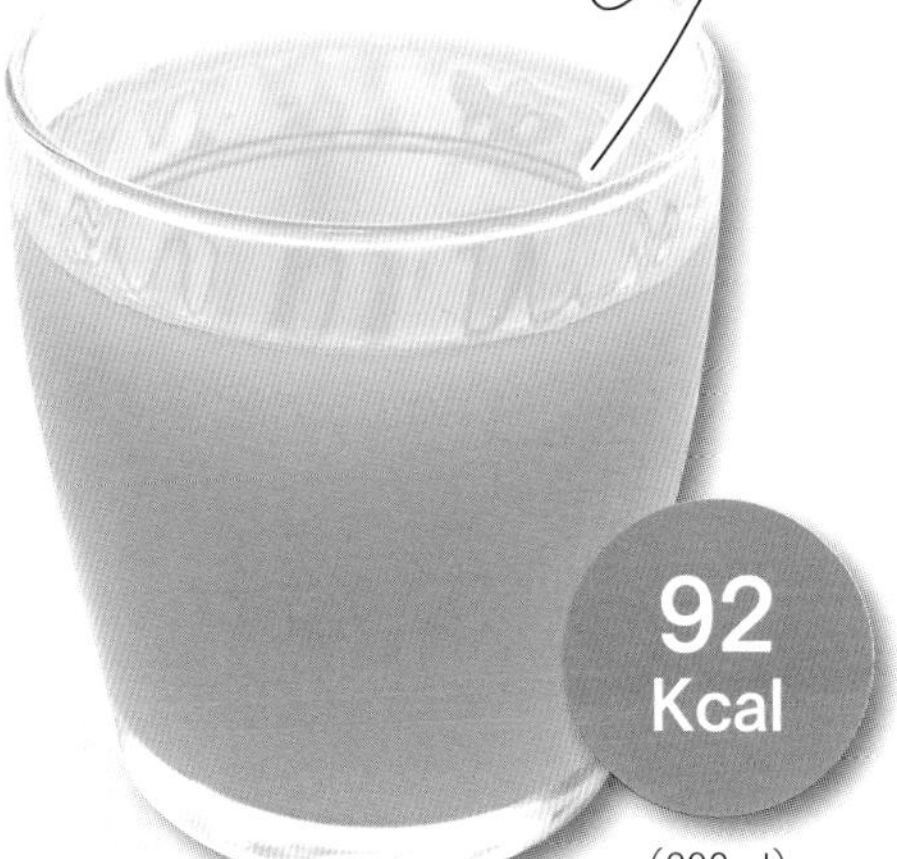
クエン酸が多く、
疲労回復に効果的！
92
Kcal
（200ml）

オレンジジュース（果汁100％）

夏の暑い時期やたくさん汗をかいたとき、スポーツドリンクを選ぶ人が少なくありません。でも、**砂糖や糖分がたっぷりなので要注意**です。

スポーツドリンクには、水分の吸収をよくするために塩分が入っています。この塩分の吸収アップと、おいしく飲めるように砂糖など糖分が過剰に入っているのです。スポーツドリンクを飲みすぎると、確実に太ります。

果汁１００パーセントのオレンジジュースはスポーツドリンクに比べて糖分が少なめ。しかも**ビタミンCとパントテン酸が豊富**です。

この２つの成分はストレスに対抗する効果が高いです。やけ食い、やけ酒といったストレスによる余計な食欲を消すことができます。

どっち？

味が薄めのタイプが太りにくい！

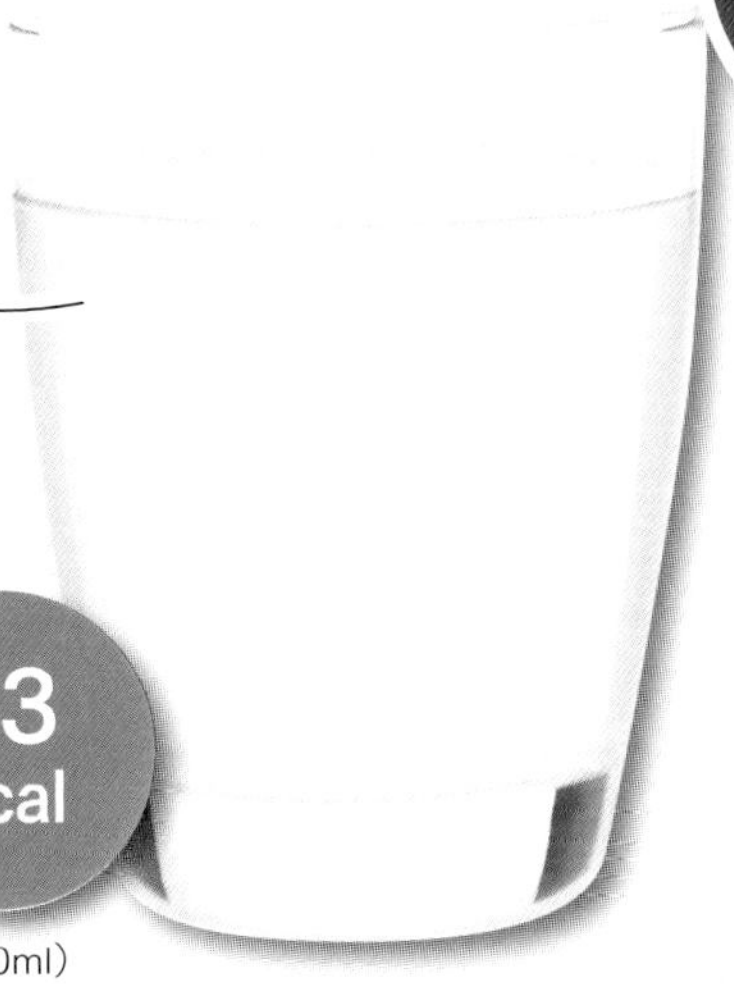

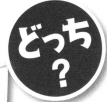

63
Kcal

（250ml）

スポーツドリンク

太らないコツ

スポーツドリンクを選ぶなら、**糖分が少なめなタイプを選ぶ**のがコツ。

注意したいのは栄養成分表示が100ミリリットルあたりである場合が多いことです。500ミリリットルなら、表示の5倍の量が含まれています。

正解：オレンジジュース

野菜は「ジュースで飲む?」「スープで飲む?」

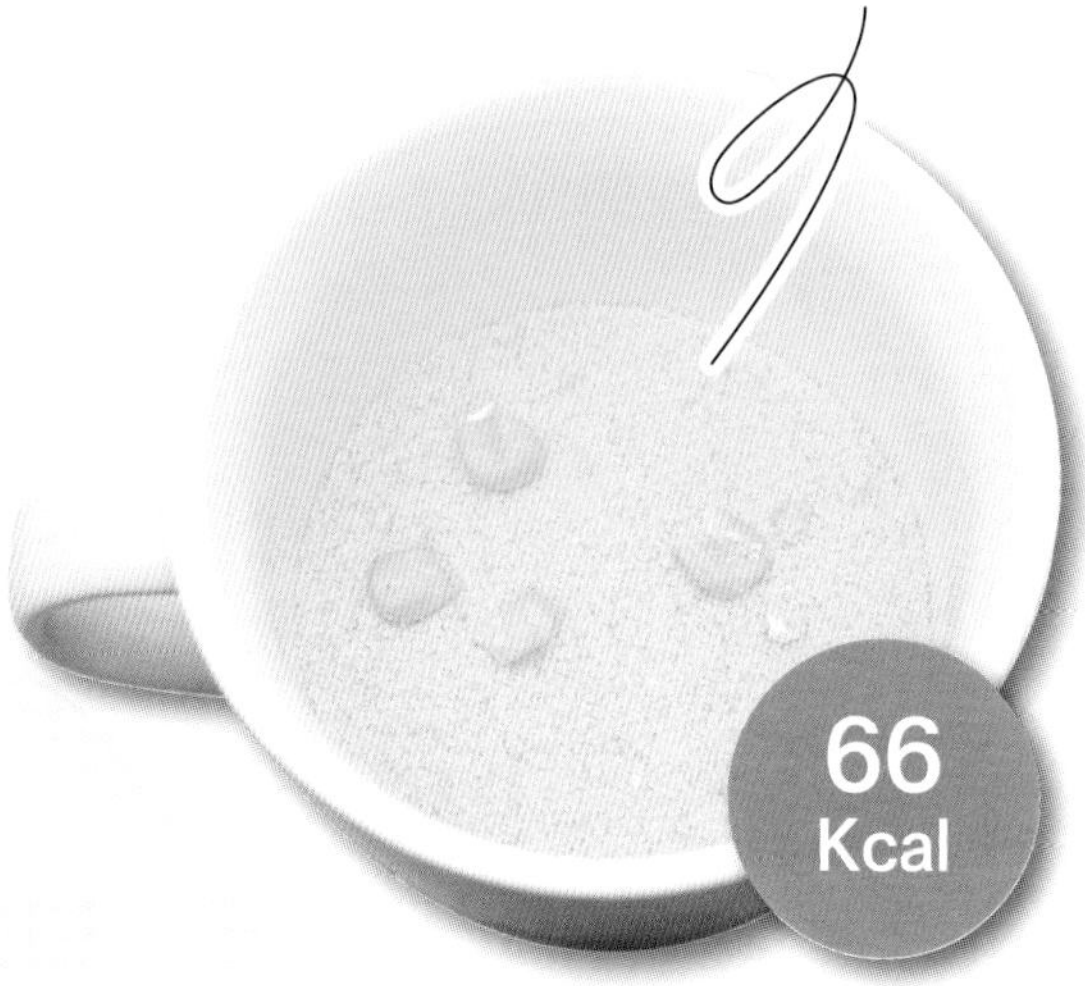
ポタージュよりコンソメ、味噌汁のほうが太りにくい!
66 Kcal
(150ml)

インスタント野菜スープ

野菜ジュースは、野菜をベースに加熱や濃縮加工をしたものです。ですから原材料のすべての栄養素が含まれているわけではありません。ただ、それなりの成分が含まれています。野菜不足の底上げには向いています。

インスタントの野菜スープは、野菜がフリーズドライ加工してあると、野菜が含まれているように見えます。

でも、**栄養素や成分はほとんどありません。**粉末状のスープにも野菜がたくさん入っているイメージがありますが、粉末の炭水化物ばかり。**粉末のでんぷんを食べているようなもの。**

野菜を摂るなら、野菜ジュースのほうが向いています。

どっち？

果汁ブレンドより、野菜汁100％を！

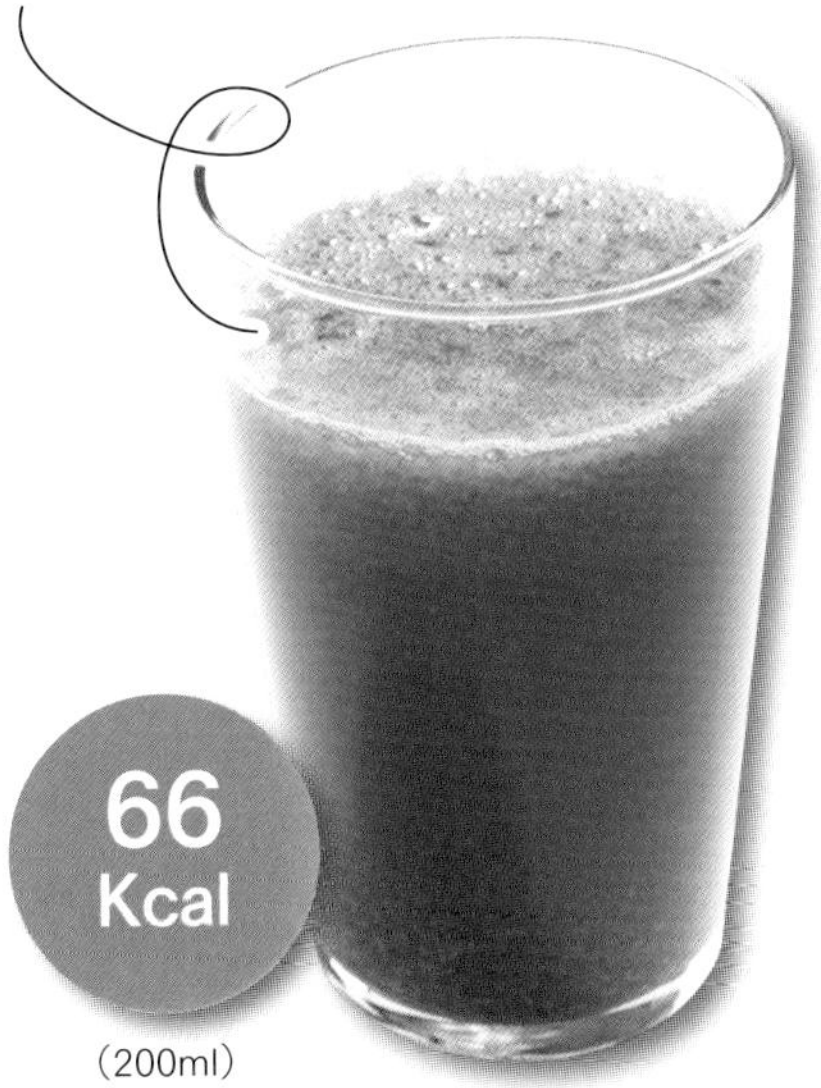

（200ml）

野菜ジュース

太らないコツ

インスタントでも、**ワカメスープだけは例外**です。

乾燥したワカメと粉末スープでもワカメの栄養をしっかり摂ることができます。カロリーもほとんどないので、おすすめです。

正解：野菜ジュース

究極のフルーツジュース対決！飲むならどっち？

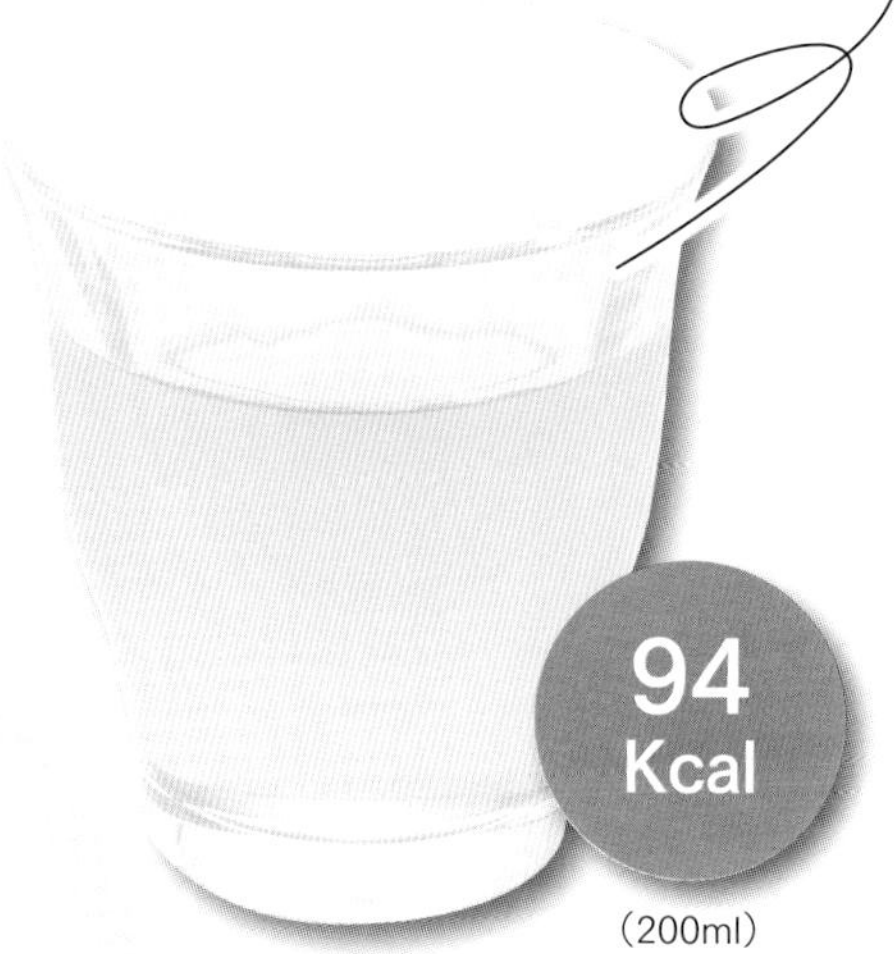
疲労回復におすすめ！
94
Kcal
（200ml）

りんごジュース

果汁100%であれば、どちらもおすすめです。むしろ果汁100%でなければオレンジ、りんごともに糖質オーバーで太ってしまいます。

果汁100%（濃縮還元）なら、どちらのジュースでも栄養成分の内容も似通っています。食事をする前に飲めば、水分でお腹がふくらむので食べすぎを防ぐ効果があります。

ただ**毎日、愛飲するならオレンジジュース**です。というのも、オレンジジュースのほうが糖質が少なく、**ビタミンCの量が圧倒的に多い**から。

ちょっとした糖質量の違いですが、積み重なると大きな差になります。ビタミンCは体の老化にブレーキをかけます。年齢とともに太りやすさを感じていればオレンジジュースがおすすめ。

ビタミンCが多く、美肌効果が!

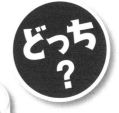

どっち？

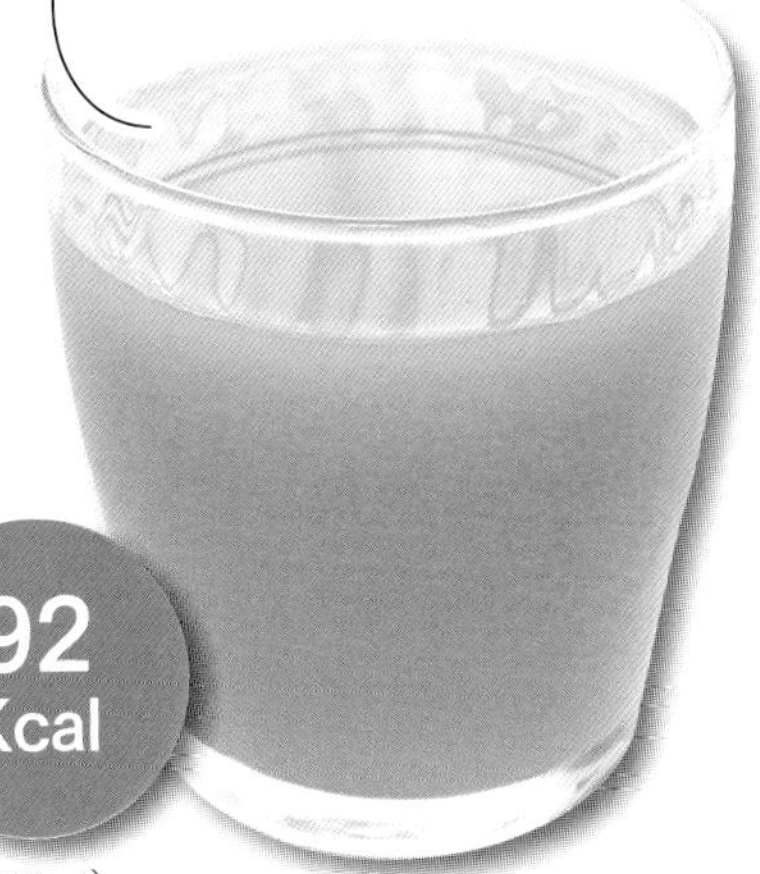

92
Kcal

（200ml）

オレンジジュース

太らないコツ

りんごは、**生のりんごを皮つきのままで水や氷と一緒にミキサーでジュースにする**と太りにくくなります。これはりんごに豊富な食物繊維が一緒に摂れるから。

ジューサーを使うと絞りかすに食物繊維が溜まってしまうので、ミキサーを使うのがコツ。

正解：オレンジジュース

小腹が空いたときにおすすめのドリンク

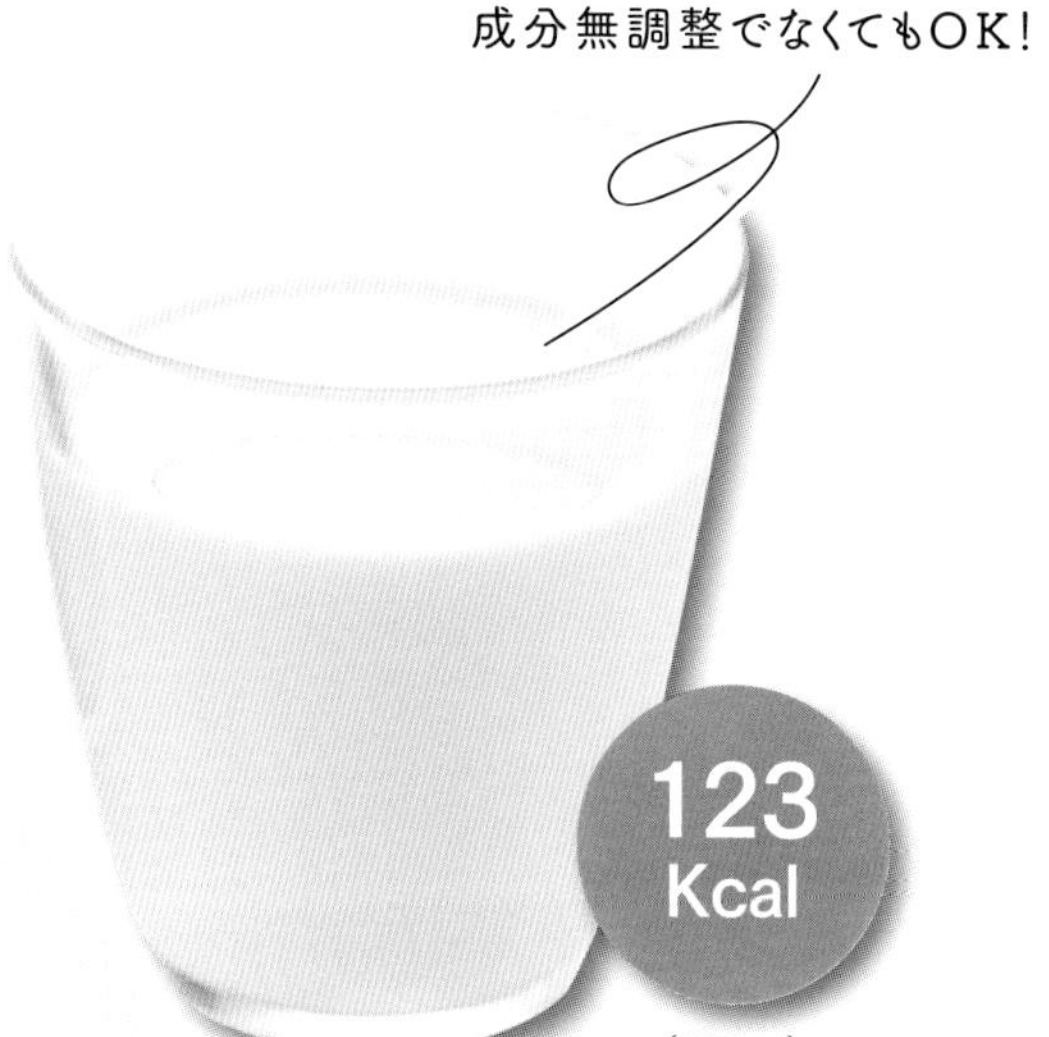
成分無調整でなくてもOK!
123
Kcal

（200ml）

豆乳

甘い味から、甘酒は太るというイメージを持つ人もいるでしょう。

でも、一度に飲む量である２００ミリリットルで比べると、甘酒と豆乳は、15キロカロリーしか違いがありません。

しかも酒粕からつくった甘酒にはレジスタントスターチ、レジスタントプロテインが豊富。この２つは食物繊維のような働きを持っています。つまり、腸活に効果的で**ぽっこりお腹をへこませてくれる**効果が期待できます。

レジスタントスターチには、腸内で短鎖脂肪酸という成分をつくります。この短鎖脂肪酸には、**脂肪の蓄積を防ぎ、エネルギーの消費を高める**効果があるのです。

どっち？

酒粕甘酒が、腸活には効果的！

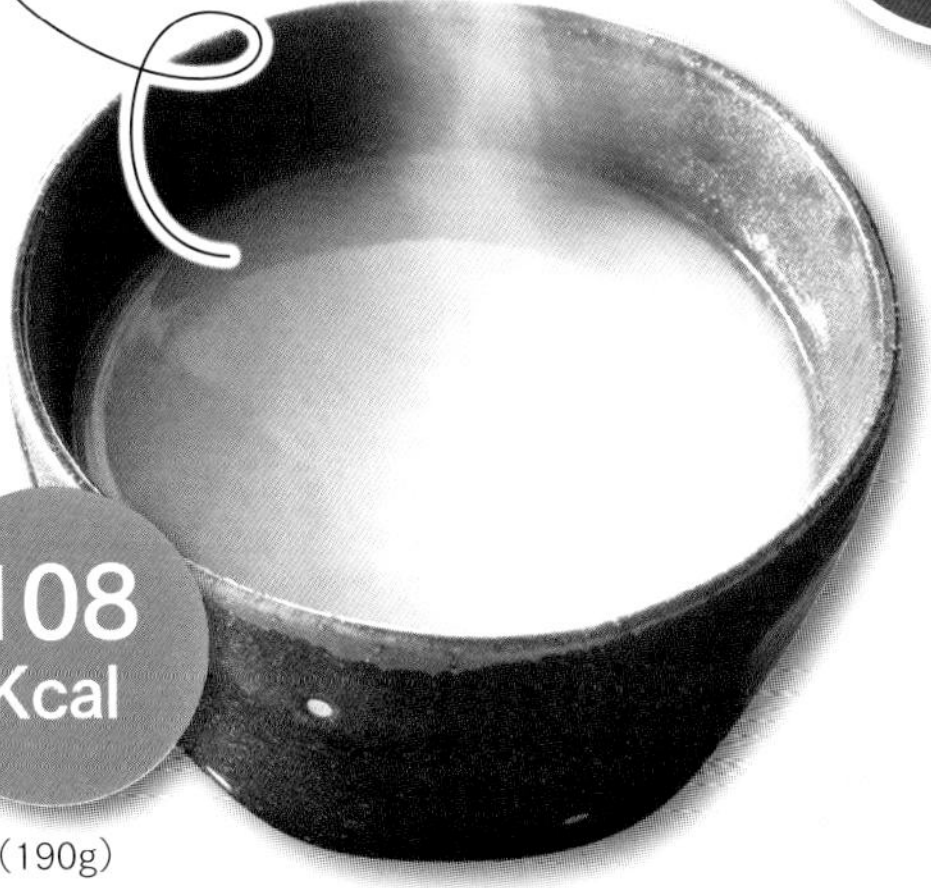

108 Kcal

（190g）

甘酒

太らないコツ

甘酒は日常的に飲むと、カロリーオーバーになりやすいです。

甘酒には疲労回復効果があるので、**疲れたときに口にする程度が目安**です。

日常は豆乳がおすすめです。大豆サポニンの効果で脂質の代謝を促進して肥満を防ぎます。

正解：甘酒

和風のドリンクは、本当に太らない？

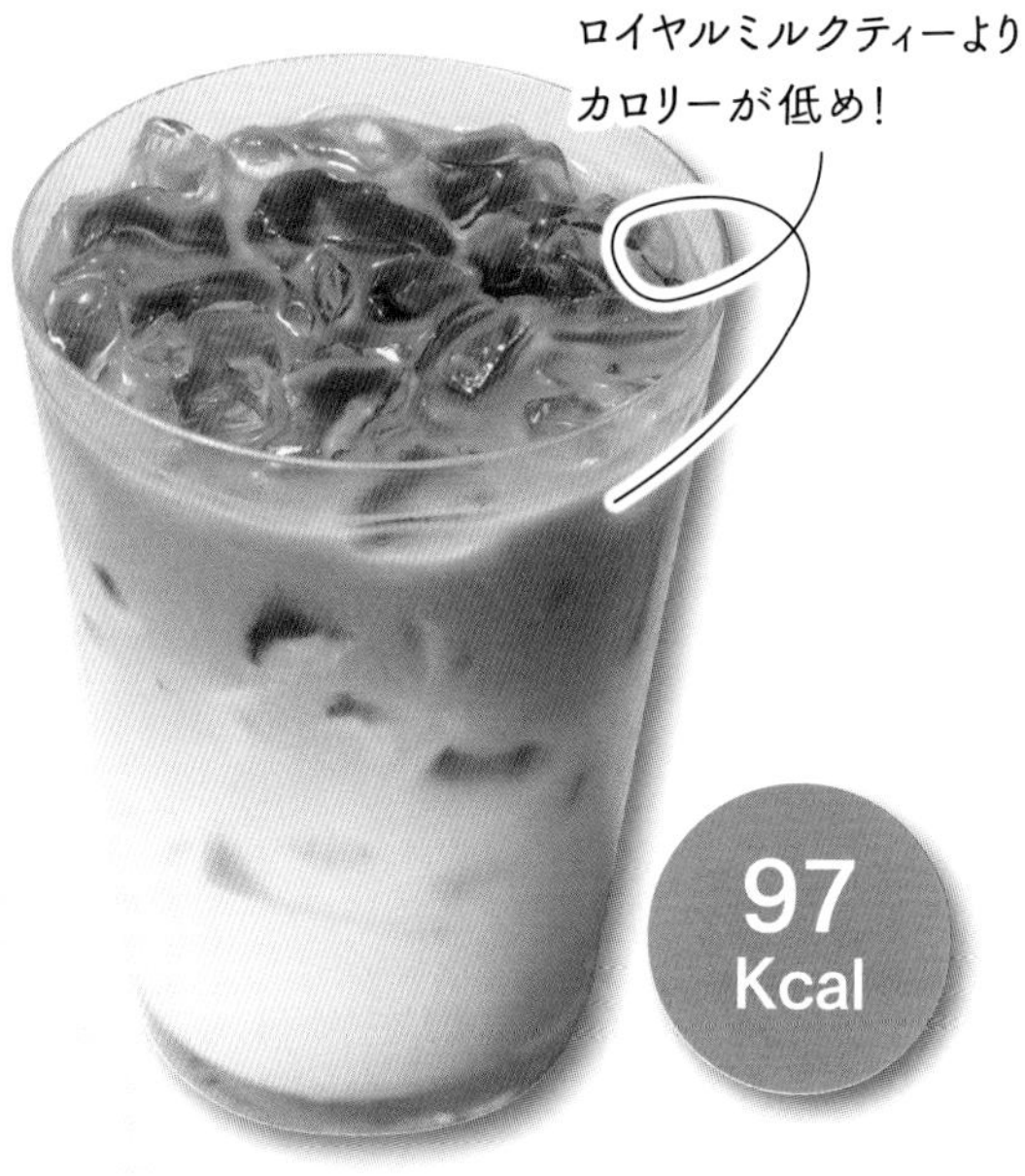
ロイヤルミルクティーより
カロリーが低め！
97
Kcal

カフェオレ

コーヒーよりも抹茶のほうが和風でヘルシーな印象を受けますね。

ところが、抹茶はもともと苦みと渋みが強い食品。それをキレイなグリーン色にするまでブレンドすると、味をマイルドにするために**牛乳と砂糖など糖類が多めに入ってしまう**のです。ですから**想像以上に糖質が多い**ことがあります。

一方、カフェオレは、コーヒーの苦みはありますが、抹茶にあるような渋みがないために、牛乳の分量や砂糖などの糖質が多くなりすぎません。

カフェオレは無糖タイプが選べるところもいいですね。

どっち?

牛乳たっぷりで
カルシウム補給に!

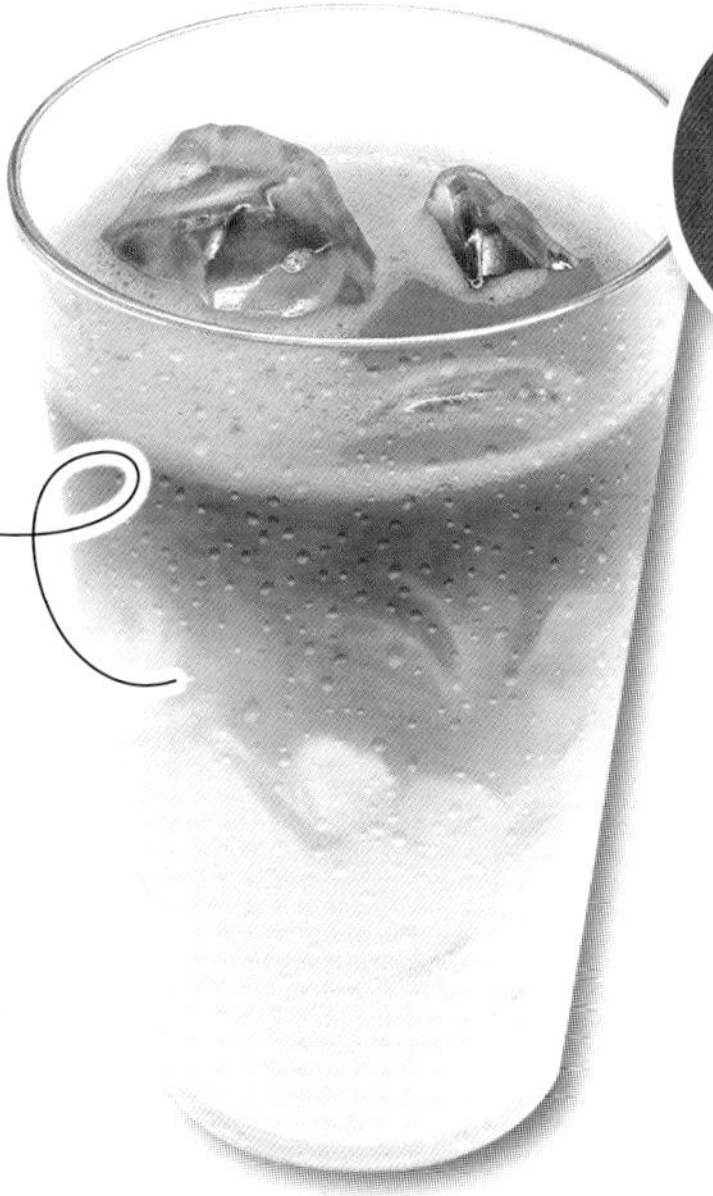

147
Kcal

抹茶オレ

太らないコツ

抹茶オレとカフェオレは、**カフェか家庭でつくって飲む**と、カロリーをセーブしやすいです。

プラスティックカップ入りの抹茶オレ、カフェオレは糖質過剰のカロリーオーバーになりがち。特にカフェオレは要注意。

正解：カフェオレ

参考文献

『八訂　食品成分表 2023』香川明夫（監修）、女子栄養大学出版部
『毎日の食事のカロリーガイド　第3版』香川明夫（監修）、女子栄養大学出版部
『家庭のおかずのカロリーガイド　第3版』香川明夫（監修）、女子栄養大学出版部
『調理のためのベーシックデータ　第6版』女子栄養大学出版部
『食品の栄養とカロリー事典　第3版』奥嶋佐知子（監修）、女子栄養大学出版部
『携帯版　メタボのためのカロリーガイド』牧野直子、竹内冨貴子 (監修)、女子栄養大学出版部
『携帯版　ダイエットのためのカロリーガイド』牧野直子、竹内冨貴子 (監修)、女子栄養大学出版部
『からだに効く　栄養成分バイブル』中村丁次（監修）、主婦と生活社
『栄養素の通になる　第5版』上西一弘、女子栄養大学出版部

本文DTP 宇那木デザイン室
写真提供 PIXTA

食《た》べても太《ふと》らないのは、どっち？

著　者――菊池真由子（きくち・まゆこ）

発行者――押鐘太陽

発行所――株式会社三笠書房

〒102-0072 東京都千代田区飯田橋3-3-1
電話：(03)5226-5734（営業部）
　　：(03)5226-5731（編集部）
https://www.mikasashobo.co.jp

印　刷――誠宏印刷

製　本――若林製本工場

ISBN978-4-8379-2960-4 C0030